U0394463

我们一起解决问题

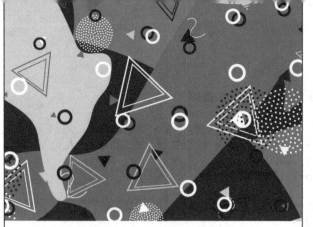

Attachment and
Family Therapy

依恋与
家庭治疗

［美］帕特里夏·克里腾登 (Patricia Crittenden)
［英］鲁迪·达洛斯 (Rudi Dallos)
［意］安德烈娅·兰迪尼 (Andrea Landini) ◎著
［澳］卡西亚·科斯洛斯卡 (Kasia Kozlowska)

李 林◎译

人民邮电出版社
北 京

图书在版编目（CIP）数据

依恋与家庭治疗 / （美）帕特里夏·克里腾登
(Patricia Crittenden) 等著；李林译. -- 北京：人
民邮电出版社，2020.5
ISBN 978-7-115-53519-1

Ⅰ. ①依… Ⅱ. ①帕… ②李… Ⅲ. ①精神疗法
Ⅳ. ①R749.055

中国版本图书馆CIP数据核字(2020)第037893号

内 容 提 要

依恋理论一经提出，在学术界引起广泛重视，大量的研究和实践越来越证明依恋理论
对人类的意义。本书便是对依恋理论的细化和应用。

本书将依恋理论与家庭系统疗法相结合，以孩子发展阶段为主线，同时细分各依恋类
型下的不同应对策略并指出持不同应对策略的家庭成员互动时可能存在的问题，本书提出
了依恋的动态成熟模型并将该模型与家庭系统疗法相结合使用，实践证明，二者结合对帮
助来访者具有良好的效果。书中理论均以案例形式生动呈现，然后结合理论进行解读，易
于阅读，易于理解。

本书适合所有心理学工作者、社会工作者、教育工作者以及广大心理爱好者阅读。

◆　　　著　　[美] 帕特里夏·克里腾登 (Patricia Crittenden)
　　　　　　　[英] 鲁迪·达洛斯 (Rudi Dallos)
　　　　　　　[意] 安德烈娅·兰迪尼 (Andrea Landini)
　　　　　　　[澳] 卡西亚·科斯洛斯卡 (Kasia Kozlowska)
　　　　　译　李　林
　　　　责任编辑　柳小红
　　　　责任印制　彭志环

◆人民邮电出版社出版发行　　北京市丰台区成寿寺路 11 号
　　邮编 100164　电子邮件 315@ptpress.com.cn
　　网址 https://www.ptpress.com.cn
　　涿州市般润文化传播有限公司印刷

◆开本：700×1000　1/16
　　印张：17　　　　　　　　2020 年 5 月第 1 版
　　字数：251 千字　　　　　2024 年 12 月河北第 14 次印刷
　　著作权合同登记号　图字：01-2019-3805 号

定　价：69.00 元
读者服务热线：（010）81055656　印装质量热线：（010）81055316
反盗版热线：（010）81055315
广告经营许可证：京东市监广登字 20170147 号

谨献给那些曾向我们诉说痛苦和希望的家庭，通过分享他们的经历，我们希望能够帮助更多家庭。

深入理解家庭之新思路

刘丹

北京大学心理学系临床心理学博士

清华大学学生心理发展指导中心副主任

中国心理学会临床心理学注册工作委员会（注册系统）首批注册心理督导师

中国心理卫生协会心理治疗与心理咨询专业委员会家庭治疗学组副主任委员

中国社会心理学会婚姻与家庭心理学专委会副主任委员

德国德中心理研究院中方副主席

1994 年秋天，在北京大学心理咨询中心工作的我，开始跟随弗里茨·西蒙（Fritz Simon）等德国老师学习并实践系统家庭治疗。当时，国内了解并寻求心理咨询服务的人还非常少，接受过系统培训的心理咨询与治疗从业人员也寥寥无几。1994 年 5 月，钱铭怡教授所著的《心理咨询与心理治疗》一书只介绍了心理分析、行为治疗、以人为中心的治疗、合理情绪治疗和森田疗法五个流派。1995 年 4 月，江光荣教授所著的《心理咨询与治疗》一书在介绍了心理分析疗法、行为疗法、以人为中心疗法和理性情绪疗法几种主要的疗法之外，还简单介绍了现实疗法、折衷疗法、森田疗法和钟氏领悟疗法。在这两本重点大学的心理学教科书里，家庭治疗完全没有被提及。我学习家庭治疗所用的资料都是德国老师亲自背到中国的，然后他们对之复印、装订成册并分发给我们。

如今，中德班系统家庭治疗连续培训项目已经开设到第八期，中德班系统家庭治疗督导班已经完成了两期培训；在全国一百多万持证心理咨询师中，很多人都上过家庭治疗的课程或者阅读过家庭治疗的相关书籍；很多大学的心理学系也开设了《家庭治疗》相关课程。自 1988 年以来，亲自来到中国进行家庭治疗培训的大师除了德国的赫尔姆·斯特林（Helm Stierlin）和弗里茨·西蒙等人，还有结构家庭治疗的开山鼻祖萨尔瓦多·米纽庆（Salvador Minuchin）、合作取向治疗创始人哈琳·安德森（Harlene Anderson）、萨提亚家庭治疗流派大师玛丽亚·戈莫里（Maria Gomori）、客体关系家庭治疗大师大卫·沙夫（David Scharff）等。米纽庆的华裔弟子李维榕对中国家庭治疗的普及、推广与深入也功不可没。家庭治疗相关的书籍纷纷出版，如《回家》《循环提问》《系统治疗与咨询教科书》《米兰系统式家庭治疗》《家谱图——评估与干预》等。这些经典作品让从业者更深入地了解了家庭治疗理论和技术的发展，也推动了家庭治疗实践在中国的发展。

20 多年来，中国社会发生了急剧的变迁。在经济快速发展、城市化进程加快、人口老龄化加剧、家庭规模缩减、独生子女一代进入婚恋期的过程中，许多传统的家庭问题越来越严重（如子女教育问题）；许多全新的家庭问题逐渐凸显出来（如"四二一"问题）。由于知识更新速度大大加快，核心家庭比例越来越大，中老年人依靠自身经验在家庭中提供解决方案的可能性便大大下降。于是，人们开始纷纷转向求助于专业机构和专业人员，寻求专业服务的愿望和趋势越来越明显，其中邀请心理咨询师介入解决家庭问题的需求非常强烈，尤其是在儿童青少年心理和行为问题（如拖延、不上学等）、亲子关系问题（如逆反）等方面。

在家庭治疗案例督导中，我的很多学生反映，他们在学习和开展家庭治疗的实践中，常常面临着很大的挑战。虽然他们投入了很长的时间学习，也非常努力地应用所学，但是，由于家庭中每个人求助的需求和期待的目标不尽相同，家庭中的人际关系错综复杂，在最初对家庭评估的过程中，咨询师很容易淹没在海量的信息里。很多时候，家庭咨询师甚至陷入家庭强烈的矛盾和冲突中，难以维持中立，就难以帮助到家庭了。

缺失标准化评估手段和面对家庭提供的信息缺少工作焦点是家庭咨询师主要的工作瓶颈。而本书作者利用依恋理论的研究成果，提出了家庭关系的 DMM 标准化评估模型。依恋理论自提出以来，得到众多心理学家的高度认可，有很多心理学家对此开展了大量深入的研究。但是，在临床工作中，如何应用这一影响力广泛的理论以提升实践效果，却没有成熟的经验。依恋与适应的动态成熟模型（Dynamic-Maturational Model of Attachment and Adaptation，DMM）的提出，让咨询师可以用明确的方法给家庭成员的人际关系做分类评估。虽然划分方式有简单化的倾向，存在忽视大量信息的可能，但是，对于关系复杂、充满矛盾的困难家庭个案，这个方法可以帮助家庭咨询师快速找到工作切入点。并且，DMM 模型与其他工作模型的不同之处在于，其理论依据是拥有资源取向的系统观。该理论坚信：在面对危险时，所有个体都会发展出自我保护策略。无论是通常我们认为属于安全型的 B 型依恋模式，还是非安全型的 A 型和 C 型依恋模式。这种看待人的角度会让咨询师引领困境中的家庭更多地看到自己的潜力和能力，提升其对未来解决问题的希望。同时，DMM 模型又具有系统性，强调人的经验是在"基因、生理发育和个体经历之间相互作用中逐渐形成的"。这一突出特点，让家庭和咨询师对于在咨询中可以发生积极改变的结果都具有更强的信心。

"DMM-FST 整合治疗"模式是作者结合依恋理论和家庭治疗两个领域方法的新尝试。书中按照不同年龄阶段给出的案例，让我们可以直观地了解到，这一模型可以帮助临床工作者更深入地理解家庭中的个人和家庭中的人际关系，从而推动咨询师更能从积极的角度把握家庭的复杂性，和家庭一起找到缓解痛苦、提升适应性的有效方法。

对于渴望深入理解家庭并提升与复杂家庭工作能力的咨询师来说，本书是一本值得反复阅读、深入思考的极具启发性的著作。我相信通过学习此书，咨询师与家庭工作的胜任力一定会得到提升，由此，更多的家庭将得益于此书。

2020 年 4 月 4 日于北京双清苑

依恋理论与家庭治疗的日益亲近

孟馥

同济大学附属东方医院临床心理科 主任医师

中国心理学会临床心理学注册工作委员会常务委员、首批注册心理督导师

中国心理卫生协会心理治疗与心理咨询专业委员会副主任委员、家庭治疗学组主任委员

中国女医师协会心身医学与临床心理学专业委员会主任委员

同济大学心理咨询与教育培训中心 临床督导

依恋是一种人际关系的心理基础模型，是亲密关系的基底色，会影响个体一生对人际关系的处理方式，即怎样看待自己、怎样看待他人以及怎样与外界的人和事交往。依恋理论的创始人约翰·鲍比（John Bowlby）认为：病人的问题大多受外在因素的影响，根源却在于人与人之间的真实互动。

家庭治疗的核心理念是"人在脉络中"（See people in context）。也就是说，将人放在其所处的环境和关系中去了解。然而，在复杂的、千变万化的家庭关系中，想要看个究竟并做出判断和评估，实在是一件相当困难的事。许多

家庭治疗领域的专业人员，常常会在探索一个家庭的过程中因不断被挫败而气馁，甚至造成咨询停滞不前。

李曼·韦恩（Lyman Wynne）是最早使用依恋理论的家庭治疗师。他将恐惧和愤怒的症状表达与依恋关系中的被打断联结起来并应用于临床治疗中，帮助父母理解孩子的破坏性行为是源自其焦虑得不到父母的关注和照顾，看到孩子愤怒和防御互动背后的依恋性焦虑和脆弱。

家庭治疗经过数十年的发展，家庭治疗领域的从业者更清楚地意识到：家庭中人与人的关系是相互联结、相互影响的，是一种瓜连藤、藤连瓜的牵连，只有用心观察、细致了解家庭的人际互动，我们才能看见比家庭更大的系统的影响，从而进一步理解人们以特定的方式相互联结的意义；家庭治疗师的工作就是要引导和促发家庭舞蹈形式（互动模式）的改变，以便家庭成员更好地适应家庭内部与外部变化带来的各种改变。家庭治疗的大量临床实践表明：作为家庭的一员，当孩子出现"症状"时，其实是家庭"生病了"；无论看起来多么"有问题"的孩子，原来都在以各种"奇怪"的方法帮助家庭解决问题！因而，改善"问题"不能单从个体入手，而是要从整个家庭关系入手。但是，在临床工作的具体实践中，我们该如何帮助家庭成员厘清他们之间纷繁复杂的关系？如何应对家庭中长期难以解决的矛盾和冲突？如何为卡在家庭三角关系里的孩子松绑、解套？知易行难！近10年，我一直参与李维榕博士的一项"孩子心身健康的家庭评估"的临床研究项目，所以对此感受颇深。我们采用的方法是，测量孩子在面对父母未解决的冲突时的心跳、皮温、手汗等生理指标，以此评估孩子内心情绪与父母行为之间的关系（关联），最终利用可视的测量数据将不可见的三角化模式呈现给家庭，将孩子的症状转化为家庭的关系，并由此开启探索家庭结构的访谈（探索）。这项临床研究工作最关键的一步则是在后续访谈过程中，家庭治疗师通过孩子的反应指标帮助父母对孩子的症状有进一步的理解，协助家庭成员对当下的关系进行反思、领悟和觉察，从而共同面对真正需要解决的问题、缓解的症状、改善的关系。关键的一步是否达成，需要家庭治疗师具备对家庭关系模式的敏感性与识别能力，需要治疗师脑海中有一幅清晰的关系评估地图，本书作者依据依恋理论、经过实践研究所提出的依恋与适应的动态成熟模型就为我们提供了一个标准化的家庭关系评估模型。

与某些重要的人之间有满意关系的需求是生命的基本动力。值得一提的是依恋理论的另一个最新研究进展，即心理治疗对于人际关系的意义。该研究列出了与依恋相关的治疗师五个任务：（1）提供一个安全的治疗基础；（2）探索现存的关系；（3）探索治疗之中的关系；（4）回顾现有的关系模式可能怎样反映过去的经验；（5）认识从过去关系中来的形象是否适合现存的关系。无论是对个体咨询师还是系统治疗师，这五个任务同样具有重大意义。家庭治疗师必须提供一个空间，保护家庭成员在安全的情境下表达情绪、呈现冲突、探索关系、尝试新的互动模式。

这意味着依恋理论正在从早期定义的"家庭治疗的理论基础"走向"描述家庭成员最深层次亲密关系互动的有力工具"。

2020 年 4 月 7 日于浦东陆家嘴

目　录

人类生命的律动：循环与变化

本书的主题

本书讲述的是人们如何调整自我以适应生活中的各种挑战，以及当他们难以应对这些挑战时，心理健康工作者如何帮助他们克服这些困难。从概念上看，本书讲述的是个体自身的生命过程内部的关联性，以及单个个体的生命过程与其他个体的生命过程之间的关联性。这些生命过程是多层次且相互作用的，各个生命过程之间既可以横向交流，也可以穿越不同的层次纵向交流，甚至可以在不同个体之间交流。本书也会讲述这些过程及交流的复杂性，但复杂中又有其秩序、可理解之处以及功能性。为了梳理生命的复杂性，即生存和繁衍的复杂性，我们整理了一套系统理论，其中既包括遗传学理论、表观遗传学理论，也包括神经学理论、心理学理论、关系学理论（包括二元关系和家庭关系）和文化理论。在这些理论以及案例研究的基础上，我们将开发出一种治疗方法，该方法结合了依恋理论的概念和家庭系统理论的概念。

人际神经生物学

在这套系统理论中，我们最关注的是联结两个个体的桥梁，这个桥梁塑造了他们各自的神经发育和功能运作方式，也是在这个点上，两颗心灵在时间和主题上交融，个体的大脑随之成形。这是父母养育孩子过程中的一个转折点，父母为了回应孩子发出的信号，父母的遗传信息和经历结合在一起并化为父母对孩子的保护性行为。父母做出各种行为，孩子的大脑便受到相应的激活并针对特定情境做出反应。类似互动周而复始，孩子的大脑就在这样的过程中形成了，孩子也适应了其独特的家庭环境，同时，父母自身也发生了变化。

这类互动过程也是心理治疗中的转折点，治疗师影响患者 / 来访者思想的同时，其思想也反过来被患者 / 来访者所影响。这样的互动过程无数次重复便产生了累积效果：孩子与父母间的互动塑造了儿童的神经结构，也改变了父母的神经结构，调整了父母的心理；而治疗师与来访者间的互动改变了来访者的心理运作模式，也使治疗师能够发挥其潜能，敏感地对患者予以回应。如果没有这些互动式的情感联结，个体的大脑就不会发生变化。

这些过程既简单又复杂。个体的大脑是其身体和环境之间互动的中介，它需要一系列输入 / 输出的交流才能实现两者之间的互动。在个体与外界的各种交流中，依恋关系中的交流对个体大脑在早期形成过程中具有很大的影响。所谓"依恋"，不但指家庭成员之间的保护性关系，而且还指人际行为背后的一系列信息加工过程的循环。此外，依恋还包括作为患者过渡性依恋对象的治疗师与其患者之间的关系。

本书将探讨哪些条件能够促进或阻碍家庭成员的适应性和幸福感，哪些条件能够促进或阻碍治疗师与患者之间的适应性和幸福感。依恋理论和家庭系统理论都具有深厚的传统，都善于通过分析个体之间情感联结的时刻来找到个体的行为模式。本书将运用两者的分析传统来理解个体的行为如何形成以及如何改变。

按照当代用法和历史沿革，在指称接受心理健康治疗的人时，本书既使用"患者"，也使用"来访者"。"患者"的英文为"patient"，拉丁文为"pati"（意为遭受痛苦），指正在遭受痛苦的人，后指寻求医疗救治的人。大多数人在寻求心理健康服务时，都处于痛苦状态；心理健康工作者通过与患者合作，使其做出改变，减少其痛苦。本书沿用"患者"这个词，就是要强调心理治疗中这个层面的意义。"来访者"的英文为"client"，拉丁文为"cliens"（意为倾听），指一个人倾听另一个人的要求，后指顾客，即委托人、来访者。近年来，在卫生领域中，这个词用于强调个体有能力清晰表述其需求并自主决定治疗选择。尽管这反映出社会越来越尊重接受健康服务的人，但这也高估了这类人群准确表述其问题的能力（即发出委托的能力）和自行判断治疗选择优劣的能力。对于遭受心理和人际问题者，如果有一个词能够表现出专业工作者对他们的尊重，那我们一定会使用这个词；同时，在可行的情况下，我们更倾向于使用儿童、家庭和个体等词语，而非来访者或患者这类词语。

多样性

因为人类的每个个体都是独一无二的，所以也可以说，本书将叙述的话题具有多样性。然而，虽然个体是多样的，但其目标是一致的，即存活下来并顺利繁衍生息。人和环境的组合有多少种，实现这些目标的方式就有多少种。尽管个体与个体之间存在差别，但是一些保护性策略却被反复使用。我们人类身上具有的某些因素与我们经历中的常见变化互相影响，形成了一组由人类个体普遍采用的自我保护策略和后代保护策略。然而，我们却往往将这些常见变化视为反常变化。本书中，我们希望完成的任务之一是，探究这些自我保护策略和后代保护策略是否适应其各自所属的环境。我们考虑的适应形式有三种，即短期适应、长期适应和心理健康。

我们的目标

我们创作本书的目的在于我们认为，如果综合运用依恋理论和家庭系统理论/疗法，便能够产生一种更为全面的人类适应理论，从而提高心理治疗效果。依恋理论和家庭系统理论在创立之初，都受到了约翰·鲍比（John

Bowlby）的观点的影响。约翰·鲍比注重系统性人际功能、依恋模式背后适者生存的生物进化论；此外，他也强调，治疗师与家庭合作比与个体合作更重要。然而，半个世纪以来，这两种理论的领导人物在理论发展中各有侧重，这让两个流派对治疗方法产生了不同的理解。

最初只是受到研究人员关注的依恋理论采用实证主义和积极取向的研究方法。研究数据一再显示，可取的结果都与安全型依恋（B 型）有关。B 型是最佳依恋模式，因为安全感是人类所追求的目标。然而，在早期研究中，大多数研究对象都是发达国家中生活安稳的白人中产阶级家庭及生长于其中的婴儿。研究人员发现，在这些国家的非主流群体和欠发达国家的主流群体中，具有安全型依恋的儿童较少，所以他们认为，对这些群体开展干预工作时，应关注其安全感。研究人员并未关注这些不安全个体的表现，便武断地认为，如果个体的行为不属于安斯沃斯（Ainsworth）所描述的任何一种依恋模式，那么这个个体就应当被认定为"无组织型"（ABC+D 型依恋模式）。不出意料，这些群体对此予以反对。他们认为，依恋模式是其他特定文化下的概念，与自己所属文化并不相关。在他们眼中，依恋理论如同"一件均码的衣服"，但对他们而言并不合身。在理解家庭背景和文化背景的差别所带来的影响以及这些差别对安全型依恋关系的影响方面，研究人员所做的研究尚不充分。虽然依恋理论已经存在大量可靠的研究成果和有效的评估工具，但这种理论的缺点在于，在某种程度上，它似乎持精英论的论调，带有评判色彩且不够灵活。

相比之下，家庭系统理论则朝另一个方向发展。由于家庭情况多种多样，无法为所有家庭定义统一的标准，也无法定义一个"健康"家庭应当具有哪些特点。20 世纪末，急剧的社会变革让人们对很多事情不再持评判的态度，如对少数群体、女性的新角色、单亲家庭、离婚、同性恋和文化变迁等。后现代时代来临了，任何态度、任何信念都有其价值；没有放之四海而皆准的"最好"的标准，也没有绝对的"真相"。家庭治疗师与依恋理论家不再只是研究环境并形成权威的观点，告诉个体什么对其是"最好"的，而是把每个个体的视角作为其自身的"最好"标准。但家庭暴力和性虐待这两种情况除外，在这两种情况中，家庭系统理论认为，需要对女性和儿童予以保护，使他们不再受男性支配。与依恋理论相比，家庭疗法似乎无人领航，或者更准确地说，领航者过多，从而导致家庭疗法这条船无所适从。

这两种理论与大多数二分法理论一样，每一种都有其道理。波普（Popper）和孔恩（Kuhn）都曾批评实证主义对现实过于肯定。后出现了相对主义（批判现实主义）。相对主义认为，尽管大多数信息都会受到观察者内隐价值观的影响，但我们还是应当坚持实证主义。简而言之，现实是存在的，但我们只能通过个人的解读来认识它。于是，人们追求的目标就变成提出能被驳斥的猜想，而非去证实观点。例如，数据明确表明：心理健康与幸福感和安全感有关，但是，如果环境不安全，那么 B 型策略便可能不是最好的策略，或者说，B 型策略便不是最具适应性的策略。在危险环境下，非安全型的依恋策略（A 型、C 型和 A/C 型）可能比安全型的依恋策略（B 型）更具适应性。同时，我们应当将这个过程视为社会对人类身份和本质的理解。这些后实证主义思想为我们提出的心理疗法奠定了基础。

我们希望依恋与适应的动态成熟模型（Dynamic-Maturational Model of Attachment and Adaptation，DMM）能够发挥桥梁的功能。一方面，DMM 承认一些策略和需求具有普遍性，其中主要是个体躲避危险并繁衍后代的进化需求的普遍性。另一方面，个体"如何"躲避危险并繁衍后代可能与环境以及在该环境中个体与他人间的人际关系相关。因为环境和人际关系多种多样，所以不同的人际策略，其适应性也不尽相同，甚至在一个家庭内部亦是如此。DMM 理论在认可躲避危险并繁衍后代这一根本目标的前提下，也尊重所有应对策略。此外，DMM 理论还认识到，在一个家庭中，安全与危险（如家庭暴力和性虐待）可能并存，所以在该环境下，个体也会同时形成保护性策略和繁衍策略。在这种复杂的认识下，个体渴望安全和幸福与现实环境（从家庭环境到文化环境）中存在危险两者构成很大的张力，那么个体可能需要运用 B 型以外的策略才能得以生存。

综上，依恋理论和家庭系统理论在帮助我们理解并疗愈人类痛苦方面已经做出巨大贡献，但是，这两种理论都有其局限性，专业工作者若严格遵守其信条，便有可能会忽视重要信息。依恋理论为我们提供了可靠的实证数据和有效的评估工具，但有时数据缺少生态／文化背景方面的检验，对于特定个体而言，据此判断哪些事情对其有益，哪些事情对其无益难免会有些轻率。家庭疗法的重点在于，对存在困扰的千千万万的家庭应采取哪些临床措施，这种疗法时常背离严格的实证方法和清晰的行动指南，而在临床中发挥创造性并扩大适用范围。在这种情况下，当我们从进化角度理解个体的根本需求——生存与繁衍时，我们整合了这两种理论，希望借此消除这两种理论的局限性，以便更深入地了解人类功能紊乱的原因并提高专业工作者治疗响应的精度。我们认为，目前条件已成熟，应当将这两种理论的优势予以结合，即结合理论与治疗、严格与灵活，并将其整体置于适应各种变化的条件中这一背景下。具体说来，本书将个体发展的概念和评估工具与家庭过程和有效的家庭治疗技术相结合。

本书将探究几个系统理论之间的关联，特别要探究其对治疗工作的影响。为此，我们将会阐述个体在二元关系和家庭关系的经验中存在哪些普遍性和个体差异。本书的出发点是 DMM。DMM 起初从鲍比和安斯沃斯提出的依恋理论发展而来，但现在 DMM 已经扩展了依恋这个概念，其中不只包括性别角色和繁衍后代，同时也能够更充分地描述个体发展在接受挑战与面对危险而被塑造时走过的复杂路径。

概念关联

本书中将出现各种概念，但我们要强调其中四个核心概念：对信息的认知过程、信息交流过程、对信息的组织过程和改变过程。

我们对信息的认知及其方式

信息是个体做出适应性调整的关键；没有足够的信息，个体无法让其行为与环境相协调。信息的形式多种多样，包括遗传学信息、表观遗传学信息、非言语信息（思想和付诸行动的想法）、言语信息和文字信息等。信息可能来自先天遗传，也可能经由个体的亲身经历或与他人沟通而后天获得。个体对信息的认知方式可以是内隐的，也可以是外显的；此外，个体能够同时以多种方式实现对信息的认知。信息可能是虚假的，或者是仅仅有些歪曲的，或者过去是真实的，但未来不再有用。不同的信息可能会被同一个个体知晓，也可能会由不同个体分别知晓。

没有意义的信息不会影响我们的功能，有意义的信息可以支配我们的行为。然而，为信息赋予意义的过程总是一个独特的、与个体自身相关的过程，这个过程受个体大脑在为信息赋予意义时的自我状态的影响，也就是说，在为信息赋予意义时，个体会将外部环境的信息与自我的信息组合在一起，形成一个与自我相关的行为倾向，但这是后文将详细阐述的话题。我们在这里要强调的是，"信息"会把外部"现实"与特定个体的内部状态组合起来，而特定个体的内部状态也是现实的。这样，信息对于这个个体而言便是独特的。这个过程是具有适应性的，因为这不但在最大程度上保护了个体，而且还可以让个体面对许多其他的理解方式。梳理清楚已知信息及其预测的准确性对于个体的生存至关重要，而这需要个体查找信息之间的差异并对之予以弥合。

获得并利用信息是一个基本过程，它随着个体神经的逐渐发育和人际经历的逐渐丰富而不断得以完善。人类个体出生时，几乎没有意识，所以个体有赖于依恋关系，因为依恋关系可以在成熟且具有意识的父母和不成熟的儿童之间建立情感联结，也就是说，儿童的生存取决于信息质量，而这又与儿童和更强壮且更聪明的人（即依恋对象）建立情感联结密不可分。

已知信息的交流

信息交流可以在不同个体之间进行，也可以是个体内心的自我对话。当个体既与他人形成人际间对话（如非言语信号、交谈、文本信息和出版物等），也存在内心自我对话（如反思、做梦以及包含躯体知晓形式在内的前意识知晓形式等）时，个体的存活概率增大。此外，当个体的人际对话和内心对话之间发生信息交流时，个体能够动态地探究信息的意义，从而使人际对话和内心对话均焕发活力。个体向他人表达信息的程度以及理解他人表达信息的程度关系到个体的生存及繁衍。若个体向他人表达信息和理解他人所表达的信息时对信息有所遗漏、歪曲、隐藏、造假或否认，那么个体出现自身功能紊乱和人际功能紊乱的概率便会增加。与对信息的认知一样，作为发展性功能，信息交流也随之会发生变化。

组织信息并做出行为

人类的行为不是随意做出的，人们也很少被偶发行为所掌控，相反，人类的行为是系统性组织而成的，像天气，也像一群鱼或一个家庭。信息为个体做出行为提供了基础，但信息本身不是行为。个体将信息**组织**起来，表征自我与环境（包括人和地点）之间的关系，进而**支配**个体的行为。形成信息的沟通系统可以根据反馈进行自我组织。我们的基因、内脏器官、家庭和文化都是这样的系统。所有事物都处于动态的系统关系中，这个系统关系会流畅地组织信息和行为，保护我们自身、我们的伴侣和我们的后代。

因为婴儿出生时，母亲是其不可替代的环境，所以母婴二元关系无疑能够影响婴儿的存活。自 20 世纪后期，依恋理论的研究工作表明，母婴依恋关系的质量能够决定婴儿的生存、成长及其适应能力。然而，母亲要完成其他任务，要教养其他孩子，还要保护其自身。于是，一个家庭环境中存在很多需求、很多互相矛盾的重要任务和很多不同的行为倾向。因此，如果家庭系统中每个成员的状态信息都是可靠的，那么成员存活的概率就会增加。因为家庭成员和生活环境不断变化，所以随着其成员的成长和变化，一个适应性强的家庭会调整其组织形式。个体无时无刻不在进行微小的调整以适应环境，这是个体生命的特点，所以，如果一个家庭总在担心如何不受以往危险的伤害，那么这个家庭就存在适应不良的风险。

改变过程

变化是个体认识、沟通和组织的核心。没有任何一个事物是绝对不变的，但生活也并非毫无规律可循。个体是否安全，取决于个体的自我能否与他人和环境进行复杂的动态互动。也就是说，没有一种放之四海而皆准的生活方式。今天的生活方式对明天而言也未必是最好的。同时，不同家庭、不同文化和几代人能够安全地存活和繁衍也有其规律可循。如果个体具有复杂性，能够变化并且与新环境相协调，那么个体的适应性就强。

我们认为，如果一个家庭中能够准确、明确且频繁地进行信息沟通，那么这个家庭的成员最容易保护自己、伴侣和后代。此外，我们还认为，个体的大多数个人问题和人际问题究其原因都是个体对已知信息、如何交流已知信息和如何使用已知信息做出保护性行为方面缺乏动态的灵活性。尽管在短期内，个体保持刻板可以保护自己免遭危险，但从长期角度看，保持刻板对其而言是适应不良的表现。通常来讲，个体可能要在当前需求（存活下来）和长期适应性（保持后代健康）之间进行取舍。

一些案例

▍反馈与情绪唤起的调节

鲍比提出，敏感的父母与依赖他们的孩子互动时，孩子的情绪唤起程度可以保持在适度范围内。尽管鲍比认为，"安全感"是个体实现适度情绪唤起的最佳因素，但他同时指出，个体面对危险时，改变情绪唤起是具有适应性的。在此基础上，DMM 理论进一步提出，个体的情绪唤起模式、自我保护行为模式和繁衍行为模式以及环境之间存在复杂的联系。情绪唤起不但是个体的身体对环境需求的反应，而且是个体以躯体形式表达出的环境对其所具有的意义。

当个体需要对危险做出反应时，个体的交感神经系统被激活，身体进入战或逃的状态。如果个体无法化解威胁，那么其副交感神经系统可能会被激活，而其代谢功能和行为系统将被关闭，这也被称为"冻僵反应"。一旦危险过去，环境恢复为安全的状态，个体也随之恢复到平静的、正面的生理状态。然而，如果环境危险持续存在，那么处于痛苦中的个体会在三种状态之间转换：交感神经系统被唤起、交感神经系统精疲力竭和副交感神经系统被激活；这些状态与一系列身体征状、情绪征状和行为征状存在关联。

如果我们将情绪唤起的概念理解为个体对当前危险和过去危险或者求爱机会所发出的躯体信息，而且这个信息可以传达给他人并用于形成自我保护行为和后代保护行为，那么临床工作者就能更好地理解并治疗情绪唤起程度过高或过低的个体。

对三角关系的思考

家庭治疗中出现的最经久不衰的概念之一便是三角关系。米纽庆（Minuchin）及其同事曾提出一系列三角关系的形成过程，包括将注意力转移到儿童的问题之上以及使儿童参与到伴侣间的较量之中。如果家庭成员间在沟通家庭中所发生的事情时出现遗漏、隐瞒或歪曲，那么家庭中的局面会变得复杂，让人困惑。在这类局面下，儿童与其父母时常弄不清事件的原因及其在家庭问题中的角色。

如果我们思考三角关系，就会发现，三角关系是家庭视角和依恋视角之间的重要桥梁。我们通过三角关系可以看到，孩子与父母任一方之间都存在直接的二元关系和间接的关系。事实上，我们可以认为，孩子对父母任一方都有依恋策略，但这两种依恋策略的功能是满足父母双方在婚姻关系中的需求，而孩子对此却不知情，当然，关键在于孩子不了解重要信息。

此外，家庭系统治疗师还提出，死板僵化、不协调的二元关系过程有时会使第三方牵扯进来以对其予以"平衡"。在 DMM 依恋理论中，存在困扰的家庭因为在拥有的信息、交流的过程和制定的策略方面具有的局限性而陷入发展困境或人际关系困境时，还会使专业工作者牵扯其中。我们观察到，在一些情况下，专业系统诊断出这种功能紊乱的稳态后，对其予以药物治疗而不是予以改变，导致这种功能紊乱的稳态得以维持并使其正当化。当我们给孩子贴上诊断标签时，如自闭症、注意力缺陷多动障碍（Attention Deficit Hyperactivity Disorder，ADHD）、行为障碍或厌食症等，我们就难以注意到使孩子产生这些行为的家庭过程。

症状的功能

家庭疗法的多位先驱（如米纽庆、帕拉佐利和杰克逊）与依恋理论的先驱（鲍比和安斯沃斯）一样，具有精神分析理论背景，十分倾向于将个体经历、无意识的动力和家庭过程中的问题这三者联系起来。将这三者联系起来的概念即行为的"功能"。家庭治疗师关注的是症状对家庭而言所具有的功能，这个功能大多是维持家庭中的稳态，即在需要改变的时候不加以改变。在依恋理论中，功能这个概念蕴含在个体持久的保护性策略中。DMM 关于依恋和适应的视角强调了 B 型以外依恋类型所用策略的适应性价值，此外，该理论在保护性策略中增加了繁衍功能。

本书的创作特点

通常，学术 / 科研文献和讲故事 / 诗歌泾渭分明，但在本书中，我们不希望将二者割裂开来，而希望在以无感情色彩的方式提供精确数据并进行学术交流的同时，还能流畅地表达情感并与个体交流。具体说来，我们的信息来源既包括冰冷的计算机数据，也包括温馨的诗歌，因为这正是人类彼此交流自身经历时的话题范围。

我们希望这样的话题范围不会让读者感到不适，它们都是我们日常生活的一部分——我们不但要购物，要紧跟股市走势，还要打开音乐播放器，听喜欢的音乐。当然，这样的话题范围在学术书籍中并不常见，即便在探究情感或美学的学术书籍中，对事实和引用的笔墨也会大大超过对感受和美感的笔墨。

我们的生命活动有很多层面，既包括核苷酸层面的生物化学反应，也包括暴徒冲上街头高喊所谓自由、平等和机会的抽象语义。我们希望消除人类日常经历和交流中的这些分界线，从而更清晰地表达本书的意旨。

本书章节和重点问题的编排方式

本书中，每章都会以一段普通的家庭生活开篇，让读者重新熟悉这一章要讲的年龄段儿童的普遍特性；随后，我们将讨论孩子和父母双方在个体发展上的主要进步，以及这些进步如何影响其人际关系。阐述完普遍性后，我们会讲述个体差别，尤其是这些个体差别如何在家庭成员之间造成矛盾，以及这些个体差别如何愈演愈烈，给个体带来危险或者在家庭和社区之间造成匹配不良。每章的最后一部分将举出 1~2 个临床案例，这些案例通常都已经接受了 DMM 的依恋策略评估，但为了让内容不偏离其主题，我们将关于评估及其应用的所有信息都统一收录在"附录 评估"中。这部分内容有一个关键特征，那就是在对功能的概念化中寻找家庭问题的关键原因。所谓关键原因，即一旦这个原因发生改变，就可以改善其他有害条件，由此改善家庭功能。

我们所筛选的话题和案例都存在未解决的问题，换句话说，如果已经存在有效的治疗方法，那么本书就不会收录相关话题和案例。本书希望突破临床理解范畴的边界。如果我们对一个问题的视角与这个问题的常见视角之间存在重大差别，那我们会对相关文献进行简短但正式的梳理，并为我们的视角给出合理的说明。具体而言，我们将对以下问题提出新颖的概念化建议：儿童受虐、自闭症、ADHD、欺凌和转换障碍。

对心理治疗师的建议

我们的目标是提升心理健康治疗的质量。近年来，品牌治疗服务如雨后春笋般争相出现，但哪种治疗更有效却并未越来越清晰。此外，对于心理障碍到底是什么也并不明晰，所以，本书采取了一种新的治疗取向。我们并不聚焦于如何消除症状，而是将个体的适应性置于首位，并探索什么对于其适应性而言是必要的。答案再简单不过：保护自己，保护伴侣，并且保护后代直至其发育成熟，能够繁衍。

　　归根结底，就是生存与繁衍。这两项功能看似简单，实则复杂。纵观个体的一生，这两项功能彼此交织，反复结合成不同的组织，这些组织发挥功能，而后慢慢解体，而后再次成形，但万变不离其宗。DMM 描述的是个体面对各种威胁时，为了保障生存和繁衍而采取的各种策略。一方面，我们可以通过 DMM 对个体的自身状态和二元关系进行丰富且精准的分析，另一方面，我们又可以通过家庭系统疗法（family systems therapy，FST）理解家庭的复杂性以及我们如何与家庭配合以实现其改变，我们将这两者结合起来，希望借此帮助心理治疗师减少患者的痛苦并提高其适应性。

　　我们的办法包括：从生存和繁衍的角度重新解读问题；评估个体应对人际关系的行为策略和应对信息的心理策略；在个体发展的能力范围内对问题进行概念化；针对这些参数选择治疗方法。人际关系问题涉及个体与亲近的人之间沟通的质量和情感联结的质量，人际关系问题可以构成许多心理健康问题，也正因为这个原因，我们首先要探讨寻求治疗的人与心理治疗师之间这个核心关系。如果寻求治疗的人对心理治疗师讲述自身经历时，能够准确地沟通，那么其过去的痛苦就会慢慢化解，当前适应不良的有害过程也会慢慢改变。本书将按个体发展过程详细阐述这些概念，并在第七章中将这些概念进行整合，我们称之为"DMM-FST 整合治疗"。

第一章

出生与婴儿期

　　人类生命律动不已，像车轮滚滚，绝不会原地不动，而是一刻不停歇。那么，人类生命的起点可以追溯到何时呢？是某个婴儿出生之时，还是其双亲牵手之时？或是双亲的童年时代？或是双亲自己出生之时？事实是，人类的生命如同车轮滚滚，没有起点，也没有终点，但它每转一周，历史的车辙就向前方延伸一圈的距离，一段岁月也就印在了车轮之下。在本书中，我们所讲述的故事将从婴儿的出生开始，但是，我们知道，这个婴儿加入芸芸众生之前，人类的生命早已开始，这个婴儿的基因中已经携带了先辈积累下来的智慧。一个生命的诞生，不仅意味着新的开始，还意味着旧的延续。然而，我们的故事的意义并非仅仅是讲述一个生命个体如何在其他生命个体所构成的环境中成长，而是要探究人类适应环境的普遍规律。人类适应环境是一个改变的过程，我们每个人都要经历这个过程；同时，我们还要探究岁月是如何塑造并揭示这个过程的。

出生

出生与危险

　　下面，我们就从个体生命的出生开始讲起。出生是生命中最危险的时刻，那一刻，生命与死亡的距离如此之近，让人想来就心有余悸。一方面，出生对婴儿是危险的：许多婴儿熬不过他们短暂生命的第一年、第一周，甚至第一天，还有许多婴儿在分娩过程中死去。只有那些健康的宝宝，出生在健康的家庭，又有天公作美，才能存活下来，可谓天时地利人和，缺一不可。另一方面，分娩对产妇也是危险的：许多产妇产后即告死亡，有的甚至在分娩过程中就离开了人世。女性用自己当下冒险以博取未来。而男性为了生儿育女要冒失去自己爱人的风险。年轻夫妻将和谐生活置于危险之中，兴冲冲地投入到毫无把握的未来，即与他们一无所知的骨肉会合，承担起他们从未承担过的父母角色。这些家庭要么延续下去，要么再等良机。总之，出生是危险的，对一个家庭而言，它也是机会与危险并存。

当然，大多数婴儿能够存活下来，大多数产妇也能存活下来，于是，一个个家庭人丁兴旺。然而，在这条路上，悲剧时有发生。有的婴儿生病夭折，有的产妇死于分娩，有的家庭要接受儿童保护或心理健康救助，从这个意义上讲，出生的危险是实实在在的。

出生问题也让我们联想到，人类和许多其他物种一样，基因中都携带着由一条连续的生命链积累的知识，这是关于在地球上如何求生的知识。最依赖体质且最不依赖智力的，莫过于分娩；最依赖上述与生俱来的求生知识的，莫过于出生。然而，一旦各种生物学要件都已具备，出生就只是一个心理学问题和人际关系问题了。

生命之初

在母亲分娩的痛苦喊叫声中，小约翰呱呱坠地。一个男孩出生了。刹那间，男孩的母亲以及在场的每个人，都经历了一次深刻的转变。这次转变就像一条纽带，不但将母子二人紧紧相连，而且还将父亲与这对母子紧紧相连，这条纽带无比坚韧，甚至让夫妻二人甘愿为了保护自己的宝贝而付出自己的生命。

有关母婴之间的纽带和婴儿对母亲的依恋，以及家庭角色与凝聚力等话题，前人已经多有论述。我们应当看到，无论是母婴二元关系的情感联结，还是多元的家庭成员间的情感联结，它们的功能都是帮助婴儿存活下来，从而帮助人类繁衍生息，这是最基本的一点。放大到一个社区环境中也同样如此。婴儿出生时，有社区代表在场，而后，又有其他代表为婴儿举办一系列的命名仪式，把婴儿正式接纳为社区的一员。为了生存，婴儿、二元关系、家庭和社区缺一不可。复杂的家庭关系网、对婴儿性别的期望以及关于婴儿与其他家庭成员间异同的想法都会影响依恋的形成过程。

母婴之间的纽带

在孕育的过程中，孕妇的身体乃至孕妇整个人都在发生变化。她身体中的基因触发一系列"开关"，诸如体内激素含量发生变化，身体分泌出新的物质并迅速做出生理调整等，同时，各种感受也涌上心头，而这一切变化的目的，都是要让其宝贝存活下来。具体而言，没有乳汁，小约翰无法存活；没有母爱，母亲就不会给他喂食。这两者并非产妇刻意为之，而是自然而然如此。婴儿出生后，乳汁便自动产生，同时，母亲与婴儿对视，听婴儿的啼哭，抚摸婴儿的身体，各种感受也随之而来，于是，母亲与其宝贝之间就产生了联结的纽带，这条纽带一旦产生，便坚不可摧。

此外，因为婴儿的出生十分难得，所以，为了降低婴儿出生的危险，不同文明各有办法。总体而言，产妇生产时，几乎总会有人在场。但这个人十有八九不是她的丈夫，而是一位对生产更富于智慧、情绪更加稳定、经验更加丰富的人，其在场是为了指导生产过程，诸如一位导乐①、医师、助产士或一位朋友等。如果没有社区支持，婴儿出生的过程将更加危险。也就是说，婴儿出生对产妇而言是其个人大事，它形成了一个母婴二元关系；婴儿出生也是夫妻二人生活中的大事，它形成了一个家庭；婴儿出生还是社区的大事，它有助于将社区的文化传承下去。婴儿出生后随即形成的情感联结，对于婴儿自身及其家庭的生存，乃至整个社区的生存来说，都是至关重要的。

---

① 导乐，原文为 dula/doula，源自希腊语，指那些能够指导产妇分娩、为产妇进行心理疏导的非医学专业的女性。——译者注

人类的生理发展与文化习俗结合，从而帮助人类延续下去。

另一方面，父亲们却常常会感到自己被忽视了。父亲们是否会有这种感受以及如何获得该感受会因为文化背景和家庭情况的不同而存在差异。虽然男性在家庭中很重要，但相比于怀孕的妻子、新生的婴儿或产后的妻子，他们变成了幕后英雄。这个小集体是那么珍贵，又是那么脆弱，它的安全与生存离不开父亲们，这一点毋庸置疑。然而，忽然发现自己成了幕后的配角，还是让人无法心安。我们想说的是，夫妻喜添新丁后，新的关系出现了，而这也会给原有关系造成压力。毕竟，改变是需要付出代价的。

婴儿出生也并非总是喜事。约10%的新生儿先天残疾。在一些婴儿出生时，其家庭成员已经食不果腹；另一些婴儿则姗姗来迟，在其父母认为养儿育女的日子已经过去时才到来；还有一些则来得过早，其父母尚未做好准备。一些婴儿出生时，迎接他们的是喜悦的欢笑；另一些婴儿降生时，迎接他们的，则是失望的叹息。每一个婴儿的出生都会让家庭经历深刻的改变，但这种改变未必是幸福的。婴儿出生前，会有诸多未知数，婴儿出生后，一切尘埃落定，其中最令人期待的，就是婴儿的性别。一个健康的男婴降生时，得到一片欢呼，但如果是一个女婴，欢呼声可能就不会那么奔放，也不会那么一致了。不论一个家庭如何看待婴儿的性别，性别总是除健康之外婴儿所具有的其他各种特征中对家庭影响最深的那个。得知婴儿性别的第一时间，婴儿一生的轨迹已经具备了雏形。

适应行为的周期：人生的第一年

调节情绪唤起

小玛丽哭闹起来。当婴儿有某种需求时，他们通常会哭闹，因为他们只能通过躯体来表征并表达他们感受到的威胁。婴儿的情绪从小哭小闹升级为面红耳赤、号啕大哭，其升级速度因人而异，我们可以将这一点视为人类功能在一个普遍方面（即情绪唤起的强度）所具有的个体差异，或者说，是受基因影响的天生气质的一个方面。这样，从生命之初开始，天性（其形式是婴儿天生渴望各种体验的神经路径、普遍回应能力以及这种能力的个体差异）和养育（其形式是千差万别的母亲回应和文化习俗）两者就开始共同作用，其结果便是让小玛丽既形成了调节内在情绪唤起的策略，也形成了其人际关系的一个方面。

随后发生的事情至关重要，因为环境开始影响婴儿的行为。只有当有人认为小玛丽的哭闹具有某种意义并做出回应时，小玛丽的哭闹才在事实上实现了保护自己的功能。如果小玛丽的母亲能迅速来到她身旁并把她抱起来，那么会发生三件事，虽然小玛丽对此全然不知，但这些事都会影响她的成长。第一件事是，身体直立后，小玛丽能够与环境进行视觉交流，形成神经路径，将她的身体姿势与环境关联起来。第二件事是，小玛丽开始学会如何从痛苦的状态中平静下来。小玛丽获得平静状态的办法是激活副交感神经系统。这不仅降低了她的心跳速度，而且还激活了她的神经系统，使小玛丽能够和母亲交流，进行情感联结。第三件事是，小玛丽开始把"妈妈来了"和"不痛苦了"这两件事联系起来了。

如果小玛丽的母亲就在身旁，而且已经将小玛丽抱在怀中，可以立即安抚小玛丽，那么小玛丽就不大可能会体验到严重的痛苦，也不会发展到号啕大哭那样难以安抚的地步。然而，如果小玛丽的母亲的响应性过强，母女的二元关系中就少了一些互动的机会，母亲就无法帮助小玛丽摆脱痛苦状态（一种交感神经唤起的状态），并恢复到平静、正面的生理状态。由于缺少练习，小玛丽将难以掌握自我安抚的办法，无法让自己平静下来。对于各种感受状态，她掌握得不如其他人多，也不能像其他人一样，把这些感受表达出来。

另一方面，如果小玛丽常常不在母亲身边（与母亲处于分离状态），例如，小玛丽在自己的婴儿床里或者被藏在树洞里，而她的母亲则在别处忙碌着，那么小玛丽独自一人醒来后，就不会有母亲温暖的身体和舒适的臂弯，而且母亲回到她身边也需要一定的时间。在这种情况下，母亲的回应是否敏感、及时就成为至关重要的问题。她能否在小玛丽感到痛苦十分严重之前便迅速赶到小玛丽身边？她会不会一连数小时都无法赶来，而让小玛丽哭喊至精疲力竭，在疲倦中睡去？或者说，小玛丽稍有不安或躁动时，母亲会不会就开始焦虑，于是匆忙来到小玛丽身边，把她抱在怀中？无论在上述哪种情况下，母女之间相互调节情绪唤起的节奏都较为笨拙，互动也不明显；相比之下，如果母亲对小玛丽的躯体状态的响应更加协调，情况则会更好。如果用术语来讲，母亲的回应会影响小玛丽对"自我"状态在时间上的认知体验和在感官上的情感体验（见下文关于回应契合度的内容）。

在考虑这些可能性时，还应注意母亲自身的特点及其在通常情况下的知觉模式、意义赋予模式和回应模式。例如，小玛丽所做的动作和所发出的声音中，她能知觉到多少？她的注意力是否不在小玛丽身上？她是否在忙着阻止小玛丽三岁的哥哥小约翰，不让他拉扯宠物狗的耳朵？当她听到小玛丽哭闹时，心中是否会因为紧张而痉挛？如果她有意识地注意到小玛丽的情绪唤起，她会如何解读？她是否会认为这很重要？是否会认为这是小玛丽在呼唤她？她是否认为自己需要采取行动？如果需要，那么采取什么行动？就像她自己八岁时，她的母亲所采取的行动吗？那次她非常想让母亲来到她身边，但她的母亲却没有来。或者，按她自己曾想象的那样，要悉心呵护自己的孩子？所有这些问题都一一出现在小玛丽母亲的脑海中。如果有时间，母亲的内心还会出现一些对话，斟酌她所掌握的相关信息：她的身体、她的情绪、以往照料小玛丽的情景、她读过的书、她母亲的话、她丈夫定下的规矩，如此等等。这些对话也可能不会出现，小玛丽的母亲可能会毫不犹豫地采取行动。小玛丽事先并不知道母亲的心理活动，只有在母亲采取行动之后，她才能接收到信息，这时，对于母亲给予的感官刺激，她的神经系统开始做出回应。

无论是内心对话，还是立即行动，两者都有一个共同的基础，即神经激活。我们把这些神经网络都称为预置表征（dispositional representation，DR）。预置表征是指神经路径受到感官刺激后被激活，将外部环境信息与自我的信息相结合，为当前的感官刺激赋予意义。这些信息相结合便产生了与自我相关的行动倾向。不论何时，有多少并行的神经路径同时受到感官刺激激活，就有多少预置表征。这些预置表征的特定特征将取决于其在神经系统中的位置；而神经系统中的每一点也都有其特定的意义，都可以体现在预置表征中。随着人脑各个部位发育成熟，它们逐渐开始发挥功能，个体为感官刺激赋予意义的能力（反映在各个预置表征中）也随之增长。总体上，与处于大脑中完全成熟的新皮质层中的预置表征相比，处于大脑较低层的、较简单的预置表征处理的意义较简单，支配的行为也较简单，但速度较快。

如定义所示，预置表征这一术语将这个概念与神经生物学融会贯通，并强调预置表征的短暂性和环境特定性，从而让"内在工作模型"这个概念更加精细化，从而取代了这个概念。

学习如何预测

小玛丽哭闹时，母亲做出回应，小玛丽得到反馈，这正是她的大脑期待可以通过哭闹达成的效果。如果母亲没做出回应，小玛丽会继续哭闹下去，直到她习得，哭闹除了让自己更加痛苦，外界不会因此发生任何变化。她浑身发抖，面红耳赤，非常痛苦，最后在疲倦中睡去。她的母亲如果注意到这一点，可能会认为自己的做法是正确的，因为小玛丽现在睡着了。那么下一次，当小玛丽再次哭闹时，她的母亲便很有可能会继续不予回应。

在2~3个月大时，婴儿的生理逐渐成熟，能够进行选择性抑制。这时，小玛丽很可能会抑制自己，不再哭闹，终至变成一个特别安静、沉默的婴儿。她也许被藏在树洞里，也许躺在育婴床里，与其他婴儿一起待在育婴室里，也许她虽然躺在自己的床上，但陪伴在侧的母亲是退缩、抑郁的，在这些情况下，小玛丽都会习得，她对周围世界的影响微乎其微。她不会有练习的机会，也无法熟练地调节"迷走神经刹车"，以便在安静休息、专注、玩耍、吃饭、锻炼与痛苦这些不同的情感唤起状态间转换。在一些能力上，她无法形成"自我效能"，包括向给予回应的他人表达自己的情绪状态的能力、自我安抚的能力，以及通过眼神接触和语音接触与母亲进行情感联结的能力等。小玛丽可能难以吸食、吞咽和消化，因为要实现这些生理功能，迷走神经刹车就要做到能收能放，而带有生理应激性的婴儿则难以做到这一点。在极端情况下，缺少契合的回应让不同婴儿间独特的个体差异将受到极大的冲击，从而在被忽视的婴儿身上将会出现相似性。被忽略的儿童因为接受外界刺激不充分，大脑发育过程将会变慢，在新颖事物的刺激下，杏仁核发育过度，糖皮质激素含量较高，这些儿童难以区分人脸的各种表情，并且较容易出现进食困难，可能无法茁壮成长。与在回应性照护下抚养的儿童相比，由社会福利机构抚养的儿童的人格分布范围较窄。具体而言，由社会福利机构抚养的儿童大多会压抑负面情感，并增强正面情绪。

这种抑制是适应性的，还是适应不良的？这要视情况而定。如果父母外出期间，把小玛丽藏起来了，那么沉默也许能挽救她的性命。如果小玛丽的母亲惯于发怒，那么她注意不到小玛丽时，小玛丽也就不会受到伤害。然而，如果小玛丽有许多兄弟姐妹，而她又是最小的一个，或者，如果她是幼儿园或孤儿院的众多婴儿中的一个，那么，她哭闹得越厉害，哭闹的时间越久，就越有可能获得关注，从而使她习得自我效能，甚至有可能和护理人员培养出特殊的感情。适应行为是复杂的，它们在一定程度上取决于具体环境。

通常情况下，小玛丽的母亲会来安抚她，看看她需要什么。她的母亲也许会边喊"这就来了"，边走过来；也许她不会说什么，但她的脚步声由远及近，然后她俯下身，小玛丽感到两只手托起自己，听到母亲发出安抚性的语音，最后她依偎在母亲的怀中。一时间，她有了温暖和柔软的感觉，可以听到母亲语音的韵律，还可以看到母亲身后的许多事物。如果小玛丽没有立即安静下来，母亲可能会轻抚她的身体或者有节奏地轻轻摇动她。所有这些干预——母亲的语音、触摸和摇动——提供了强有力的躯体信号，激活了小玛丽的神经回路并调节了其情绪：小玛丽心跳速度减缓，交感神经唤起系统停止工作，面部肌肉的功能增强，能够注意到母亲的语音线索和面部线索。身体直立后，小玛丽的大脑平静下来，她睁大眼睛看着周围的一切。

小玛丽平静下来了。此时的她，既没有处于高度情绪唤起状态，大声尖叫，也没有处于昏昏欲睡、迷迷糊糊的状态，而是处于适度的警觉状态。在这种状态下，她可以接收信息并予以回应。小玛丽尽情地接收新信息时，母亲可以利用这平静的时刻来思考：小玛丽到底需要什么？换纸尿裤？进食？或者只是感到有点无聊，希望母亲抱着她出去走走，看看屋前屋后或者逛逛公园？如果小玛丽还有一个三岁大的哥哥，那么她的母亲还要考虑到他的情况：这会不会影响到小约翰？他自己待在家里会不会有问题？是不是要优先照顾他？心理上，小玛丽和母亲分别观察着情况，而身体上，母亲做出回应，帮助小玛丽发现并维持这种特殊的警觉状态和舒适的情绪唤起状态，与小玛丽达到和谐。这一刻，她们分中有合，合中有分，这也是人类时常会遇到的情况。

短短几天之后，小玛丽就会熟悉这些依次发生的事件。母亲的手一接触她，她体内的神经回路就会运转起来，下调应激反应系统，开始平静下来。再过几天之后，母亲俯下身，发出语音时，小玛丽就会平静下来；很快，母亲的脚步声走近时，小玛丽就会平静下来。几个月后，小玛丽听到隔壁房间母亲的声音时，便会知道，母亲就要来了，并且会给自己带来舒适感、香甜的乳汁和其他好东西，这时，虽然她还没有真正得到这些东西，但是她已经开始平静下来了。这就是小玛丽的母亲在小玛丽自身生理成熟的背景下所做的契合的回应所发挥出的巨大影响力。使小玛丽平静下来的神经回路通过反复练习，即通过与母亲之间反复进行的安抚式互动，得到了强化。小玛丽学会了预测，并可以使用自己的预测性预置表征来调节自己的情绪唤起。使用这种技巧时，她需要激活调节情绪的更高级的大脑回路（眶额前脑皮层、杏仁核、前扣带回和其他相互关联的脑区），随着小玛丽的大脑逐渐发育成熟，这种技巧对于她的自我调节能力越来越重要。在与母亲的交流过程中，小玛丽表达自己的需求，母亲做出回应；起先，这段对话是完整的，没有任何删减，现在，这段对话可以精简为信号交流了：生命中的第一年过半的时候，小玛丽发出一声简短的喊叫后，便戛然而止，等待回应。母亲也发出语音，做出回应，这样，小玛丽就安静下来了，因为她知道，母亲已经理解了自己的意图并正在赶来。

回应契合度取决于时间上的联系。它与情感不是同一种类型的信息，它是个体对于若干事件之间时间联系的"认知"信息（见本章总结）。只有小玛丽自己的行为（如哭闹）和母亲的回应之间存在即时的衔接，小玛丽这个新生儿才能发现行为权变。随着契合的回应不断重复，以及小玛丽的大脑逐渐发育成熟，即使小玛丽的行为和母亲的回应之间的时间间隔延长，契合的回应依然可以发挥作用，使小玛丽的期望得到满足。小玛丽的母亲不再需要做她的宝贝的"奴隶"，相反，她可以和小玛丽交流，小玛丽能够理解并利用这种交流来弥合自己的信号和母亲的回应之间的时间间隔。

这是非常重要的，因为许多母亲**本想**赶到自己的宝贝身边，但被其他事情所牵绊。这样，婴儿的第一声哭闹和母亲俯下身安抚他们之间的间隔便太久，以致婴儿无法做出时间联系，所以婴儿不但没有平静下来，反而变得愈发痛苦。在这类情况下，对于婴儿来说，情感性预置表征要优先于认知性预置表征。小玛丽强烈的负面情感和母亲的焦急感使母亲出现了情绪唤起；她匆忙赶来，想让一切归于平静。她赶到小玛丽身边时，情绪激动，而小玛丽则处于痛苦之中。母亲俯下身把小玛丽抱起来，但小玛丽来回挣扎；她的躯体已经被唤起，难以平静下来。小玛丽的母亲手忙脚乱，对小玛丽抱得过于用力，语速过急，语调过高，摇动小玛丽时的动作幅度也过大；小玛丽的情感性预置表征基于她感知到的感觉意象而形成，这些情感性预置表征是不舒适的，于是小玛丽开始挣扎。看到自己的宝贝又是哭叫，又是挣扎，完全"不通情理"，小玛丽的母亲感到一筹莫展。这类母亲并非没有回应婴儿，更没有危及婴儿的生命。小玛丽的母亲会把小玛丽喂得饱饱的，为她换纸尿裤，对她的身体照顾周到，但问题在于，小玛丽难以发现契合的回应，即发现她自己的行为和母亲的回应这两个事件之间的时间联系。

如果母亲误判了婴儿的等待能力，那么她的回应就无法发挥作用，也就难以塑造母婴之间的关系，这时，婴儿体内的交感神经系统逐渐被唤起并占主导地位，于是，婴儿失去了很多学习机会，难以学习如何安抚自己，让自己平静下来；从长远角度看，这类婴儿将无法自如地调节迷走神经刹车，有差别地与他人开始或结束交往，也难以有差别地在更广阔的环境中接受或放弃日常挑战。这类婴儿将认知到，其负面情感得到的正强化是间歇且不可预测的。这些婴儿与其他婴儿相比，哭闹得更多。虽然随着他们的大脑逐渐发育成熟，他们最终会发现契合的回应，但是，与其他婴儿相比，这个发现来得较晚，而且对他们的哭闹的影响也不相同。具体说来，由于这些婴儿只有在大哭大闹时才能得到回应，所以，他们从小哭小闹升级为大哭大闹的时间很短，而且哭闹的时间也会越来越长，直至得到回应。由于成年人非常抵触哭闹，所以他们迟早会给予婴儿回应，而这又进一步增强了婴儿的预期，即他们需要不停地哭闹，才能得到父母的回应。

认识——在语言之先

婴儿如何从躯体、认知和情感上"认识"环境呢？婴儿尚不具有意识，也不会说话，更不理解他人所说的话。然而，刚刚出生的婴儿就已经开始从自己的经历中学习了，尤其是从他们与照料者之间重复互动的经历中学习。两个个体之间有了行为联结，两颗心就会彼此塑造；借用西格尔（Siegel）的措辞，这是"人际神经生物学"。依恋就是重复互动，上一代人的知识传给下一代人。因为父母的行为已经具有可预测的模式，所以父母的行为对婴儿的神经发育的影响，比婴儿的行为对父母的神经发育的影响要大，但从原则上讲，父母和婴儿的心理塑造是相互的。

通过躯体来认识是最有力的认识方式之一。婴儿所认识的安全是通过躯体感受到的，这就是母亲的感觉输入（语音、脸庞、气味、触摸和摇动）十分有力的原因。同时，我们也能根据婴儿的身体辨别其情绪状态。我们抱起一个婴儿时，他的身体无论是放松的、绷紧的，还是了无生气地耷拉着的，我们都能感受到。婴儿无法进食、无法入睡或无法留住食物都提示其躯体非常不适。他们口中无法说出的，身体已经认识到了。

婴儿能够"认识"，还因为大脑的发育方式是"使用－依赖性"的，而且婴儿会把感官环境信息与其感受关联起来。婴儿在出生后几个小时内就可以辨别出母亲的气味。这个气味可以让婴儿放松，也可以让婴儿陷入恐慌。我们将这类感官意象称为"情感"。

对于一个特定的关联而言，一个孩子的回应方式是由重复互动事例决定的，这些互动事例的功能是强化大脑中特定的神经回路。因此，在小玛丽痛苦的时候，如果她的母亲通常能够迅速并敏感地予以回应，那么，只要母亲的声音一出现，就能激活小玛丽的自我安抚的预置表征（神经回路）。小玛丽稍稍长大一些时，甚至进入学步期时，棉毯的气味（她把这种气味与母亲的温暖与安抚关联起来）就能安抚她。另一方面，如果小玛丽接触过家庭暴力（例如，父母曾经彼此大吼大叫，或者母亲怀抱着小玛丽时，曾被父亲大打出手，等等），那么，只要有人提高声音，就可能激活其预置表征，引发其冻僵反应，这是一种先天的恐惧反应，包括警觉、身体静止、发声减少、心率减缓以及对疼痛敏感。冻僵反应会同时激活交感神经系统和副交感神经系统，还会激活静止中心。听觉、触觉、视觉和味觉都会引发意象性预置表征，婴儿利用这些预置表征提供的信息来调节情绪唤起或者激活防御性身体状态。婴儿在可以理解语言之前很久就可以做到这一点了。

可预测的、依次发生的事件能提供另一种形式的信息，即关于时间顺序的"认知"信息。当婴儿的行为包含在依次发生的事件中时，那么即便是婴儿，也能辨别出这些依次发生的事件。婴儿甚至可以通过一次尝试就习得，依次发生的事件是否包含危险的躯体表征。换句话说，婴儿可以习得，为了获得回应，他们需要做什么，以及如何回应他人。我们把这些可预测的、依次发生的事件称为"程序"，这些程序构成了关于行为方式的非言语的认知性预置表征。

躯体状态、认知程序和情感意象这三种认识形式在个体的一生中都在发挥其功能，且个体通过这三种形式所认识的信息是非常基本的。这些信息的加工速度非常快，一旦这些信息表明危险存在，预置表征就会让个体采取自我保护措施。此外，这些认识方式存在于语言之先，而且独立于语言。人在一生之中始终需要通过这三种"前语言方式"辨别出其他人所认识的信息并予以回应。这一点在婴儿期是至关重要的，因为除躯体状态、认知程序和情感意象三种认识形式之外，这个时期的婴儿没有其他形式的信息获取方式，也没有其他沟通方式。

个体差异：安斯沃斯提出的 A 型、B 型和 C 型依恋模式

在生命第一年结束时，个体通过上述三种认识形式获得的体验被整合为自组织性的知觉模式、意义赋予模式和回应模式，我们称之为自我保护策略。自我保护策略，或称为依恋模式，分为 A 型、B 型和 C 型，每一种类型都涉及在三种认识形式中习得的不同的知觉模式、意义赋予模式和回应模式。在 A 型策略中，个体的认知性和程序性预置表征占主导，同时其负面情感受到抑制，从而降低了照料者给出负面回应的概率，同时使其"躯体自我"保持适当的平静；在 C 型策略中，个体的负面情感表露和认知预测缺失占主导，其"躯体自我"保持适当的情绪唤起状态，从而提高照料者回应的概率；在 B 型策略中，个体的情感性和认知性预置表征两者较为均衡，个体期望照料者给予保护性的、安抚性的回应，其躯体状态最为舒适。

这三种策略都反映出婴儿期这个特定的个体发展阶段对于信息的理解形式，这种理解形式可以称为"现实主义"。婴儿的预置表征就像是对现实的直接、简单和完美的反映。为使表述清晰，我们对该个体发展阶段的核心特征总结如下。

现实主义的心理过程

1. **定义**：获得事实 / 信息并以之驱动行为；该过程的内隐信念是，个体所认识的就是现实中存在的。

2. **局限**：不具备应对不一致信息的过程。

3. **信息类型**：前意识的躯体性预置表征、认知性预置表征和情感性预置表征。

4. **个体的执行功能**：婴儿无法调节由哪个预置表征来支配其行为。

5. **个体差异**：基本上所有正常人都能掌握这种心理过程。

6. **对治疗的意义**：婴儿的行为体现出其痛苦时，尤其是其非疾病性质的躯体痛苦时，应当改变环境（如以父母为中介实现改变），营造关于现实的不同信息；如果有必要，可以与婴儿进行引导式互动，把效果放大。

婴儿与父母间的依恋在强度上并不对称，因为婴儿完全依赖于他们的照料者，而照料者并不完全依赖于婴儿；同时，婴儿与父母间的依恋也不是互惠性的，因为父母会照料婴儿，但婴儿不会照料父母。但在第二章中介绍的"角色互换"或"强迫性照护"这两种情况除外。

父亲、兄弟姐妹和大家庭

前文所举的案例可能让人感到，全世界只有小玛丽和母亲两人，小玛丽依赖母亲，母亲也很称职，而且不需要小玛丽给予其任何回报。有时，一个单身母亲的确会完全凭借自己的力量养育第一个孩子，但大多数情况下，家中还会有父亲、父母双方的老人、父母的兄弟姐妹和孩子的兄弟姐妹（如以下专栏）。例如，小玛丽的母亲在产后可能需要一些时间恢复。如果小玛丽的父亲帮她分担一些日常家务，包括照料家中其他子女，那么就能减缓小玛丽出生后给母亲带来的压力。或者，家中大一些的孩子能够成为母亲的帮手，分担一些家庭责任。奶奶也可能会贡献出自己经年累积的养育经验，也可能拿出下午的时间代为照看孩子。如果孩子没有父亲，那么孩子可能会将叔叔视为自己的"男性榜样"；如果这位叔叔自身没有孩子，那么在基因和情感两方面的作用下，他渴望为人父母，从而可能承担起代父亲的角色。

婴儿期的依恋关系

- **父母**：非对称、非互惠。
- **父母以外的成人和哥哥姐姐**：非互惠，这种关系只对另一方有意义，婴儿对这种关系基本上无意识。

在这个过程中，父亲和母亲的关系可能会更紧密，因为他们要决定如何相互配合、相互依赖；哥哥姐姐能够获得一些为人父母的新技能，同时，他们为家里做出贡献，会感到是这个家庭中有价值的一员；此外，这个大家庭也能成为一个彼此关爱的整体，人人受益，特别是家庭成员遇到坎坷时，更

是如此。在和谐的家庭中，婴儿的出生是一个契机，可以促使每个家庭成员都得以成长。

　　相反，小玛丽的父亲也有可能会感到，小玛丽和她的母亲受到了关注，自己则失去了在家庭中的地位。这种感受会给小玛丽的母亲带来困难，进一步给小玛丽也带来困难。小玛丽的兄弟姐妹也可能会感到自己失去了在家庭中的地位，对小玛丽产生嫉妒。其中一些人可能会闷闷不乐并表现得退缩，另一些人则可能会搞些破坏。在一些极端情况下，哥哥姐姐甚至可能会伤害小玛丽，小玛丽的叔叔也可能会趁势虐待她。此时，小玛丽的母亲可能会对丈夫的家人有怨言，而她的丈夫则被迫选择支持某一方，这造成家庭纽带破裂。

　　总之，母婴二元关系很少是孤立的；如果这种少数情况出现，一对母婴二元关系确实是孤立的，那么这对母婴二元关系会非常脆弱。要理解母婴二元关系的状态，我们就必须考虑，家庭中其他成员如何回应这对母婴二元关系，但这并不像跟踪三元互动关系那样简单，事实上，这完全不是三元互动关系。这是一个家庭中相互关联、相互影响的各个子系统间最根本的问题。父亲能否利用其和小玛丽的姐姐之间的父女关系，帮助小玛丽的姐姐承担起一个母亲般的角色？父亲又能否引导儿子体贴并保护母亲？小玛丽的兄弟姐妹能否在母亲忙于照顾小玛丽期间，增强自己的能力，安全、开心地利用好自己的时间？他们能否学会在一起玩耍的同时，增强自立性？他们能否利用这个机会，与父亲之间形成更为紧密的亲子关系，并理解父亲角色的多样性与灵活性？如果这些问题的答案是肯定的，那么这个家庭和其中的每个成员就会得以成长。

　　同时，一个家庭的外层关系也能帮助或阻碍这个家庭的成长。传宗接代是一个家庭历代人的愿望，一个大家庭中的每一户各有想法，他们也许会付出，也许会索取，也许会帮忙，也许会评头论足，也许会支持婴儿的抚养方法，也许会批评婴儿父母的适应能力。这既有利，又有弊，但如果没有这类支持，母婴二元关系面临的风险更大。事实上，如果母亲感到孤立、缺少支持，婴儿会早在四个月大时就呈现出抑制惊跳反应能力受到影响；这表明，对回应的信息加工过程从一开始就会受到影响。

出现问题时

我们时常过于注重新添宝宝后美好的一面，所以，当现实与之不一致时，问题就出现了。有时，问题出在婴儿身上：婴儿功能受损；或者其是个早产儿，要留院查看而无法回家；或者婴儿性别与期待不同！有时，问题出在母亲身上：母亲患有抑郁症，或者自身残疾。有时，问题出在环境上：父母关系紧张，或者父母经济能力有限，无法再养育一个孩子，或者父母刚刚丧失重要亲友；或者婴儿出生在战争岁月，身处险境。然而，如果孩子、父母或环境具备克服困难的能力，问题还是可以得到解决的。例如，小玛丽的母亲可能会认为，自己不但要做好家务，要上班，还要当好母亲、妻子，自己应付不来，于是陷入绝望，但同时，如果她的丈夫能够理解并回应她对失败的恐惧，安慰她并告诉她，房屋的卫生可以等几十年后他们退休了再做，那么小玛丽的母亲也许就不会出现产后抑郁症。

若小玛丽的母亲发现，其实丈夫善解人意，而且自己也比自己预想的更能变通，那她也许能从这个关头中获益。或者，她的家人也许能够为她提供帮助，分担一些家庭负担，并告诉她，她可以放轻松，慢慢来，让她知晓她的感受是可以被理解的。或者，小玛丽自己也许会紧紧地依偎在母亲怀里，专注地望着她，尽管小玛丽带有身体残障或学习障碍，或者需要留院查看，但她还是感到了父母对她的爱。因此，带来风险的并不单纯是问题本身，而是整个影响体系没法提供解决方案。

为了阐述依恋理论与家庭系统理论整合后能够解决哪类问题，下文将介绍两个案例，这两个案例能够凸显治疗体系中存在的缺憾，对专业工作者大有裨益。

找出不可名状的问题

伊恩和凯特主动前来咨询，希望接受家庭治疗。夫妻二人育有一子，名叫小罗伯特,现在 10 个月大。拨打咨询电话的是伊恩,他说自己结婚五年,目前在考虑离婚。于是,双方在电话中约定,六周后开始会谈。他们联系的这家机构收费较低,因为这是一家培训机构,治疗时,主治疗师(本案例中是一名男性)与一位初级治疗师(一名女性)相互配合,同时,学习婚姻疗法的学员在一旁观察,在几次会谈后,讨论治疗情况以及应该如何继续治疗。治疗师将这些情况向伊恩和凯特做了介绍,夫妻二人都没有异议。于是,幕帘拉开,第一次会谈开始。

第 1 次会谈:订立治疗协议

夫妻二人坐下来,坐姿都比较僵直,小罗伯特则坐在地板上离母亲较近的地方。主治疗师问夫妻二人前来接受治疗的原因。尴尬片刻后,伊恩说,他的妻子很少感到快乐,她不爱笑,也不活泼。凯特勉强笑了笑,坐到地板上与小罗伯特玩。小罗伯特坚持了一会儿,但很快就爬到别处去玩了。凯特等了等,然后坐回到自己的位置上。治疗师问她忧虑的是什么,她含混不清地说了些什么。于是,话题回到她不活泼这一说法上。对这一说法,她表示认同,承认自己确实不活泼。两位治疗师努力想带动夫妻投入治疗,但略显困难,初级治疗师特意提示了凯特几次,但凯特仍然客客气气,表现出疏离感。第一次会谈的目标是订立一份治疗协议,指明问题所在,并确定疗程。双方把目标定为让凯特更活泼,言下之意是要凯特更开朗;疗程定为十次会谈。治疗师给夫妻留了一个任务,要他们找到一些自由时间,把工作和家庭放在一边,轻松自在地进行些联系活动,然后对此做好记录,下次治疗时,要带给治疗师。

第 2~9 次会谈:治疗过程

接下来的八次会谈很快就过去了。夫妻二人的坐姿仍然是僵直的,但与凯特相比,伊恩的发言更多,笑得也更多,可是,他的身体扭得紧紧的,拇指不安地抖动着。他说,自己在家里的权力太小,想让凯特让出一些权力给他,而凯特则说,她没有感到自己权力过大,只是在伊恩无法决断时,自己才会做决定;她看上去有些压抑,似乎对这个问题无能为力。此外,观察窗似乎让她感到不自在，她的目光从没有转向观察窗。可以肯定的是，她确实没有活泼之处。治疗师可以观察到，现场气氛紧张时，小罗伯特会挪到父亲的旁边玩耍。

学员讨论中反映的主要问题是，这个家庭了无生气，需要触动凯特，还有如何清晰表述她的视角。有一位学员提出，可以单独为凯特提供治疗，但大多数学员达成的共识是，这会破坏伊恩对治疗师的信任。另一位学员想知道凯特和伊恩的以往经历，但大多数学员认为，应该关注当下的问题。九次会谈就这样结束了，这个家庭仍然没有明显的变化。

第 10 次会谈：治疗结束

在第 10 次会谈，也就是最后一次会谈中，凯特和伊恩两人似乎都更轻松一些，可能是因为压力减轻了一些。夫妻二人仍然客客气气，回答了所有问题，但是，他们似乎在等待时间一分一秒地过去，好从治疗协议中解脱出来，当然，最终他们如愿以偿。向治疗师道别时，他们说治疗过程很好：“是的，我们的情况好些了。我们祝你们一切顺利。谢谢您，谢谢您。”就这样，夫妻二人离开了，小罗伯特被凯特抱在怀里。

后果

一周后，凯特打电话给女治疗师；两天后，女治疗师才回电话。凯特听上去情绪激动，口齿不清。事情的经过是这样的：她和伊恩拌了嘴，伊恩打了她，她抱着小罗伯特离家出走，现在躲在宾馆，她不知道，如果她回家，人身是否安全。她已经和伊恩通过电话，伊恩道了歉，想让他们回家，但她还没有告诉他，她在哪里。她问，他们能不能回来见治疗师？他们需要帮助。

治疗师说，治疗协议终止后，很少发生这样的情况，所以她需要和团队其他成员讨论一下，再联系她。三天后治疗师给凯特打电话时，凯特已经回家。治疗师说，他们已经开始为另一个家庭治疗，无法为凯特和伊恩安排时间。凯特提出，想要单独见女治疗师；女治疗师向她解释，说这是不可以的。治疗师问，现在她和伊恩之间的关系如何。“还好，还好，”问题就这样回答完了，"祝您好运！谢谢您，我理解。是的，当然，谢谢您，再见。"

反思并再次斟酌

如果我们反思事情经过，可以看出，看似平静的治疗过程，其实已经释放出巨大的力量，但其前进方向与治疗协议中的约定不一致。然而，这场"不成功的"治疗结束后，危机也随之显露出来：凯特对伊恩说了什么，伊恩打了凯特，她离家出走。开始时，伊恩曾说过，他们在考虑离婚。也就是说，真正的问题曾经短暂地暴露出来，但这时，如果他们得不到及时的帮助，这些问题会再次隐藏起来。当凯特说"还好""我们理解""不用担心""我们理解这个情况"时，呼救也就这样草草终止了。

现在看来，如果一些夫妻表现出 A 型自我保护策略中的抑制、举止礼貌空洞，但准备离婚并带有强烈的躯体抑制信号，那么，我们就应该予以关注（见章节总结）。夫妻不一致的信息十分鲜明——伊恩的身体扭得紧紧的，拇指不安地抖动着，而凯特回避一切"真正的"话题，这都表现出恐惧和紧张。凯特不爱笑，也不活泼，表明她已经放弃了。是她抑郁了？还是她仅仅感到压抑？由于他们都没有对此抱怨或诉苦，所以治疗师团队在概念化中就遗漏了这一点。凯特在情急之下给治疗师打电话，似乎传达出她觉得自己与治疗师之间有情感联结，但她的预约时间和条件都已经超出当初的治疗协议范围。换句话说，凯特至少对两位治疗师中的一位感受到了一种持续的关系，但两位治疗师都已经放下他们的案例了。此外，一方面，伊恩和凯特似乎不大可能理解，治疗师制定的治疗协议并不适合他们的需求，简短的疗程可能只会起到破坏作用，而没有提供机会予以修复。另一方面，由于两位治疗师既没有收集病史信息，也没有进行单独会谈，所以他们也不大可能理解这一点。

我们希望了解这个年轻家庭的经历，但我们没有办法做到这一点，因为治疗服务中不包含长期随访，夫妻二人后来也没再打电话联系治疗师。回想起来，如果凯特当初没有打电话，那么治疗师完全不会知道，治疗过程释放出了多么大的危险。我们在想，如果长期随访是治疗服务的标准内容，那么我们能从这个案例和其他案例中了解到多少信息。

凯特和伊恩的家庭治疗过程看似无害，但事实上，这个治疗过程造成了非常危险的后果，对此，两位治疗师完全没有意识到。那么，这个局面是如何形成的？

在下文中，我们讨论四个问题：假设、评估、对个案的概念化和治疗计划的制订、治疗过程的变量。

假设

反思事情经过，我们认为，伊恩和凯特夫妻二人与专业工作者双方各自所做的假设可能都是错误的，但是由于这些假设都没有被清晰表述出来，所以未能得到纠正。凯特和伊恩二人所做的假设似乎是，治疗师知道需要做什么，但他们没有考虑到，治疗师怎样知道其需要做什么。另一方面，治疗师似乎认为，伊恩和凯特有能力清晰表述其问题并有效地争取自己所需的服务。

这些假设错得荒诞，危害明显。我们要问：这是一个反常的个例，还是一个寻常的现象？是否需要专业人士予以解决？寻求专业治疗的家庭，其成员都不会完全理解自己所遇到的问题，相反，他们向治疗师描述的，是他们感受到的不适、困惑和近端原因（对于伊恩和凯特来说，是"不活泼"），但实际问题时常是"不可名状"的，有时甚至是"不可知"的。对于伊恩来说，对女性实施暴力本来是不可想象的，是违背其价值观的。对于凯特来说，她对危险的感觉过于内隐，无法清晰表述，只有当她被打后，她才把事情说出来，但即便如此，她也对治疗师，甚至是对她自己，隐瞒了她的恐惧。

评估

如果治疗师仔细评估个体功能、二元关系功能和家庭功能，或许可以避免在对这个家庭的治疗中加剧这个家庭面对的风险，同时提高有效治疗的可能性。如果治疗师借助成人依恋访谈（Adult Attachment Interview，AAI）和父母访谈（Parents Interview，PI）（见附录）等工具，那么他可能会找出不可名状的问题和不可知的问题；同时，治疗师还会了解到，这对年轻夫妻虽然非常真诚，但他们都十分困惑，所以，治疗师依赖伊恩代表夫妻二人发言，可能会受到误导。另外，采用一组观察员的目的，既是培训新治疗师，也是通过他们获得对家庭问题的反思和领悟，但是，我们认为，个体功能、二元关系功能和家庭功能的关键方面过于微妙，无法被实时注意到。此外，许多重要问题无法从一开始就通过言语进行探讨。虽然使用一个简短的检核表会有所帮助，但许多成人不知道如何回答关于风险的问题，例如，如果使用检核表，伊恩和凯特肯定不会勾选"家庭暴力"项目。因此，一项全面的评估不应当过多依赖问题的答案内容，而应当评价每位表述者自己如何组织表述内容，以及各表述者之间如何组织表述内容，这正是 DMM 中各个评估工具的既定目标。我们认为，为了达到有效治疗的目的并防止在不经意间引发危险，花费一些时间和费用来做一份良好的评估是有必要的。

人际与心理治疗十分善于改变个体的心理过程和行为过程。如果医师提出用药物治疗来改变心理过程和行为过程，那么前期就要强制进行大量的适合性和负面副作用测试；开药时，合格的医师会与患者讨论副作用；患者短期用药后，医师还会询问服药效果。我们认为，一切形式的行为干预也需要做到这几点。医学界有一句名言"首先，不得伤害"，这句话适用于所有专业助人工作者。

治疗前未能评估，治疗后未能随访，这给伊恩、凯特和小罗伯特造成了危险。识别出危险后，两位治疗师又未能采取行动，于是，一对本来已经非常脆弱的夫妻只能自己去解决问题，但这时，他们的问题已经加剧，变得危险。他们之所以来接受治疗，就是因为他们无法解决这些问题。从职业道德上讲，治疗师应当帮助这类家庭找到合适的治疗服务。

对个案进行概念化并制订治疗计划

在本案例及许多其他签约的家庭系统治疗案例中，概念化提出过早，因为这个过程并不正式，结束太快，无法产生充分的数据。在第一次会谈中，我们明显可以看出，治疗师难以进行有意义的概念化工作；假如两位治疗师意识到了这一点，那么，他们应该会进行更全面的评估（例如，与夫妻单独会谈，了解婚姻史和原生家庭史，等等），找出问题，并为这个特定家庭制定缓解问题的专属方法。概念化不仅应当找出各种不一致的信息及家庭中危险的关键原因，而且还应当予以明确表述，将其视为"近似知识"，随着治疗推进，掌握了新信息后，再对其予以更新。

治疗过程的变量

这个案例的治疗过程存在四个问题。第一个问题是，这个 10 次会谈的方案是为学习心理治疗的学生开设的培训课程，是提前制定的，不会因家庭而不同。对于伊恩和凯特而言，这样的方案是不适合的，所以，完成评估和概念化后，应当把他们转介给更合适的服务机构。第二个问题是，这项治疗方案不允许单独接触家庭成员；在出现家庭暴力的情况下，这可能会加剧家庭成员遭受的危险。那些还在采用"仅限家庭"这种方法的家庭治疗师，应当慎重地重新考虑这项限制，尤其是在出现家庭暴力的情况下，更应当慎重地重新考虑这项限制。一旦发现存在暴力的风险，就应该给予这个家庭妥善的照护，直至另一个服务机构接手为止。第三个问题是，小罗伯特被忽视了。因为他"只是个小孩子"，也不会说话，所以，虽然他在场，但是没有人注意他表达的信息。可是，父母不适时，孩子会知道。如果治疗师注意看小罗伯特的非言语沟通，那么他可能会获得很多信息。第四个问题是不一致的信息的重要性。观察员识别出一些不一致的信息（例如，了无生气的家庭却主动来接受治疗，治疗师无法触动凯特，夫妻一方说话，另一方却沉默，等等），但忽略了另一些不一致的信息（伊恩看似平静、活泼，但又不安地抖动；凯特想凑到小罗伯特身边，但小罗伯特却爬开了）。上述每一点都可能是一个警示。一个不一致的信息就是一个机会，为我们带来新发现；我们应当欣然抓住这个机会。

不愿当外祖母的人

有时，婴儿出生并不是一件喜事，弗里曼夫人面对的就是这样的情况。

她的女儿和女婿初为人父母，她自己也是第一次当外祖母，这本该是一件喜事，一件有意义的事，她的朋友们有了孙子、孙女（外孙、外孙女）后都会欢呼雀跃，但她却十分愤怒，这是为何呢？早期干预工作者拜访她家后，找到了原因。

开始干预

早期干预工作者进门与这家人打招呼时，一眼就发现了问题。婴儿的母亲不停地笑着，想要炫耀她的新宝贝。她抱婴儿的姿势很危险，就像一个三岁的孩子攥着洋娃娃的胳膊，干预工作者几乎要劈手夺下婴儿保护他。这时，婴儿的父亲咧着嘴笑着，似乎说了什么，干预工作者没有完全理解，同时，这位父亲痉挛性地突然抽出手臂去拉婴儿，婴儿开始尖声哭闹。干预工作者撤身，看了看弗里曼夫人，她似乎是家里唯一的正常人。她耸耸肩，似乎是在自鸣得意地说："怎么样？我说什么来着？"

弗里曼夫人的女儿 28 岁，患有中度学习障碍，弗里曼夫人更愿意称之为"弱智"，她觉得这个词更贴切，但她知道，不应该这么称呼她女儿。然而，她时常听到街上的孩子们这么叫她女儿，笑话她。一想到这一点，弗里曼夫人就气得想大声尖叫。她的女婿 30 岁，智商略低，患有脑瘫。夫妻二人在一家治疗机构中相识，那家机构专治患有学习障碍但家人无法照料的青年。婚后，二人像所有新婚夫妇一样，享受着夫妻生活并生儿育女，但弗里曼夫人却十分愤怒，像一只困在囚牢里的动物。当干预工作者提出，她在家中的角色十分重要时，她的怒火终于爆发了，言辞激烈地诉说起来：当年，生下患有特殊需求的女儿后，她辞掉了工作；干预工作者成了她家的常客，直至她的女儿去了团体之家；按照法律规定，她的女儿有权结婚生子，但这样做的后果是，孩子没有安全保障（见图 1-1）。"好啊，那就让法律抚养孩子吧。"她要过以前那样自由的生活！弗里曼夫人宣泄情绪时，夫妇二人一直在咧嘴笑着，他们的宝宝则挂在母亲的胳膊上，随时可能掉下去。

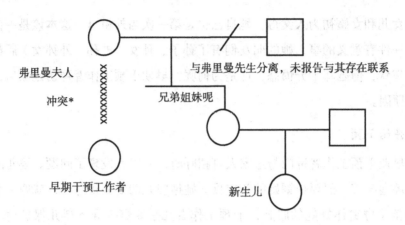

*弗里曼夫人与早期干预工作者之间的紧张关系和意见不合

图1-1 家谱图：不愿当外祖母的人

这个家庭里的成员都没有过错，但解决家庭矛盾已经超出了这个家庭的能力所及。对夫妇二人进行简短的教育无法解决问题，心理治疗同样无法解决问题。很明显，只有弗里曼夫人才能解决问题，可是，当初为了照顾患有残障的女儿，她已经奉献过成年时期的一段岁月，现在谁又有资格要求她再去照顾外孙和这对年轻夫妇呢？

家庭／依恋疗法

家人之间存在一个关系发展史，他们过去的关系塑造了他们当前的关系，而当前的关系模式又在不断创新与再创新，这就带来了变化的可能性。那么，让我们先看看事情的经过。弗里曼夫人对干预工作者大动肝火，这是为什么？就在弗里曼夫人发火前，干预工作者想要对她在家中的重要性给予肯定，那么这两者之间有什么关系吗？

我们可以做一些揣测。也许，过去一段时间，弗里曼夫人曾感受到，没有人倾听她的心声，她的感受和见解被忽视了。干预工作者可能在无意间重复了这个模式：弗里曼夫人对于自己的处境以及外孙的处境感到痛苦／绝望，对于她的这种非言语沟通，干预工作者未能回应。弗里曼夫人可能感知到，对于她的女儿和女婿，干预工作者采取了某种"政治正确"的立场，将他们视为具有行为能力的人，有权生儿育女的人，但她认为，他们更像是大孩子，没有能力照顾婴儿。弗里曼夫人可能会将干预工作者所做的沟通理解为对她的事指手画脚，命令她继续抚养她的子女和外孙，而忽视她的感受与生活计划。从这个角度看，干预工作者对弗里曼夫人在家中的重要性给予肯定，就像是期望弗里曼夫人抛开自己的感受、基本需求和未来计划，承担起照顾子女的责任。干预工作者可能看不到这些，她可能想表示友好，提出建设性的意见，使用学校里教授的"专业"语言。然而，如果她能将弗里曼夫人的愤怒概念化，当作一种明确、直接的沟通，那么她就更容易对弗里曼夫人的困境产生共情。

这位早期干预工作者和弗里曼夫人之间存在何种关系呢？我们怀疑，她们之间的关系并不紧密，否则，这位干预工作者也许能直视她，或者在看到她的女儿抱着婴儿的笨拙手法时，能够同情她；这是一种情绪沟通，一种对现实的接纳。我们还想知道，这位干预工作者或其他任何一位专业工作者是否和弗里曼夫人谈论过，当初她认识到女儿患有"学习障碍"时有什么感受？女儿的健康不再，她为女儿憧憬的未来不再，她憧憬的母女关系不再，多少次，她暗自垂泪，干预工作者是否了解？也许，只有她才能清晰地看到自己的未来——终生抚养女儿、女婿和外孙，终生保护女儿不自我伤害，终生照料他人，抬不起头。干预工作者应当与弗里曼夫人谈论这些问题，否则，在失去那么多之后，若弗里曼夫人再感到干预工作者不理解她，可能会不顾心中的疼痛，狠下心来。一旦狠下心来，她可能会决定，让政府接手照顾她的外孙，但这样的结果对于孩子而言实在差强人意。也许，她需要有人对她的顾虑和抱怨给予肯定，这样，她就能坦然地在一个不完美的治疗体系的束缚中坚持下去。

为了与弗里曼夫人建立情感联结，家庭治疗师需要打破常规，与弗里曼夫人单独会谈，以便更好地理解她的经历、思想和感受。这个过程中，治疗师会发现一些重要事情，提出一些重要问题。例如，弗里曼先生现在在哪里？他离开这个家是不是因为女儿的问题让他觉得压力太大、无法承受？一个残障婴儿出生后，这种情况是时有发生的。此外，其他家庭成员在哪里？弗里曼夫人自己的童年如何？她的父母又是如何抚养她的？她对自己的生活有何憧憬？过去，她接触各类专业工作者时体验如何？从这些问题的答案中，我们会发现她对女儿曾抱有的希望和对其未来的恐惧，可能还有无法改变现状达成期待的悲伤。也许，一旦弗里曼夫人感受到自己被仔细倾听和理解了，就会心软下来，灵活地去思考问题，而不是反应性地思考问题。然而，这个过程并不简单，而且，除非弗里曼夫人能感觉到我们真正关心她的经历，而且我们提问的语言是中性的，否则，这个过程很容易出错。此外，这样做有一个风险，询问弗里曼夫人自己的依恋史可能会火上浇油，她也许会说："这么说，你的意思是，这都是我的错，是吗？"探讨弗里曼夫人接触各类专业工作者的经历时，可能会加剧她感受到的不公正，使她以往的怨恨更难平息，这样，也会让我们自己更为难。

与弗里曼夫人合作时，我们这些专业工作者需要反思自身的依恋需求和体验。她批评治疗系统时，我们很容易认为她好斗、有敌意、不愿配合，甚至无法合作。然而，我们是否能够"制约"，即倾听并理解她的感受和愤怒而不被其打垮呢？以下两方面的考虑会有所帮助。一方面，我们应当认识到，愤怒的人可能也是脆弱的人：如果我们记住这一问题的两面性，也许就能察觉到弗里曼夫人愤怒背后的痛苦，这个"关键原因"能够扭转局面。另一方面，我们自身采用什么类型的依恋策略？我们自身如何应对痛苦、愤怒以及被保护和被理解的基本需求？许多专业工作者在生活中采用置换式依恋策略：他们关心他人，忽视自己。那么，他们期望他人也这么做吗？这似乎就是干预工作者对弗里曼夫人的期望。一些干预工作者可能难以忍受掺杂泪水、痛苦、愤怒和伤痛的谈话。他们可能会回避工作中涉及情感的内容，而转向规范性语义知识，如提供建议、提出教养子女的技巧和实施行为管理计划等。尽管这些干预方法可能都会有用，但是，只有当治疗关系牢固而且治疗专注于正面积极的变化时，这些干预方法才会更有效。

由此，我们与弗里曼夫人的谈话可以在两方面展开：一方面是清晰表述她应对各类专业工作者时遇到的困难，另一方面是讨论她的复杂感受。谈话可以参考她的成人依恋访谈结果进行。值得注意的是，做这项访谈时，受访者可以体验到，这不是一项唐突的评估，而是一次机会，可以向一位聚精会神的倾听者诉说自己的生活。成人依恋访谈在设计之初规避了很多风险，受访者可以一边讲述自己平生的故事一边反思，不至于受到打断，专业工作者也不会过早地做出解读或干预。

如果我们和弗里曼夫人之间能够形成信任关系，那么我们可以作为她的过渡型依恋对象，帮她从不受理解过渡为受到理解，从一位愤怒的母亲／外祖母，过渡为她的外孙——她的基因继承人的称职监护人。也许她会发现，眼前又出现了一个机会，可以养育一个幸福快乐的孩子；也许，现在的问题是，要按照她的需求，而不是她女儿的需求，来梳理当前的处境了。

为婴儿家庭提供更好的服务

本章开篇洋溢着诗意，但结尾却略显忧郁。一件事情，开头未必顺利，但都带来希望，心理健康治疗的目的就是弥合现实与希望之间的差距。然而，我们也惊讶地发现，在治疗中，一个家庭的幸福感提升空间有限往往是因为专业工作者自身存在局限性。很多处理残障问题与儿童保护问题的专业工作者对家庭功能知之甚少，掌握的技巧又远远不够，无法应对家庭关系的复杂性。他们几乎只关注指定来访者或指定患者，却时常帮不上忙，有时甚至会帮倒忙。

另一方面，家庭治疗师与有婴儿的家庭几乎没有接触。尽管家庭系统治疗拥有深厚的传统，注重探究非言语沟通，但是其聚焦于伴随言语沟通的非言语信息上。我们应当把焦点放在与婴儿和幼童的沟通上，因为他们只能进行非言语沟通。毕竟，正是在这个阶段，家庭会塑造婴儿和幼童的认知性预置表征和情感性预置表征，这些预置表征将深刻影响未来 20 年这些婴儿和幼童的生活。此外，婴儿的躯体是康宁还是不适最明显，也最容易与婴儿的人际基础有关联。改善与婴儿的沟通，许多问题就可以得到避免。

如何达到这个目标？我们认为，这需要跨领域训练。所有临床工作者都需要接受大量的个体发展和家庭发展方面的培训。同时，临床工作者还要了解各类评估工具以及这些评估工具的益处与局限性。在发展的背景下对家庭问题进行概念化是十分关键的。临床工作者仅仅依赖表面问题或精神疾病诊断结果是不够的，因为家庭时常无法描述深层问题（如果他们能够描述深层问题，他们也许就能自己解决了），还因为即便专业工作者得出了诊断结果，也依然不了解病因和治疗方法。在本书中，我们将会反复提倡专业工作者要做系统性初始评估，要做持续的非正式再评估，要考虑每个家庭成员的个体发展状态，并针对问题做出功能性的概念化，进而利用现有工具提出新的解决方法。这样做的目的是提高专业工作者的技巧和灵活性，使其更好地利用自己的专业知识，提出更全面、更有效的解决方法，从而解决家庭问题。

概念和治疗原则总结

概念

1. **依恋**。安斯沃斯认为：

> 依恋是一条有力的情感纽带，因此，一个依恋对象不能与另一个依恋对象完全互换，也不能由另一个依恋对象完全替代。依恋和其他情感纽带一样，个体需要与依恋对象保持接近，与依恋对象不明原因的分离会造成个体的痛苦，与其重聚时会带给个体快乐，依恋对象离世时则会给个体造成悲痛……在依恋关系中，个体会寻求安全或舒适的体验，当个体可以得到这些体验时，就能脱离依恋对象提供的安全基地，充满信心地从事其他活动。

> 从信息加工的角度讲，成人保护并安抚婴儿，这种关系为婴儿提供了学习环境，让婴儿从躯体、认知和情感上学习识别危险与安全。在生命的第一年中，婴儿在这种学习模式的基础上逐渐形成依恋，这是个体从心理上表征危险并支配人际行为的过程。这个过程的战略意义是，保障婴儿成功存活，保障成人成功生殖。

2. **预置表征**。感官刺激可以激活多条神经路径，每条神经路径结合外部环境信息和自我的信息，为感官刺激赋予意义，支配个体做出自我保护行为。只要感官刺激持续存在，自我与环境之间关系的预置表征就是活跃的。在相似的感官刺激再次出现时，每一个活跃的预置表征都会提高相似激活模式的发生概率。

3. **躯体信息**。危险可以通过躯体状态来表征。不适、情绪唤起增强、肌肉绷紧和疼痛都属于个体面对危险时的躯体表征。这些既可以作为个体（无意识地、前意识地）识别危险的方式，也可以作为其（直接地、非言语地）表达危险的方式。个体通过躯体表达的危险信息转变为舒适、情绪唤起减轻、放松和快乐时，则躯体表征安全。躯体性预置表征反映出自我的即刻状态。

4. **认知信息**。认知信息是指若干相关事件依次发生，或者说按时间顺序发生，而且个体可以预测这些事件的结果，尤其是这些事件是否会带来危险。如果个体可以预测这些事件将按时间顺序发生，而且这些事件中包含个体的行为，那么个体就更容易表征并习得这些事件。如果按时间顺序发生的事件中含有个体的知觉，那么个体可以形成关于危险和安全**出现时间**的认知性预置表征。

5. **情感信息**。环境带来的感官信息可以表征危险或安全，其中，一些感官信息是先天的（如黑暗、空洞、突然出现的巨响、某些味觉等），而另一些感官信息是通过与危险或安全的结果相关联而后天获得的。激烈、意外而快速的知觉变化会激活表征危险的躯体状态，同时，温和、有节奏并可预测的知觉变化会激活表征安全的躯体状态。无论是先天的知觉，还是后天习得的知觉，都会形成关于危险和安全**出现地方**的情感性预置表征。

6. **B型自我保护策略**。运用B型自我保护策略的个体，在表征和表达危险时，会使用相对准确而且明确的躯体性预置表征、认知性预置表征和情感性预置表征。这通常反映出，环境中的危险较少，预计可以获取资源，成人可以敏感地回应婴儿发出的信号。

7. **A型自我保护策略**。运用A型自我保护策略的个体，在表征和表达危险时，主要使用认知性预置表征，他们认为躯体性预置表征和情感性预置表征是无关的或者具有误导性。这通常反映出环境具有可预测的危险，抑制负面情感有助于生存。

8. **C型自我保护策略**。运用C型自我保护策略的个体，在表征和表达危险时，主要使用躯体性预置表征和情感性预置表征，他们认为认知性预置表征是无关的或者具有误导性。这通常反映出，环境具有可变化、不可预测的危险，将注意力转移到新的知觉环境上有助于生存。

治疗原则

1. 婴儿的诞生标志着一个家庭的扩展，家庭成员的**自我**保护策略需要调整为**儿童**保护策略。若家庭存在问题，此时是最佳的预防契机。对于这一点，婴儿问题干预工作者和依恋问题工作者非常明白，但在家庭治疗中，却似乎没有被充分运用。

2. 虽然要解决当下面对的问题，但现在的个体是从过去成长而来的。虽然治疗的目标要聚焦于当下，但认识个体的过去，能为治疗提供参考信息，使治疗有的放矢。

3. 个体能被自己的策略蒙蔽双眼，看不到其他可能性，同样，治疗师也能被自己的意识形态蒙蔽双眼，看不到其他办法，无法帮助家庭，有时治疗师甚至会被自己的意识形态所束缚，拒绝使用其他办法帮助家庭。

4. 个体的身份从"患者"转变为"来访者"后，我们可能会忽视一点，那就是个体不具备充分评估自己需要何种帮助的能力。大多数需要治疗的人并不十分清楚自己的问题，无法通过对比来"选购"服务，也无法以治疗协议的形式来定义自己的需求，也许治疗师也无法做到这些。只有治疗师充分了解个体的以往经历和自我保护策略后，才能做到这些。

5. 正式的依恋评估能够提供有关个体以往经历和自我保护策略的重要信息。

6. 不一致的信息既是发现新信息的关键所在，又是在旧有信息中发现意料之外的含义的关键所在；对待不一致的信息，不应置之不理。

7. 人们来接受治疗时，都是受到了伤害；他们可能会认为，自己和治疗师之间存在私人关系。相比之下，治疗师不大可能会这么认为，但是，治疗师在保护自己隐私的同时，也需要承认，来访者使双方之间产生了私人的情感联结，否则，这将会阻碍治疗过程。

8. 治疗后的随访可能和治疗同等重要。有时，疗效出现的时间不在治疗协议中约定的时间框架或预计的时间框架内，这时，治疗师在职业道德上有义务评估自身工作的影响，并在必要时为患者寻找矫治服务。

第二章

学步期以及意识与意图的萌芽

12个月大的小玛丽收到了一个生日礼物，那是一面玩具镜子。当她看向镜子时，她看到了人和物体的移动。18个月大时，她摇摇晃晃地走到衣帽间的门前，仰着头看着门上的镜子并在其中看到了自己，这是意识的第一缕曙光。

小约翰一岁大时做了些淘气的事，然后看向母亲，想确定母亲是否看到了。小约翰觉察到会有些后果，但他是在行动后才觉察到这一点的。一岁半时，小约翰先看了看母亲，发现母亲正在看着他，然后他做了些淘气的事，这是意图的第一缕曙光，随之而发展的，还有一种综合运用大概率因果联系以达到人际目标的能力。

婴儿进入学步期后，家庭生活随之改变。"前运算转换"标志着婴儿神经进入快速变化的时期，这个时期出现在婴儿18个月至24个月大之间。期间，婴儿成为一个会走路、会说话、惹人喜爱的小家伙。"可怕的两岁"是一段令人愉快的时期，这时的儿童充满了好奇，同时也充满了焦虑。对于父母而言，这个时期婴儿成长不稳定，各种变化都可以迅速逆转，想维持生活中一时一刻的平衡都是一个挑战，更不用说要维持心理上的平衡了，但是，幼儿是如此招人喜欢，与婴儿相比，幼儿更像我们自己，更能俘获我们的心。

在本章中，我们将介绍学步期出现的个体在发展上的变化，然后再探究这些个体在发展上的变化对母婴二元关系的功能和家庭功能的影响。复杂性是这个时期的关键，如心理过程的复杂性、应对相互关联的多重关系的复杂性、行为的复杂性等，所有这些复杂性的发展背景是幼儿只具有部分意识。下文将讨论幼儿形成的一些精细化的自我保护策略，重点讨论新出现的 C 型威胁策略和 A 型强迫性策略。在本章的最后一部分中，我们将介绍一个临床案例，并提出依恋评估、针对问题做出功能性的概念化并探讨治疗方法。

学步期的个体发展

▍体质胜任力

幼儿可以走，可以跑，还可以跳、爬，甚至伸手够东西，总之，他们不会待着不动。个体在这些发展上的简单进步极大改变了幼儿与父母之间的关系以及幼儿与世界之间的关系。幼儿突然发现，他们可以探索世界了。周围有这么多令人兴奋的东西，爬一爬就可以够得到，于是，幼儿俨然成为小探险家。他们开始尝试、实验、学习。随着活动范围逐渐加大，他们对事物的认识呈爆炸式增长。同时，因为幼儿无法完全预测自己行为的后果，所以这个世界对其而言充满了危险。

父母为了保护幼儿，必须在"脑袋后面长眼睛"。换句话说，父母必须预测并防范幼儿受伤。为此，一些父母会给家里的所有家具装上护角护套，避免给幼儿造成磕碰的危险，他们认为这样做，他们就不用时刻留意自己的孩子了；另一些父母只会给家里的部分家具装上护角护套，同时再给幼儿定一些简单的规矩。其他父母适应得较差，他们认为，孩子应当学习遵守规矩。当这些规矩比较明确、一致时，大多数儿童都能适应，但这样做有一些代价，即儿童会受到更多的抑制，其探索活动会相应减少；同时，当这些规矩与特定情境关联时，幼儿无法预测何时遵守这些规矩，何时不遵守这些规矩。一方面是父母想要保护幼儿的愿望，另一方面是幼儿想要探索的需求，于是，双方的较量开始了。这一较量的迹象是，幼儿去医院接受急诊治疗的次数增加了，父母向医生诉苦，说自己的孩子好动、不听管束的情况也增多了。

　　人们时常认为，婴儿成长为幼儿后，父母只要接受了亲职教育，就能改变对儿童的教养方式。然而，教养方式上的改变，还离不开父母对其自身童年的记忆及其自身童年的好恶或恐惧，尤其在涉及风险的情况下，更是如此。在一些父母的记忆中，其自身童年缺少自由，所以，他们想给自己的孩子更多探索、成长的自由；在另一些父母的记忆中，其自身童年生活没有头绪，杂乱无章，所以，他们想为自己的孩子做更好的规划。换句话说，几乎所有父母都想让自己的孩子比自己当初过得更好。于是，问题出现了。如果父母自身当初受到的教养具有风险倾向，那么，为了给自己的孩子扭转这个倾向，父母可能会矫枉过正，造成另一个方向的风险，即"钟摆式教养"（pendulum parenting）。在钟摆式教养下，父母本意是"矫枉"，但结果可能会出现"过正"的歪曲，令其始料不及。例如，如果父母自身当初受到了纵容式的教养，那么这些父母可能会决心严加管束自己的孩子，但矫枉过正，孩子看似被父母有效管理，实则唯唯诺诺、担惊受怕；如果父母在自身童年时期存在未解决的创伤体验，那么这些父母可能会采取极端严格的矫枉方式。这些父母可能会有意识地（从语义上）想到，他们是为了让孩子过得更好，但是，他们没有认识到，内隐记忆引发的行为要么风险过高，要么束缚过多，无法充分满足儿童的基本需求，这就产生了危险。

　　儿童进入学步期后，父母和儿童的关系就不再仅仅是父母保护并安抚儿童，还包括与儿童商量，如何无须守在儿童身边而保证儿童安全。为此，父母功能中必须增加审慎的管教，这就意味着，即便儿童在急切表达欲望时，父母也必须冷眼分辨出儿童的真正需求，并确定儿童有能力为自身哪些行为承担责任。一方面，如果父母要求过高，儿童将无法达到要求，或者，尽管父母要求过高，但儿童还要努力尝试，因此变得极度焦虑；另一方面，如果父母要求过低，儿童的成长可能会受到阻碍，或者，儿童会尝试做更多的危险行为，试探父母的底线，但无论如何，称职的父母都应在舒适的限度内，履行其保护儿童的功能。

　　同样，父母应当准确地向儿童反映儿童的情感状态，同时，自己要呈现出不同的情感状态，以便向孩子表明，父母能够容纳和管理自己的情感。因为儿童总在变化，所以这个新的学习区也在变化，幼儿的父母也要不断适应。当然，一旦父母掌握了诀窍，生活就变得像一支舞曲，虽然节奏不断变化，但偶尔也有难得的间歇。学步期是一个习得如何跳好这支舞曲的契机。

为了掌握好从婴儿期到儿童早期的过渡，父母需要梳理清楚儿童在认知理解、情感状态和沟通能力上的变化。

认知和情感中的心理变化

学步期的幼儿能够预测自身行为的后果，并调整自身行为以达到期待的结果。幼儿会在许多种情况下使用这种能力，每种情况都会对亲子关系和家庭关系产生影响。例如，如果父母给幼儿订立一条"不要去街上玩"的规矩，那么幼儿就可以约束自己的行为，遵守这条规矩。这能增进亲子关系，而且当父母能指望孩子配合自己时，就可以关注家庭功能的其他方面。一些幼儿过于想让父母保持平静、不发火，那么这些幼儿会习得，如果其做出取悦父母的行为，就能安抚父母，让其保持平静，或者让父母满意。当然，这些幼儿必须保持警惕，时刻关注父母的状态，这样一来，幼儿的自主性发展可能会受到影响。

另一些幼儿可能会巧妙地运用这种新的认知能力：他们专门使用惹父母生气的行为来吸引其注意力。本章开头提到的小约翰就是运用自己的这种逐渐发展成熟的认知能力来吸引母亲的注意力。如果一个幼儿不确定在自己真正需要保护时（尤其在那关键几分钟内）父母能否及时注意到他，那么他就会这样做。当父母的注意力不可预测时，孩子一旦得到父母的关注，又要面对一个双重挑战：一方面，面对自己所做的使父母发火的行为，如果父母以愤怒的权威姿态回应，那么幼儿就必须化解父母的愤怒，否则就可能受到惩罚；另一方面，即便父母没有发怒，幼儿依然需要让父母继续注意自己，然而，一个幼儿如何才能做到让父母几乎时刻注意自己，又不让父母因为自己要求过高而愤怒呢？

婴儿进入学步期后，将掌握如下调节自身情感的新技能，实现上述功能：

　　1. 其内心的感受是一种，其展示的感受则是另一种；

　　2. 展示其一部分内心感受，而隐藏另一部分；

　　3. 采取"卖萌"的行为（coy behaviour）。

　　卖萌的行为是一套非言语信号，用于终止对方对自己的攻击并获得养育，其他哺乳类动物也会采取这种行为。这些非言语信号包括昂起头、露出颈部、挺出肚子、分开双腿以及露出外生殖器等。身体的这三部分（颈部、腹部和外生殖器）是身体非常脆弱的部分，一旦受到攻击，会导致个体死亡或者丧失繁殖能力。因此，展示这些身体部分而不加以保护，可以视为明确的恭顺信号，几乎无一例外地可以终止其他个体的攻击。然而，这种外部呈现可能具有误导性——外表恭顺的个体，内心深处却时常怀有怨恨。其他的卖萌信号可以表示内隐的愤怒：耸起肩膀，不与其他个体对视，微笑时不露齿（武器），举起双手示意"没有武器"或做祈祷状。最后，一些卖萌信号可以引发养育行为（这是对方获得恭顺的代价）：张开嘴，做出"等待喂食"的表情，弯起脚踝，做出"跛脚"的身姿，以及做出忸怩的神情。

　　虽然幼儿开始逐渐理解成人对自己所说的话，而且幼儿自身也开始越来越多地使用词汇和句法，但是，只有幼儿长到两岁半时，言语才成为其主要的沟通方式，在此之前，非言语沟通仍然是其主要沟通方式。这意味着，父母在使用言语沟通时，还需要配合使用非言语信号来表明意思，同时，还要保证这些非言语信号容易让幼儿记住。这样，身体姿势、面部表情、语音语调、身体位置和背景都构成有效沟通的关键因素。与只使用言语相比，配合使用身体姿势、语音语调等可以让幼童用更容易掌握的方式表征信息。背景也可以帮助表明父母的意思。因此，与把孩子带到一个安静、不会分心的背景中再责备孩子相比，在一个游戏活动中责备一个孩子的效果更差。同样，同时给出正面信号和负面信号，也会让孩子无所适从，因为这些感受（即情感性预置表征）无法明确地支配幼儿的行动。

　　例如，30个月大的小梅琳达想爬到餐桌上去够一个她非常喜欢的彩色玻璃碗。母亲提醒她不要这么做，说家里只有三条规矩，这就是其中的一条。小梅琳达凶巴巴地瞪了母亲一眼，然后继续爬上椅子，再向桌子上爬。给予两次警告后，母亲突然把小梅琳达抱起，把她转过来，在她的小脸上用力地亲了一下。小梅琳达一边推开母亲，一边大声说："不要亲我！"母亲不予理睬，反而按照幼童通常喜欢的方式，把小梅琳达摇来摇去，一边亲这亲那，一边说："我想亲你，就亲你！"小梅琳达继续挣扎，于是母亲把她放下来，她就跑开了。从母亲的视角看，自己的目的达到了，她把小梅琳达的注意力引开了，小梅琳达不再去够玻璃碗了。然而，从亲子关系的视角看，因为母亲将情感、愤怒与管教混为一谈，所以小梅琳达无法习得该不该遵守母亲的要求，母女关系的主要特征很可能是持续的胁迫性较量。

依恋关系中的变化：目标矫正型伙伴关系

目标矫正型伙伴关系

鲍比将学步期和学前期（大约一岁半至五岁期间）儿童的依恋关系描述为"目标矫正型伙伴关系"，其中，父母和儿童之间要沟通儿童是否安全，还要沟通父母能否守在儿童身边，以及如果父母不能守在儿童身边，那么在保证儿童安全的同时，父母和儿童各自的打算。这类沟通是一个受反馈调节的系统，其中，任一方的言行都会对另一方的行为产生影响。

因为儿童在使用语言的同时还在学习语言，所以，父母既要以儿童能够理解的方式与儿童沟通，也要帮助儿童理解更多，这一点十分关键。也就是说，父母应尽量在儿童的"最近发展区"（zone of proximal development, ZPD）内沟通。最近发展区是指儿童在一个特定时间段内有能力习得的技能的范围。为了在儿童的最近发展区内沟通，父母不仅要敏锐地了解儿童有能力做什么，而且还要帮助儿童做出改变，提高儿童的能力。这个概念用在依恋中，指在父母与幼儿的关系中，父母要在保护幼儿安全和允许幼儿探索之间保持互动平衡，具体说来，当幼儿具备胜任力，可以安全地探索某一件事物时，父母可以不予插手，但当幼儿还不具备安全地探索某一件事物的胜任力时，父母就必须予以全面照护。

如果父母具备胜任力，那么对于儿童能够自行完成的事情，父母会让儿童自行完成；对于儿童有能力在其最近发展区内习得的新技能，父母会辅助儿童去习得这些新技能；对于儿童在一个特定时间段既无法自行完成也没有能力习得的事情，父母会代劳。

一个儿童的最近发展区的边界不断变化，父母要确定这个边界，就要持续不断地关注儿童的行为，认真思考再予以回应。当然，儿童时刻都处于学习和变化之中，因此，父母也必须时刻调整自己的回应来适应儿童的变化。然而，当事关儿童的安危时，一旦误判儿童的技能，后果可能是父母无法承受的。因此，涉及危险时，亲子间最保险的沟通内容应包含三部分信息：（1）一条明确的指令——幼儿具备毋庸置疑的胜任力，完全可以执行这条指令（这条指令较为简单，低于幼儿的最近发展区）；（2）新增信息，但这些新信息仍在幼儿的最近发展区范围之内；（3）父母根据先前提出的要求，给幼儿讲解危险的经历，虽然幼儿还不具备反思能力，但这样做可以建立一个过程，让幼儿回顾危险的经历，看看能从中学习到什么。在这个过程中，幼儿通过实际经历巩固了父母事先提出的要求。

如果事情可以从头再来，那么母亲应该意志坚定但手法轻柔地把小梅琳达从椅子上抱下来，转过身，指着椅子和玻璃碗对她说："你不可以这么做，因为你可能会摔下来，把玻璃碗打碎，而碎玻璃可能划伤你。和妈妈去那边玩（小梅琳达喜欢的玩具）吧。"几分钟后，母亲发现小梅琳达又在看餐桌上的那只玻璃碗时，应该赞许地说："真是一只漂亮的玻璃碗，但是，你要记住这条规矩：你不可以爬椅子，也不可以碰那只玻璃碗。和妈妈一起读这本新书，好不好？"上述策略能否奏效，关键是母亲的回应是否迅速，是否同调；母亲不应当等到小梅琳达表现不妥时再做回应，否则母亲就不得不责备她了；母亲应当趁小梅琳达表现恰当时，清晰表述危险的经历，并将小梅琳达的注意力转移到一些既好玩又安全的事情上。这很有可能意味着，母亲要以更敏感的方式回应小梅琳达，这对母亲而言并不简单，但在学步期付出这点注意力，就可以避免日后母女间出现多年的较量。

人际关系中的隔阂与修复

沟通障碍随时都在出现！父母任何一方都没有足够的时间、精力和耐心，可以时刻看管儿童并毫无缺憾地调整自己的行为来适应儿童行为的微妙变化。相反，如果把亲子关系比作一支双人舞曲，那么这支双人舞曲的节奏是不断变换的，而且每天都会有新舞步编排进来，所以迈错步子实在是再平常不过的事情。这里，迈错步子是指和谐的关系出现隔阂，成人与儿童对彼此要求过多，或者重复陈述显而易见的事情，或者彼此打断，或者彼此吵架，或者彼此理解有误，最严重的是，沟通方式伤害了彼此的感受。即使我们给沟通障碍列个长长的清单，也依旧无法穷尽各种情况！如果看一下其中的名目，我们都会识别出我们这些成年人在日常人际沟通中存在的问题，更何况尚处于学习如何沟通中的儿童——他们仍在学习如何使用语言来与人沟通。总之，人际关系随时会出现隔阂，人人都无法幸免，但通常情况下，人际关系中的隔阂造成的后果并不严重，而且了解如何修复人际关系也是一项关键的生存技能。

如果二元关系中的个体能够习得如何明确沟通，而后又能依照沟通内容行事，那么这个二元关系出现隔阂的情况最少。然而，尽管隔阂似乎人人避之唯恐不及，但事实上，学习如何修复关系是一项必不可少的功课。一旦亲子双方认可彼此的行为，也明白彼此的意图，那么双方就可以继续沟通，重新树立共同目标，在充分保证幼儿安全的同时，让幼儿如愿。与书面描述相比，实际操作则要简单许多。例如，母亲正在向儿童交代一些重要事情，儿童打断了母亲。母亲把食指放在自己的嘴唇上，或者放在儿童的嘴唇上，而后明确说出她需要儿童听到的事情，从而修复了亲子关系；当儿童接受她的信息后，她和儿童提起刚才打断她的事："刚才你说了关于猫咪的事情。现在你能再说一遍吗？"当儿童娓娓道来的时候，这次修复就完成了。

如果双方没有一起做这种修复工作并认可彼此的意图，那么双方的关系和彼此的信任就会受到伤害。在 A 型策略和 C 型策略中，个体都不会解决问题，而是绕路而行，寻找另一种前进方法，这样的前进方法是差强人意的。这些非 B 型策略是个体为适应环境而采取的策略，在个体所处的环境中，"迅速前进"是优先要做的事，而慢慢来或者通过沟通来解决特定问题可能存在危险，原因要么是回应契合度无法被改变（于是个体选择 A 型策略），要么是回应过于复杂，个体难以对其进行揣测（于是个体选择 C 型策略）。

对于使用 A 型策略的儿童和成人，绕路而行通常是指忽视问题而继续前进，而有时是指为对方造成关系隔阂而寻找借口，然后继续前进。无论哪种情况，个体会忽视问题本身及其造成的伤害，因此，这个问题会再次出现并再次造成伤害，反复带来痛苦。对于使用 C 型策略的儿童和成人，绕路而行通常是指不愿考虑对方的视角而让自己反复受伤害，这与 A 型情况遥遥相对，关系中的隔阂始终存在，无法愈合。无论哪种情况，问题都没有得到解决，都会一而再，再而三地发生，更严重的是，父母没有给予幼儿解决人际沟通障碍的工具。如果个体没有解决矛盾的技能，人际问题将随着时间的推移，变得更加突出，破坏性更大。

成为家庭成员所用策略的专家

随着儿童获得新的认知技能与情感技能，随着其沟通技能不断增长，他们更能察觉父母行为中的微妙变化，并给予回应。他们会调整自己的策略来适应父母行为的微妙变化，在这个过程中，他们逐渐成为重要家庭成员（母亲、父亲、母亲的男友、祖母等）所用依恋模式的专家，从而极大改善了他们在家中的关系，同时，他们所做适应性调整的范围也缩小了。他们的策略与家庭是匹配的。然而，如果儿童搬到另一个家中，他们可能无法具备必要的策略，他们的世界就会散架。在领养家庭中，养父母与儿童之间关系遭受的许多破坏，不仅反映出儿童离开父母的原因，而且还反映出儿童在家中习得的策略与养父母的策略不匹配。所在家庭改变后，日常生活的许多方面会同时改变，我们几乎可以肯定，这些过程是破坏性的。在各个年龄段的儿童中，改变幼儿所生长的家庭可能是最具破坏性的，至少从短期结果看如此，因为幼儿的沟通技能十分有限，修复隔阂的能力同样十分有限，他们只是自己家庭成员所用策略的专家，还没有能力习得其他家庭使用的策略。

性别

在下文中，我们将会讨论一些儿童对 A 型策略和 C 型策略所做的改变，但在此之前，应当指出，从学步期开始，性别逐渐成为一个重要问题。随着年龄的增长，个体逐渐察觉到男女之间复杂的差异。性别会影响亲子关系。因此，在人际体验中，这些基于性别并受文化调节的差异可能会影响各种策略在男孩和女孩中的分布。

B 型自我保护策略的变化

如果幼儿的依恋对象能够敏感地回应幼儿的个体发展与沟通，那么幼儿会越来越多地使用言语沟通来替代非言语沟通。在表达自己想要什么时，在理解父母认为重要的事物时，在找到可行的妥协办法时，幼儿都会使用语言。然而，幼儿要表达激烈的情感时，要么只使用非言语信号，要么会同时使用非言语信号与言语信号两者。在学步期，通过言语表达感受的模式要让位于直接表达感受的模式。

此外，如果父母和儿童分离过一段时间，双方还会通过语言来弥补分离造成的空隙，双方都会告诉彼此，分离期间自己做了什么，以这种方式拉近彼此的心理距离。

言语能够说明行为，尤其能够说明人们分离时各自的行为；同时，儿童进入学步期后，能够做出更复杂的预测，因为这两个原因，所以幼儿与成人能够做出更复杂的计划。"妈妈要去商店。你要和玛姬阿姨玩一会儿。我回来后，我们就去公园。""可我现在就想去公园！""嗯，我知道你现在就想去公园，但是我们要买午饭时吃的东西，而且玛姬阿姨想和你一起玩。你去拿你的娃娃，让玛姬阿姨帮你给娃娃穿衣裳，好不好？我很快就回来，然后我们就去公园。"母女共同制订了一个计划，双方说明了理由，并据此修订了计划，母亲在离开之后，确保计划得到执行。这位胜任的母亲回家后，会询问孩子，娃娃是否穿好了衣服，并提醒孩子准备去公园。在这些依次发生的事件中，双方的沟通不但明确，而且是互惠性的，母亲要求幼儿修改她的计划，但同时又让儿童知道，这么做不是一场权力较量的结果，也不是母亲获胜，而是为了这个家庭的整体必须采取的措施。然后，母亲又辅助儿童执行新计划。最后，在母亲要求儿童延期享受快乐之后，母亲履行承诺，让儿童享受快乐。

A 型自我保护策略的变化

儿童进入前运算转换期后，其在婴儿期形成的 A 型策略有时会变得更加精细，成为一种强迫性策略，这种策略与父母的回应更匹配。若父母的行为非常容易预测并且始终如一，而且父母要么不给儿童回应，要么对儿童的行为要求很高，则上述情况极有可能发生。如果父母不给儿童回应，儿童害怕被父母抛弃，那么儿童会组织自己的行为，成为父母的照料者，这就是强迫性照护（A3 型）策略。在这种策略下，个体既会表现出虚假的行为（想被父母照料，但要照料父母），又会表现出虚假的情感（表现出正面情感，但内心害怕被父母抛弃）；此外，强迫性关注策略与强迫性照护策略类似，但要平和一些，如果儿童积极地关注父母，父母感到更舒适、更安全，那么儿童会采用这种策略。如果父母对儿童的行为要求很高，儿童在情感性预置表征（即害怕被父母惩罚或失去父母爱护）的激发下，形成认知性回应，立即满足父母提出的要求，甚至在预感到父母要提出要求时就予以满足，这就是强迫性顺从（A4 型）策略。强迫性表现策略与强迫性顺从策略类似，但更平和一些。在这些情况下，父母根据儿童的运动表现、学习表现或社交表现来评价自己和儿童。上述各种强迫性策略的成因都是个体的恐惧感，这些策略反映出个体对当前条件的反应具有适应性；如果当前条件改变，那么个体的反应将变得适应不良。

C 型自我保护策略的变化

与其他类型的自我保护策略相比，C 型的策略变化最大——不但出现了功能性威胁策略，而且在婴儿期没有使用 C 型自我保护策略的大量个体在进入学步期后开始使用 C 型自我保护策略。在所有自我保护策略中，C 型自我保护策略最为精美。当个体不确定回应契合度而感到脆弱时，C 型自我保护策略便再合适不过。它是对不确定性、模棱两可性和复杂性的应对策略。

如果使用术语，C 型自我保护策略可以被简单陈述为：使用这种自我保护策略的个体不仅依赖自己的感受来引导行为，而且还以夸大且变化的方式来展示负性情感从而影响他人的行为。具体而言，使用这种自我保护策略的个体将混合的负性感受（愤怒、恐惧和对舒适的渴望）分离、夸大并交替表现，从而吸引他人的注意并操纵他人的感受和回应。所谓"交替表现"是指个体一会儿呈现出坚强和愤怒的自我，认为问题应当由他人负责（C1、C3、C5 和 C7 型），一会儿呈现出恐惧、弱小和脆弱的自我，引诱他人给予帮助（C2、C4、C6 和 C8 型），这两种表现交替出现。C1 和 C2 型自我保护策略是十分正常的策略，采用这种策略的人群患心理健康问题的风险较低，对生活抱有较高的热情。婴儿会展现出 C1 和 C2 型行为和情感，但是不会展现出 C1 和 C2 型的功能。从一岁半开始，儿童逐渐能够分离混合的感受，夸大地展示其中一些感受，同时抑制另一些感受，这为儿童形成人际威胁创造了条件。C3 和 C4 型自我保护策略（即交替展示攻击性行为与假装无助的行为）是幼童所使用的最有力的策略。

威胁策略在人际互动中是极其灵活多变的，因此难以用语言对其做出准确的描述，但总体而言，威胁策略是一种非言语策略，其功能是留住依恋伙伴，因此，依恋伙伴必须留在依恋关系中，否则这条策略就失败了。由于父母总会尽力满足幼儿表达出的愿望，因此运用 C 型策略的幼儿不但不会满足于原有愿望的达成，而且会不断提出新的愿望，使父母处于不断地满足这些新愿望之中而无法离开幼儿。

所有策略都是二元关系策略。然而，在家庭中，这些策略是在其他家庭成员所用策略的环境中形成的。在下文中，我们将在家庭层面探讨众多二元关系策略的形成过程。

二元关系、三元关系和家庭功能

一个家庭包含众多的关系、角色和人际策略。我们已经讨论了其中的一些策略，以及一项策略在形成时会受哪些因素的影响。然而，一项策略的形成并不是孤立于其他关系的，相反，它通常是个体为了回应一个以上的他人而形成的，它是在其他家庭成员所用策略的背景下形成的。许多儿童对父亲使用的策略与对母亲使用的策略不同，这表明依恋并非基于儿童的气质。

▌家庭内部关系

在双亲家庭中，儿童会与父母双方形成依恋关系。由于任何家庭中的父母双方都不可能以完全相同的方式回应儿童，所以儿童与父母双方的关系也不会完全相同，这是有利的，因为儿童可以习得一种以上与他人建立关系的方式。然而，如果父母双方照料儿童的模式都很极端且差异较大，那么这种情境对儿童而言可能过于复杂，使其难以舒适地应对。儿童可能会向父亲或母亲给出"错误"的回应，或者使用过于夸张的策略，走向极端。当父母的照料方式之间的差异较小且都可预测时，儿童最容易适应；当父母的照料方式之间的差异较大且都不可预测时，儿童最难以适应。

此外，父母与儿童的关系可以帮助父母履行其对儿童的照顾功能，即保护儿童，为其提供食物和住所，与儿童玩耍，让其有学习的机会等。父母如何履行其功能反映出亲子关系。最后，父母之间还具有独立于儿童的关系，即夫妻关系。因此，家庭是十分复杂的、相互依赖的系统，内部的关系模式时常相互重叠、相互竞争，甚至相互矛盾。

家长管理儿童就寝的方式就可以显现出这个议题。对幼童而言，许多事情都是快乐与恐惧相伴而行的，准备睡觉便是其中最常见的事情之一。父母需要将学步期的幼儿搬出自己的卧室，这样，父母才能睡得更好，同时，他们也能恢复亲密关系，而不用担心会吵醒孩子。这样一来，幼儿就要适应与家长分开睡觉，适应在没有父母陪伴的情况下在黑暗中睡觉。在一些家庭中，父母中固定只有一方负责照料儿童上床睡觉的整个过程："亲亲妈妈，和妈妈说晚安，然后上楼去睡觉！"在另一些家庭中，父母中任何一方都有可能会照料儿童上床睡觉，儿童无法准确预测每天由谁来负责这件事情。有些父亲拿儿童的恐惧感受开玩笑，他们这么做也许是想忽视恐惧，分散儿童的注意力。相比之下，母亲会非常严肃地对待儿童的恐惧感受，她会和儿童滔滔不绝地讨论恐惧的内容，但这样做，不仅会让儿童更害怕，还会让自己更焦虑；由于儿童越来越害怕，最后母亲不得不带儿童回到自己与丈夫的卧室一起睡（见图 2-1）。

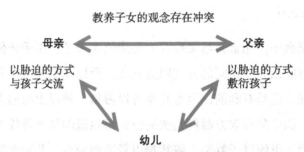

教养子女的观念存在冲突

母亲 ⟵⟶ 父亲

以胁迫的方式
与孩子交流

以胁迫的方式
敷衍孩子

幼儿

图 2-1　孩子就寝时恐惧的管理方式存在冲突

　　在这些情境下，幼儿开始习得如何区分父母的行为，并形成与他们互动的不同策略：面对父亲时，儿童就要假装勇敢、坚强；面对母亲时，儿童则可以夸大自己的感受和脆弱。对儿童而言，体验以不同方式处理感受是正向的，能够丰富儿童的体验，帮助儿童形成多种策略，并对之灵活地加以使用。儿童会认识到，只要调整自己，不同的人就能给予自己不同类型的帮助。

　　尽管在现代社会中，家庭生活的模式在悄然改变，但与父亲相比，母亲在照料孩子方面依然时常占据更核心的地位。例如，当父亲负责照料儿童上床睡觉时，母亲可能会留心动静。如果父亲对儿子过于严厉，或者对女儿的态度不够敏感，那么母亲可能就会责怪父亲。因为许多母亲都倾向于把幼儿当作从前的婴儿来呵护！儿童感到恐惧时，如果父母的应对方式存在差异，那么父母应平和地予以处理，否则其关系就可能变得紧张。有时，母亲可能会感到，父亲把事情弄得一团糟，所以自己要接手。有时，父亲要儿童睡下，但儿童却一遍遍地下楼来。有时，丈夫可能会觉得妻子在"监视他，对他指手画脚"，并恼羞成怒，最终撒手不管。无论房子有多大，儿童都可能会察觉到一些非言语信号，当他们发现父母关系紧张时，他们会感到不安全。

在每一个家庭中，父母间都会出现关系紧张的情况。那么，儿童如何理解父母间的紧张关系呢？大多数儿童都能够快速习得如何分别对待父亲和母亲。如果儿童是父母双方争论的焦点，那么父母向儿童解释时，应当做到明智、准确，并使用幼儿能理解的措辞。例如，"爸爸和妈妈还没有商量好如何照料你。因为爸爸有爸爸的想法，妈妈有妈妈的想法，所以爸爸和妈妈需要商量一下。你记得，上次你对妹妹生气了，但过一会儿你们就和好了，对不对？爸爸和妈妈也是这样的。你不用担心，一会儿就没事了。你去拿你的娃娃，让爸爸和妈妈在这里待一会儿，好不好？"这些解释虽然无法化解父母之间的紧张关系，但能让儿童对之的感受保持在可忍耐的程度。另一方面，如果父母间的矛盾无法解决，那么就会对儿童造成影响。大多数儿童会习得抑制自己，不做出招引双亲注意的行为。然而，如果儿童从婴儿期早期就开始强烈表达消极性，那么儿童可能会表现出严重的行为问题。在本项研究中，我们无法区分气质和二元关系策略，因为儿童对除母亲之外的互动者的行为没有得到评估；如果除母亲之外的互动者行为发生变化时，儿童的消极性也会发生变化，那么我们应将其解释为二元关系过程的一部分，而不是其气质。

三角关系

在其他情况下，父母可能无法这么轻松地帮助儿童，尤其当父母自身不确定能否解决问题时，更是如此。当幼儿可以察觉到矛盾却无法"讲出"时，他们可能会误解这种情境。因为幼儿还没有掌握语言，无法通过语言来表征并反思体验，所以幼儿可能会形成一种感觉，即父母之间的矛盾是由自己造成的，如果幼儿听到父母在吵架过程中提到了自己的名字，那么这种感受可能会更深切。儿童可能会使用 A 型自我保护策略和 C 型自我保护策略中的一种或两种予以回应。使用 A 型自我保护策略的儿童可能会很听话，很顺从，同时开始隐藏自己的恐惧：儿童这样做也许能减轻父母之间的矛盾。使用 C 型自我保护策略的儿童也许能够有效地分散父母的注意力，让父母转而注意自己的"淘气"行为。然而，这样可能会让父母吵得更凶，指责彼此给儿童造成困扰。短期的好处是，儿童感到自己是父母注意力的中心，即时情景从不明朗变得较为明朗；从长期看，儿童没有习得如何解决问题。如果儿童能够得到早期诊断，如被诊断为身体疾病、气质倾向、ADHD 或者只是一个症状明显的"可怕的两岁"，那么这个过程也许能得到缓和。儿童逐渐形成新的依恋策略让其不但要"管理"自己与父母双方的关系，而且还要应对不甚明显的父母之间的关系。

当然，父母也许能够反思彼此之间的差异，想办法予以弥合，或者向儿童解释原因。然而，这绝不是一件轻松的事。在夜间感到焦躁时，儿童也许会难以入睡，于是，他来到父母的卧室，寻求安抚。睡眠被打搅的父母感到疲惫，变得易怒，甚至因睡眠不足难以应对白天的工作，最终，他们感到事情不能再这样下去了。此外，对于父母而言，早上，他们本来热切期待着从自己醒来后到喂孩子之前的这段自由时光，晚上，他们还憧憬着一段浪漫和亲密的时光，但现在，这些期待和憧憬也许开始落空了。

如果在三角关系中，父母的依恋模式之间差异较大，那么，上述反思就不大可能发生。相反，他们可能会时而批评对方，时而批评自己。或者，他们可能会认为，为儿童寻求专业帮助才是解决问题之道，而在这个过程中，他们也许能暂时性地团结在一起。同时，在这个过程中，专业工作者很有可能会将儿童病理化，但专业工作者也有可能会给父母提供一些缓和他们之间关系问题的帮助。有时，专业工作者可能会建议父母接受亲职教育。亲职教育这种干预方式带有一定的风险，因为这只会让父母感到自己更加不胜任父母一职，进一步掩盖他们之间矛盾的真正原因，使他们难以建设性地对之予以探究；同时，专业工作者的建议因没有解决父母自身的依恋需求未被满足的问题从而被其拒绝。从亲职教育课程中习得权威信息后，父母也不大可能会重新考虑自己在夫妻双方矛盾中的责任。已经存在问题的家庭通常需要更具有针对性的帮助。

▌父母养儿育女时无意间流露出的创伤经历

为人父母者都希望自己的孩子所受的教养比自己当初所受的教养更好。然而，有时父母会由自身经历出发形成一些误解，并且将之带入他们教养子女的方式中，扭曲儿童的体验。如果父母的创伤未得到解决，那么将会给儿童带来极大的挑战。

要理清创伤问题，我们必须将其与危险进行区分。每个人的生活中都存在危险，为了形成保护自我的胜任力，个体有必要直面危险。如果个体从未接触过危险，那么，当危险到来时，该个体就会极其脆弱。因此，儿童需要体验危险，方能习得如何安全地应对危险。需要注意的是，面对特定的危险之前，儿童必须具备能够应对相应危险的自我保护策略，或者在面对这些危险时，他们有能力习得应对这些危险的自我保护策略，而且拥有必要的支持。也就是说，如果儿童已经具备应对一些危险的既有办法，那么我们可以让儿童自己应对这些危险；如果应对这些危险需要新的应对办法，而儿童又有能力习得这些新的反应办法时，那么，我们需要给予其支持。

个体对危险体验的信息加工方式与对策略的信息加工方式一样，主要分为四种：激活、去激活、激活与去激活之间摇摆，以及激活与去激活之间均衡的整合。可以看出，这些信息加工方式反映出基本的自我保护策略（依次对应 C 型、A 型、A/C 型和 B 型），但是对于未解决的创伤，个体采用的信息加工方式与对策略的信息加工方式不同。

如果父母受过心理创伤，尤其是在童年早期，那么当他们有了宝宝后，这些心理创伤时常会被重新激活。这时，在父母的头脑中，当前的环境不复存在，而是被过去的环境所取代。父母的行为所反映的不是当前的环境，而是过去的环境。如果当前的环境和过去的环境类似，那么父母在"创伤反应"下，可能就会迅速地做出自我保护行为。然而，如果过去的行为在过去未能保护父母或者当前的环境和过去的环境不同，那么父母的行为就是适应不良的。在这些时刻，基于创伤的教养模式取代了更具适应性的教养模式

（见下文西西莉娅和小胡安的案例）。

出现问题时

母亲的未解决创伤以及小霸王养成记

当前的情境

　　西西莉娅现年 19 岁，育有一子——小胡安，现在 16 个月大。母子第一次来接受治疗时，小胡安只有五个月大，当时，这对母子共同生活在收养家庭中。小胡安出生时，西西莉娅同意陪着小胡安一起在收养家庭生活而不把小胡安一个人留在收养家庭里。西西莉娅的伴侣，也就是小胡安的父亲，因为对其前伴侣施暴而锒铛入狱。现在，小胡安已经一岁多了，西西莉娅不得不对一些事情做出决断。

　　个人史：西西莉娅有几个同胞兄弟姐妹和几个同母异父的兄弟姐妹，还有几个继兄弟姐妹（见图 2-2）。她的长兄因婴儿摇晃综合征在婴儿期就夭折了。出生后第一年内，西西莉娅就因健康原因入院七次，18 岁前，共入院 28 次。她的母亲酗酒，并因为出轨遭遇家庭暴力，晚上，西西莉娅曾经听到父亲对母亲施暴的打闹声，有时甚至亲眼目睹过。她的继父和其他几位代父亲角色的人都有犯罪前科，且罪行中大多包括性侵儿童。她的母亲时常把孩子留在家里，任由某个男人照看，自己则数日甚至数周也不回来。西西莉娅的妹妹称自己遭到一位代父亲性虐待后，被送到收养家庭生活，西西莉娅则搬到了一位亲戚家生活。西西莉娅否认曾遭到虐待，但在她所做的成人依恋访谈（见附录）中有迹象显示，她有无法明确记起的童年危险，具体而言，这是儿童遭受性虐待后产生的"受阻创伤"。然而，总体说来，虽然家中前后几位代父亲角色的人只具有临时性的身份，而且他们也有虐待倾向，但与惯于疏忽的母亲相比，他们对西西莉娅的照料似乎更多。在成人依恋访谈中，西西莉娅比较抑制对母亲的感受，同时，她对几位代父亲角色的人的感受是强烈而复杂的。

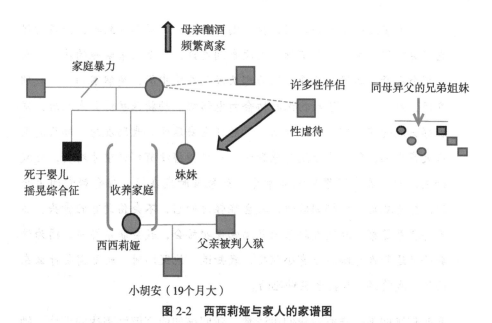

图 2-2　西西莉娅与家人的家谱图

　　如今西西莉娅已为人母，为了帮助读者理解具有该身份的西西莉娅，下文给出两份 DMM 评估的分析以及与她合作过的专业工作者的评论。

成人依恋访谈中的话语与西西莉娅的自我保护策略

　　话语证据。谈到父母打架时，西西莉娅使用了反语，且语带怨恨。她说，父母打架"很正常，至少对她而言很正常"，她"跑神了，没在意"。对于自己无法改变的事，西西莉娅通常都不予理会。尽管西西莉娅能够妄想性地把继父理想化，但她不能对自己进行语义概括，所以也不能在此基础上进行反思；总体上，她似乎不能符号化地进行抽象概括，而只能把访谈者当作一面镜子，通过这面镜子来认识自己心中的感受。

　　西西莉娅最频繁使用的记忆形式是意象置换。她以现在时讲述听觉意象，表明她的意象记忆最深，而且她所体验到的意象是当前持续的，与其他记忆不同，其他记忆不但存在距离感而且已经结束。例如，在成人依恋访谈的尾声，当访谈者问西西莉娅，她是否还有什么需要补充的信息时，她开始介绍自己喜爱动物。以下是她的描述。

> 一个婴儿感到疼的时候，会哭闹；但若一只动物感到疼，很多时候它只会吓得不吭声，也不动。上次我朋友说，有个人来敲她的房门，因为那个人开车撞了一头鹿，因为那头鹿站在路中间，突然不动了。我朋友想，好吧，那就给动物保护协会打电话吧。动物保护协会来人后，发现那头鹿受伤过重，无法救活，只能让它安乐死。我朋友想，那头鹿没有大声嘶鸣，所以应该没有感到疼，应该撞得没有那么重才对啊，可我知道，那头鹿实际很可能非常疼。如果当时我在场，我会帮它闭上眼睛，把它从路中间挪到路边，我会轻轻地挪它，不会伤到它的骨头，然后再联系警察。我朋友联系的是动物保护协会，我会联系警察，因为这会给交通带来危险。还有小胡安，我知道，他哭闹时，就是需要什么东西了。我觉得，我挺会照料他的。

西西莉娅似乎一定要向我们讲清楚，我们该如何理解她表达的事情，她才肯结束这次访谈。她要表达的是：最沉默的，就是最痛苦的，也是最需要帮助的；而且即便得到了帮助，可能也是枉然。当然，所有这些都置换到了一头鹿身上，但西西莉娅自己已经看到，这与她相关，也与小胡安相关，所以，一定要在访谈结束前说清楚。

自我保护策略。西西莉娅否认自己曾被照料者严重忽视并强调自己的胜任力，她以这种方式保护自己，不让自己感到脆弱；在她的童年时期，母亲不能安抚并保护她的时候，这种做法很有可能是必要的。她依赖他人为其提供信息，包括关于她自己的信息、她看待自己的视角，以及她经历的事情。这样做的一个突出后果就是，她对自己的伤痛缺少关注，这既包含身体上的伤痛，也包含心理上的伤痛。值得注意的是，有时，对于我们经历的伤痛，旁人的感受与我们类似；所以，如果访谈者和治疗人员等观察者将其对西西莉娅的伤痛的反应告诉她，那么她就可以在成年早期得知自身童年经历对其所具有的意义。

—— **未解决的创伤**。西西莉娅在身体、医护和情感方面都曾被照料者忽视，此外，她还曾遭受欺凌，也曾有自杀的念头，这些都给她带来了心理创伤。但所有这些创伤都被她否认、置换并不予理会，而同时，这些创伤又在她的成人依恋访谈中反复出现。应对创伤时，她不但使用了减弱/钝化策略，还使用了情绪唤起策略，这些策略降低了她对母亲的情绪唤起，同时提高了她对代父亲角色者的情绪唤起，但这都没有将她的过去尘封起来；相反，她的过去似乎正活跃在当下。这种"死灰复燃"的功能对于这个母子二元关系而言是真正的危险。

关爱指数评估与西西莉娅的儿童保护策略

观察。西西莉娅与小胡安进行了三分钟游戏互动，期间，西西莉娅拿着玩具和小胡安玩，边玩还边哼唱一首简单的曲子，小胡安很开心。小胡安看着母亲玩玩具，过了一会儿，他的兴趣开始减退。他好奇地看着镜头，西西莉娅也抬起了头，她笑得很开心。小胡安的神情变得急切，并发出一声痛苦的叫声，好像在担心什么，他的小脸都皱起来了，似乎马上要开始哭闹。观察者没有发现明显的原因。他甩起一条胳膊，轻轻蹭了母亲的下颌一下。她立即捂住下颌，好像很疼，她的脸上毫无表情，随着一声"啊"，她的眼睛和嘴都闭上了。片刻后，西西莉娅又睁开眼笑了，并在小胡安的额头"啵"地亲了一下，似乎格外用力。对于这些，小胡安似乎毫无意识。随着母子互动结束，类似一幕又重演了一遍。

评价。总体上，母子二元关系同步性处于正常到轻度风险范围内，但有两个问题。第一，小胡安流露出负面情感时，她倾向于躲避或者予以屏蔽；如果要安抚小胡安的痛苦，并防止他未来再感到痛苦，就要留意、理解并敏感地回应他的负面情感。

第二，有两个时刻，母子之间出现了明显不一致的地方。一方面，西西莉娅表现得似乎挨了打而且受伤了；另一方面，小胡安对此似乎又毫无察觉，但他有时似乎感到迷惑，有时又感到担忧或痛苦，原因不明。西西莉娅似乎知道自己会挨打，似乎会把随意但突然的动作错误解读为打人，而且即便没有感到疼痛，也会以疼痛作为反应，然后，很快她就通过亲吻小胡安恢复正常了。

关爱指数评估是一个采用视频录像的简短评估（见附录），它为我们打开了一扇窗，帮我们了解西西莉娅对小胡安的知觉。在母子之间的沟通中，西西莉娅对孩子的回应比主动发起沟通更多，似乎在他们的沟通中，做主的是小胡安，而且西西莉娅主动发起的沟通似乎不太自然，似乎是经过某种训练后，要刺激小胡安。但不管如何，在这些时刻，母子双方都乐在其中。此外，西西莉娅为小胡安的行为赋予了过多的意图，而且对小胡安的行为的知觉与观察者观察到的现实不匹配。因为小胡安没有打她，也没有伤到她，所以她的知觉是一种"创伤妄想"。这表明，在她的知觉里，小胡安是个男人，她按照过去的经历保持警惕，提防他对自己突然实施暴力。当她知觉到暴力时，没有经过有意识的思考而立即做出反应，这也是个体的典型的创伤反应。此外，西西莉娅吻小胡安这个动作表明，在她的脑中，暴力和情感是相互缠绕、难解难分的；这也是曾遭受家暴的个体所具有的典型创伤反应。

西西莉娅的儿童保护策略。西西莉娅十分呵护小胡安，也很在乎小胡安，但她对发生暴力并造成伤痛的可能性过于敏感。真正出现暴力时，她也许会优先选择保护自我，而不是保护儿童。她也许会将珍惜情感和修复人际隔阂混淆，使人际隔阂始终得不到承认。最终，她也许会将自己的儿子和她的代父亲角色者混淆。

对小胡安的影响。西西莉娅把自己遭受的暴力错误归因于小胡安，并用情感回报他的"暴力"。同时，小胡安发出的真正信号被忽视了，即他体验到，母亲注意不到自己。

以后，他可能会认为，母亲重视人际暴力；他还会认为，平常他被忽视了，只有当他展现暴力时，才能得到母亲的呵护。这就是他在亲密关系中（学龄儿童间和日后的成人关系间）开始表现出欺凌的迹象吗？

专业工作者的观察所得

在专业工作者的报告中，西西莉娅说小胡安想摸她的乳房并想揭开她的衣服，似乎他已经性成熟了；同时，在访谈期间，西西莉娅曾以不当方式向专业工作者露出自己的胸部。收养家庭曾说，西西莉娅喜欢给小胡安洗澡，而且在夜间用母乳喂养小胡安的持续时间比实际所需更长。

考虑到西西莉娅当前迫切需要一位成年男性伴侣，但恰恰缺少这样一位伴侣，那么她从和儿子的亲密关系中，就可能得到更多的快乐，也就是说，本应由一位男性伴侣提供的情感，现在可能在部分上由小胡安予以弥补，因此，小胡安被"配偶化"了。如果采用家庭系统术语来描述，那么西西莉娅的母子依恋关系在部分上转变成了配偶依恋关系，这填补了母亲－父亲－宝宝三角关系中的空白。

个体功能的概念化

由于童年时受到严重忽视，所以在从青少年期向成年期的过渡阶段，西西莉娅没有期待外界能给予她多少支持。此外，她明白，她必须顺从强大的人。过去，她获得的大部分关怀和保护都是男人给予的，同时，她遭受的威胁也是男人施加的。她已经习得如何才能得到他们的照护并避免遭到他们的威胁。此外，她曾亲眼目睹家庭暴力，而且她自己可能也是受害者。最后，她的妹妹所经历的性虐待，很有可能她也经历过。这种性虐待的经历有可能与情感相混合，因此，在她的思想中，安全、情感和性侵三者彼此相连。

这一点很重要，因为西西莉娅似乎与其母亲一样，都会吸引危险的男人。虽然她的伴侣性格坚韧，撑起了这个家，但也为此使用过暴力。个体使用这样的吸引模式和暴力模式时，通常是无意识的，因此，这些个体很可能会继续使用这些模式，同时也未打算发展将来的关系。

西西莉娅十分疼爱小胡安，也非常想把他抚养成人，但她把儿子的感受和需求与自己的感受和需求混淆在了一起。此外，她把小胡安与自己的生活伴侣关联在一起，也就是说，她很有可能把那些疼爱她且有暴力倾向的男人的典型特征和行为错误地赋予了小胡安。我们根据其成人依恋访谈结果假设，西西莉娅混淆过去与现在，这是其具有的关键性危险，这与关爱指数评估的观察结果和个人史均一致。

建议

下面根据 DMM 评估结果和个体功能的概念化提出三项建议，分别对应西西莉娅、其养母和专业机构。改变是一个系统整体的过程。

西西莉娅。因为西西莉娅是一位单身母亲，而且她自己尚处于从青春期向成年期过渡的阶段，所以，我们所给建议的出发点既针对她作为一位年轻女性的个体发展，还针对她作为一位母亲的个体发展。

1. **梳理各种基本需求的轻重缓急。**小胡安和西西莉娅的基本需求过多，无法一次全部解决，所以，我们建议将其中一些延后解决，这样，西西莉娅便不至于负担过重，以至于应付不来。

2. **安全。**母亲不安全或者感到不安全时，儿童也肯定不会安全，所以我们建议西西莉娅继续留在收养家庭，而且时间越久越好，直至她习得如何独立、安全地生活。

3. **避孕措施。**西西莉娅很有可能无法同时抚养两个孩子，所以我们建议其采取避孕措施。

4. **与小胡安的关系。**西西莉娅已经掌握了护理婴儿和与婴儿互动的基本技能，但她需要做一个关键的转变——放弃行为"刺激"策略，转而支持共情式、情感上调和的互动。我们建议其与一些年轻母亲一起通过视频反馈学习同辈社交技能。

5. **与男性的关系。**西西莉娅需要选择一位安全且爱她的伴侣。为此，她应当结交一些合适的青年并找时间约会。如果她没有机会这样做，并且也没有机会理解她的童年创伤，那么她有可能会选择危险的男性或者把小胡安配偶化。

6. **与其家庭的关系。**尽管西西莉娅的家庭给她造成了诸多问题，但理解其家庭的功能可以帮助她尽量发挥家庭的潜能。我们建议其将母子互动录成视频，并一一讨论，这样可以帮助西西莉娅理解其家庭史如何塑造了她与小胡安的互动模式。

7. **创伤疗法与策略。**西西莉娅需要在短期内努力解决男性性暴力给其留下的未解决的创伤，这包括使她能够用自己的语言来清晰表述家中男性如何保护她、疼爱她并威胁她，以及她接受暴力以换取保护和疼爱的情形。西西莉娅应当看清楚，她的恐惧如何蔓延到她与小胡安的关系中。

8. **一些结果**。视频反馈有所帮助。西西莉娅的创伤反应平复后，她需要找出那些被遗漏、被屏蔽的信息，并将这些信息与其行为相关联，再将其行为与小胡安的个体发展相关联。西西莉娅的成人依恋访谈可以用作收集信息的指南。很长一段时间之后，西西莉娅才不再喜欢具有暴力倾向的男性，转而喜欢不那么张扬但更可靠、更疼爱她也更能保护她的男性。

养母。对于西西莉娅来说，养母是一位具有关键性的代母亲。我们所提建议的目的在于帮养母找到养母自己的角色，并利用好这个角色来帮助西西莉娅。

1. **咨询**。因为刚刚步入成年期的人通常不愿听从忠告，而忠告又是有益的，所以我们建议养母少给西西莉娅一些指令，多给她一些空间，让她提问题，自主地参与进来，进行反思。

2. **配合专业工作者**。因为与专业工作者会谈会使个体感到焦虑，所以我们建议养母与西西莉娅一起参加会谈并做笔记，在西西莉娅感到压力过大时示意专业工作者。

3. **外祖母的身份**。我们请养母作为小胡安的候补照料者，在西西莉娅外出时照料小胡安。

4. **隐私**。我们提出一些建议，旨在让养母给西西莉娅一些私人空间，使其在小胡安睡觉时可以做自己想做的事情。

5. **让西西莉娅搬回自己的家**。如果西西莉娅和养母间已经培养出深厚的感情，那么养母就会在西西莉娅搬到属于自己的家并平稳过渡后，仍然保持与西西莉娅和小胡安的情感联结，并支持这个小家庭。

专业工作者。专业工作者说，西西莉娅太言听计从，太容易被左右。同时，专业工作者又说，有一些指令，她没有履行，而且对于他们的一些顾虑，她不以为然。专业工作者的这两种想法是自相矛盾的，这就像告诉西西莉娅："你要独立思考，但要以我们的思考方式独立思考！"

1. 不要给西西莉娅过多目标和指令。

2. 我们建议专业工作者让西西莉娅自己表述自己的计划以及其制订该计划的原因，如何实施该计划及其对该计划的预期结果。这样做能引导她反思自己的母亲角色。

3. 在西西莉娅将计划付诸实践后，我们建议专业工作者请她讨论实践过程，她为何要改变计划，又是如何改变计划的，她和小胡安是如何感受的，结果如何。这样做的目的是引导她做富有成效的反思。

4. 我们向专业工作者指出，西西莉娅应自行制订计划，这是十分重要的，只要她的计划不会造成伤害，那么这个计划是否完善，并不重要。西西莉娅将自己的计划付诸实践前后，都要予以充分考虑，这是非常重要的。这样做能降低她的逆反心理，减少她抗拒的可能性。

5. 最后，我们提醒专业工作者，应当永远尊重西西莉娅决定自己生活方式的权利。然而，同时也可以做到以下三点：（1）告诉她，她还有其他选择；（2）告诉她如何将这些选择付诸实践；（3）辅助她探究不同反应带来的后果可能对她十分有益。

结论

本书的主题是家庭疗法。家庭的形式多种多样，不一而足，西西莉娅的案例为我们展现出三种家庭形式：（1）危险的原生家庭形式，家庭中的一个位置周而复始地由各种男性先后占据；（2）一位青春期的单身母亲带着儿童组成的家庭形式，这个家庭还不稳固；（3）人为收养的家庭形式，这个家庭可以辅助这位青春期的母亲边养育孩子边完成自己从青春期到成年期的过渡过程。

同样，疗法的形式也是多种多样的。虽然在本案例中，评估、概念化和计划都采用系统性的观点，但传统的家庭疗法并不是起主导作用的改变载体，因为西西莉娅的家庭过于破碎，各家庭成员无法共同参加家庭疗法会谈。相比之下，家庭系统的思想和方法不仅帮助我们理解西西莉娅所持的基于创伤的教养模式，还帮助我们制定行动方案来应对这种教养模式，同时，又帮助她塑造更具有适应性的行为，这其中，家庭系统的思想和方法是重要而不可取代的。

我们采用了一个粗框架的、全面的系统性方法，在西西莉娅和小胡安的世界的各个方面改变现状，包括母婴二元关系、西西莉娅的两个家庭、儿童保护系统和司法系统的专业工作者。需要特别指出的是，我们认识到，这些专业工作者也已经牵扯进来，使适应不良的家庭系统过程得以维持；因此，我们需要引导他们抛开评判的态度，不要制定表现标准，更不要评价西西莉娅是否达到这些表现标准，而是要在西西莉娅的最近发展区内支持她，引导她的个体发展（见第三章）。为了让西西莉娅有机会享受更美好的生活，需要做很多改变，上述改变是其中最难的一些，也是一切的关键。后来我们发现，最容易做的改变是让养母认识到自己的新角色：随着西西莉娅逐渐成年并开始习得如何为人母，养母要当好她的过渡性依恋对象。为此，我们需要帮助养母认识到自己的依恋需求，并承担起"外祖母"的角色并成为一个"好"母亲，帮助她的过渡期的"女儿"西西莉娅获得成功。

出生缺陷的创伤

亚历山大是一位护理专业女学生的长子，这个名字在希腊语中意为"守护他人，帮助他人"。这位年轻妈妈的孕期起初一切正常，但到 32 周时，她突然罹患妊娠毒血症并需要紧急分娩。她的羊水呈绿色，小亚历山大反复痉挛，他的双肺、肾脏和肝脏均受损。他患有严重的发育迟缓——8 个月大时才第一次与人对视。谁都不知道，这个儿童是否能活下来，在母亲的妊娠期里没人敢确定，现在，仍然没人敢确定。在生命的前 18 个月里，他从没有离开过医院，不仅依赖气管导管，而且还依赖饲管，面部还有生理缺陷。他无法说话，由于呼吸费力，所以只能发出嘶哑的喉声。小亚历山大的病情是所有父母都不愿看到的。

小亚历山大躺在新生儿重症监护室时，其母亲形影不离、百般照料。由于她过度沉浸其中，医院为她安排了精神科会诊，但这件事叠加上她与医护间的其他一些交流问题，造成双方不大愉快，她几乎破口大骂。尽管大家都在努力开导她，但她依然对小亚历山大的病情忧虑不已，寝食难安，以至于她的丈夫彻底失去信心，与她离婚，弃她而去。

在母婴之间的关爱指数评估中，母婴表现之间存在明显分歧。母亲打扮得很漂亮，她穿着亮色调的衣服，凸显了她的深色长发。反观小亚历山大，无论是肤色还是小病号服，都是米黄色的；他的浅棕色的头发一缕一缕地立着。他带着插管躺在母亲的臂弯里。母亲的脸上洋溢着幸福，也显露出她对宝贝的爱，而小亚历山大的头则垂向一边，似乎他没有足够的力气仰起头和母亲面对面。母亲轻柔地对他说着话，但有一些时刻，她的脸轻轻别过去，眼神中流露出深深的哀伤，思绪似乎飘到了远方。在这些时刻，小亚历山大会立刻把脸转向母亲，直视着她，发出急促的咯咯声，他张着嘴，好像在笑。这时，母亲会收回思绪，微笑着重新看向他。这时，他的头才又垂回去，似乎刚才努力抬起头，已经让他精疲力竭。这些依次发生的事件，在三分钟内重复了四次，每一次，他的母亲都会轻轻别过头，流露出哀伤，每一次，小亚历山大都会用眼神和咯咯声把她呼唤回来。虽然小亚历山大遭受严重的疾患，但他仍然在运用一种强迫性照护策略，并运用自己有限的能力奋力把它付诸实践。访谈六周后，小亚历山大就夭折了，但在生命受到巨大威胁，以至于濒临死亡的那一刻，小亚历山大还在运用一切现有策略留住他的救星——母亲，让她不离不弃。

对于小邦尼来说，情况则有些不同。17 个月大时，她和母亲录制了关爱指数互动视频。小邦尼聪明、开朗、能干。第一次观看视频时，我们认为，在母婴互动中，小邦尼很配合，母亲很敏感；小邦尼与母亲之间似乎形成了安全型依恋关系。然而，仔细观看视频时，我们才发现，小邦尼似乎非常关心母亲的状态，反复地看母亲的脸，但每次都微妙地避免与母亲完全对视。这提示我们，需要进一步观看互动视频。小邦尼的脸扭向另一边后，微笑立刻消失了，脸上没有表情，似乎有些哀伤，但片刻之后，她又迅速地把脸扭回来，看着母亲，笑容灿烂，目光躲闪，一切又正常了。小邦尼没有朝母亲看时，我们注意观察母亲的脸，她显得忧虑，她的目光从没有离开过女儿，而且女儿每做一个动作，她也会轻微地相应调整自己的身体。另外，在小邦尼表现时，母亲只是看着，这一点也很让人惊讶。模式是显而易见的，小邦尼是强迫性照护和强迫性表现（"妈妈快看！我很健康，很能干！不要担心！"），母亲是忧虑性回应过多型。这是为什么？

简要询问小邦尼的个人史后，我们了解了一些事实。小邦尼出生时，患有心脏杂音，父母自然担心她能否活下来，但事情很快明朗了，儿科医生的诊断结果是，小邦尼完全健康，没有任何危险。于是，小邦尼的父亲不再担心，继续以父亲们通常的大大咧咧的方式和她玩耍，但母亲却不是这样。虽然她充分发挥了为人母的功能，但她的过度忧虑与当前情况不匹配。成人依恋访谈的结果表明，小邦尼的姐姐早先因为突发心脏病而夭折，这一过去的危险是母亲如今过度忧虑的原因。

一些儿童虽然功能受损严重，但仍然有能力形成适应性的自我保护策略，这让我们感到惊讶；同时，过去的危险能够突破时空的阻隔，继续塑造今天的行为，这也让我们感到惊讶。当今天的环境已与过去的环境不同时，个体需要做出不同的应对，延续之前的行为可能是适应不良的。我们认为，这些案例表明，家庭系统疗法的各个原则在早期干预、儿童保护和收养等领域中应当占有一席之地，这些原则可以帮助年轻家庭和脆弱家庭形成保护性依恋关系。如果选一个术语来指代，那么我们也许可以称之为"发展型系统治疗"（Developmental Systemic Treatment）。

依恋与家庭治疗
Attachment and Family Therapy

概念和治疗原则总结

概念

1. **ZPD（最近发展区）**。在幼儿学习的过程中，如果父母能够给予监督、保护及帮助，那么对幼儿获得新技能将大有裨益，这些新技能的范围就称为"最近发展区"。随着幼儿个体发展和学习的推进，其最近发展区会发生变化。为了持续在幼儿的最近发展区内发挥功能，父母应仔细观察幼儿的行为并组织自己的行为。

2. **目标矫正型伙伴关系**。这个概念指幼儿和学前期儿童与父母形成依恋关系的过程，这个过程的特征是双方就危险、安全、探索及应对计划进行言语沟通和非言语沟通，以及商量如何相互配合达到双方同意的目标。

3. **隔阂与修复**。如果父母在认识儿童的最近发展区的界限时出现错误，或者在目标矫正型伙伴关系中进行沟通时出现错误，那么亲子间会产生隔阂。个体习得人际沟通技能与务实技能就可以修复或绕过这些隔阂，使依恋关系持续发挥功能。如果个体修复了这些隔阂（常见于 B型策略），那么关系就会更稳固。如果个体缩小这些隔阂（常见于 A型策略）或者夸大这些隔阂（常见于 C型策略），从而绕过了这些隔阂，那么这些隔阂再次出现的可能性更大，同时，个体也没有习得修复技能。

4. **卖萌行为**。这套行为首先出现于学步期，其功能是终止对方对自己的攻击并使对方养育自己。这套行为包括充满恐惧地展示恭顺并努力争取舒适与养育。我们认为，这是一种歪曲的展示情感的方式。这种焦虑的展示本应包含愤怒的成分，但这种愤怒的成分被压缩至最低，从而明确展示恐惧／对舒适的渴望。

5. **新型策略（A3、A4、C3、C4）**。强迫性照护策略（A3 型）和强迫性顺从策略（A4 型）成形于学步期，完善于学前期（见第三章）。这些策略的基础是抑制负面情感（以防危险的结果）并展示强迫性行为（虚假的正面情感，从而引发父母的照料和赞许）。A3 型策略可以让幼儿的父母不离开他们，守在他们身边；A4 型策略可以使幼儿免于遭受父母的侵害和施暴。威胁策略（C1、C2、C3 和 C4）的基础是交替展示坚强性（攻击性）的负面情感和脆弱性（恐惧及对舒适的渴望）的负面情感，简化复杂环境的不可预测性；使用这些策略的儿童会围绕自己创造问题，从而调节父母的注意力。

6. **心理创伤**。心理创伤是指在未得到保护或者无法通过一种成熟且适当的策略来达成保护自我的情况下，个体应对危险的一种心理反应。如果个体无法根据危险事件与未来类似危险的相关性理清该危险事件的信息，那么我们就认为，这个过去的危险构成一个未解决的创伤。未解决的创伤有 A 型、B 型、C 型和 A/C 型，这些类型的创伤使个体难以具有策略性功能。

7. **三角关系**。三角关系是指父母关系中加入儿童的过程。如果配偶边界得以保留，而且儿童在三元关系中的角色已经与儿童沟通，或者可被儿童观察并被理解，那么在这个过程中，个体就可以探索并习得人际复杂性。如果儿童的功能影响父母的方式始终是模糊的，或者父母没有予以足够的澄清，那么在这个三角关系中，现有危险缺少清晰度，个体会对现有危险感到焦虑。我们在描述各种案例中使用"三角关系"这个术语时，通常是指后一种过程。

8. **配偶化**。配偶化是指父母亚系统中存在功能缺口时，以亲子依恋关系弥补缺失的功能，从而使功能缺口达到平衡的过程，这时，儿童在一定程度上发挥了父亲或母亲的配偶的功能。

9. **青春期到成年期的过渡**。在这个发展阶段，身体、智力和性成熟的个体能够专注于选择一位合适的伴侣，并尝试发展对等、互惠的关系，将依恋和性有机结合。这能帮助个体变得更敏感，更具有保护性，并使其成为儿童的依恋对象。

治疗原则

1. 个体的常态是改变，而不是稳定。

2. 一个（带有症状的）个体显露出的问题，如果将其视为家庭层面的问题，那么在概念化时，时常能达到更好的效果。

3. 许多问题要得到解决，就需要个体、二元关系、家庭系统和专业系统各方面都做出改变。

4. 实施干预的方式应当从发展的角度顺应儿童的发展与成人当时的学习能力。

5. 过去有过危险体验的成人，因为他们会采取保护性策略或存在未解决的创伤，其功能方式是与危险相关的并会产生危险；除非根据他们习得的经验在他们的策略性尝试框架内予以解读，否则这些功能方式是难以捉摸的。

6. 专业工作者进行干预时，涉及幼儿的，必须认清儿童在沟通技能（主要是非言语沟通技能）上的局限性，他们的注意力集中在家庭策略上，暂时还无法轻松地习得家庭以外的策略。

7. 儿童与父母之间形成三角关系的情况通常反衬出父母需要接受亲职教育，因为问题不是由儿童造成的，而是配偶关系的一个功能。

第三章

学前期：交谈与商量

"该走了！"小约翰的母亲呼唤他，"快点啦，咱们要去商店！"小约翰磨磨蹭蹭地不愿意走，他正在聚精会神地玩积木，对购物一点兴趣也提不起来。如果小约翰还是一个婴儿，甚至是一个幼儿，那么他的母亲可以直接把他抱起来，母子二人就可以按照母亲的时间安排走了，但随着小约翰开始掌握语言并产生自我觉知，他的母亲就不能这样简单处理了，每一件事都需要商量。小约翰的父母在这方面做得好不好，会影响小约翰如何对待学校的老师、朋友、未来的女朋友、妻子，甚至他的孩子。在生命第三年里，一件关键的事情开始崭露头角，它的发展非常重要。

个体发展上的变化

前运算智慧

孩子在两岁半时，完全掌握了"前运算智慧"。这意味着，这个年龄的孩子能够理解并使用语言，但这时的孩子只能以非常直接和外显的方式理解并使用语言。他们还可以总结出事件的先后顺序，并由此总结出事件的因果关系。这并不是说他们一定能够通过语言来做总结，但他们的行为表明，他们能对事件的因果关系做出预期。然而，对于反复无常的事情、微妙的事情和欺骗，学前期孩子仅能知觉到但并不能理解。因此，如果事件或沟通信息较为复杂，或者带有双重意义或虚假意义，那么学前期儿童可能歪曲真实情境，做出不准确的总结。

沟通、商量及其相互性

学前期孩子有自己的主意、有自己想做的事情和自己想要的东西；他们有许多方式来表达并坚持自己的主意、自己想做的事情和自己想要的东西。婴儿的父母通过婴儿发出的信号来了解婴儿的需求，从而保护并安抚婴儿，但学前期孩子的父母需要与孩子商量，从而找到折中办法，也就是说，为"保护并安抚孩子"所做的系统性组织，开始更多地取决于孩子对其自我的认识。孩子会表达自己"认为"哪些事情对自己最好，而父母至少在一些时候不能认同，所以他们必须坚持己见。然而，在可行的情况下，如果父母用孩子能理解的措辞来表述不同的意见，那么就能让亲子各自的预置表征和侧重点更加贴合彼此。这个过程既包含关于安全的直接信息和我们各自的做法，也包含关于亲子关系性质的元信息。这个元信息传达的不仅是父母的权威，还有父母对孩子的关心，即父母为了自己的孩子，会动用自己的权威与权力，而孩子可以依赖父母。

亲子关系十分重要。在学前期，亲子关系会经历一场巨变，此前，是父母几乎全权负责保护并安抚孩子，但此后出现了主导权分级，父母将一些责任交给孩子，让孩子保护并安抚自己，同时，父母保留对孩子和家庭的最终权威。例如，父母设立一些规矩，要求孩子遵守：不要碰炉灶；不要在街上乱跑；要走人行道。这些陈述带有的非言语信息（如语调、音量、对视、称呼孩子的学名等）可以传达出其重要性："这是一条命令，这条命令非常重要。"这个过程一经开始，就会改变亲子之间权威的界限，直至孩子长大成人。

学前期儿童的依恋关系

● **父母**：关于对称性和非互惠性的争执。

● **兄弟姐妹**：由父母充当中介，没有完全独立的关系。

教养策略和教养模式

关于何为有效的教养模式，何为无效的教养模式，学术界已经有多种描述方式。尽管这些描述方式在细节上有所不同，但大多可以分为三种类型：教养过度型、教养不足型和教养适当型。在下文中，我们将提出一种基本分类方式，这种分类方式不但与各种理论之间相通，而且其 DMM 的关注点是"威胁"。具体说来，安斯沃斯认为，儿童能否与母亲之间形成安全型依恋关系，取决于"母亲能否做出敏感的回应"。这与系统理论中强调开放式沟通是相通的。萨提亚（Satir）认为，人际沟通存在障碍时，个体会表现出四个特征：注意力分散、爱算计、爱批评他人、爱平息他人怒气。在安斯沃斯的 ABC 模型中，上述前两个特征反映出个体采用 A 型自我保护策略以避免表现出负面情感；后两个特征反映出，个体同时还采用 C 型自我保护策略与 A 型自我保护策略交替使用，而且还有意地表现出负面情感。萨提亚所做的研究的优点是，她清晰阐述了非言语沟通的过程。同样，米纽庆将家庭分为平衡型、疏离型、纠缠型。奥尔森（Olson）等人将这一观点细化，提出了一个二维模型，用凝聚力和适应性定义四种模式，这四种模式与 A 型自我保护策略、B 型自我保护策略、C 型自我保护策略和 A/C 型自我保护策略类似。戈特曼（Gottman）谈到夫妻层面时，将夫妻分为避免矛盾型、彼此肯定型和不稳定型，这三种类型与 A 型自我保护策略、B 型自我保护策略和 C 型自我保护策略比较贴合。虽然上述每一种视角都与三种基本的自我保护策略存在一定的关系，但鲍姆林德（Baumrind）提出的父母权威类型的视角更适合个体从舒适的婴儿期到学前期亲子关系中出现的主导权分级结构的转变。

权威型教养模式：平衡型家庭

在平衡型家庭系统中，父母对孩子拥有明确的决策权，但在决策时，会考虑孩子表达出的偏好。这个过程的一个重要特征是，父母会优先考虑是否存在危险：如果存在危险，那么父母的考虑占主导，孩子会尊敬并顺从父母的决定，相比之下，亲子讨论是次要的；如果不存在危险，孩子的偏好则会成为更重要的考虑因素。在安全的条件下，教养模式较为平衡的父母会积极倾听孩子的想法，详细阐释孩子沟通的信息，从而把孩子沟通的信息变成明确的语言。这类父母还会说明，自己可能会采取哪些行动，这些行动有何后果，包括在必要情况下惩罚孩子。此外，这类父母会在孩子的最近发展区内，通过亲情和共情来完成上述与孩子的沟通过程，也就是说，父母给孩子的解释以及父母和孩子商量时使用的语言都在孩子的认知能力和语言能力范围内，同时，父母会在爱护孩子的亲情关系中，一点一滴地提高孩子的胜任力。于是，虽然父母没有在"教"，而孩子已经在"学"——他们学习的是事件、语言和关系。

这种权威型教养模式，再加上关于危险和最近发展区的概念，符合鲍比提出的"目标矫正型伙伴关系"这个概念。加入危险和最近发展区的概念后，教养模式已经不再仅仅指父母的行为，而是指亲子在特定安全特征和特定危险特征的背景下的互动过程，也就是说，权威型教养模式产生了一种保护性、系统性且背景化的含义；父母或孩子任何一方受到较大威胁时，权威型教养一般不会出现，这是由其性质决定的。

以本章开头的场景为例，母亲准备好出发了，但小约翰却不想走。他对母亲说："等一下。"但他很快就忘了这件事，并继续专注地用积木搭一个小车库。母亲等了一下，又喊了小约翰一声，但小约翰不耐烦地回应了一声。母子各自想做的事情之间存在矛盾。母亲来到小约翰身边。她对小约翰搭的积木赞不绝口，并听他讲自己的"大工程"。她重复了一遍他想做的事情，让他知道，母亲明白他想做的事情并让他听一听如何用语言来详细阐述这件事，然后，她把自己想做的事情告诉小约翰：去店铺里买晚饭用的食材，然后回家等他的姐姐回家，同时，做晚饭等父亲回家。在母亲的计划里，每个人都能得到妥善安排，其他家庭成员并不站在小约翰这一边；他要服从其他人的需求，但母亲怎么做才能不把自己的意志强加给小约翰，同时又帮助小约翰服从其他人的需求呢？"我在想，你把这个坡道搭完后，我们把屋门关上，不让别人碰它，这样我们回家后，你就可以继续搭其他部分了。我觉得，爸爸回家时，你就能搭好了。好不好？我和你一起搭好吗？这个车库真漂亮！"在倾听、阐释、提示、赞美、奖励（即给爸爸看）之后，母亲坚持现在就出发去商店。只要母子回家时，母亲能想着提起搭车库的事情，这种由父母引导的商量过程不仅能解决当前问题，而且还能塑造小约翰的学习能力，让他习得如何表达并解决各种问题。

专制型教养模式：疏离型家庭

如果小约翰的母亲采用专制型教养模式，并结合可预测后果，那么会有多大的不同呢？"约翰！听见我跟你说的话了吗？我说，快点过来。快点！"如果小约翰回应了，那么皆大欢喜，但如果他继续玩呢？"约翰！快点过来，要不我就去揍你。"要么小约翰过来了，要么母亲揍了他并把他拽到车里，那么，当前问题能够得到解决，而且解决得直接、干脆，但这种解决办法的长期影响是不良的。小约翰没有习得如何区分危险情境和安全情境；所有情境都需要以尊敬和顺从来应对。此外，关于家庭成员的众多视角和需求，他什么也没有学到，同样，关于如何满足这些需求，他还是什么也没有学到。他的语言能力没有提高；事实上，他所习得的是，没有人想听他的想法。同样，他没有体验到自己的感受被人理解，只得自行面对沮丧的感受。他很可能会习得，自己要抑制沮丧的感受。最后，他开始习得，在人际关系中，有固定的角色拥有权力，也有固定的角色恭顺于权力。未来，他可能会承担主导的角色，也可能会承担恭顺的角色，这取决于对方是谁。另一方面，结果可预测时，他将按成人的意愿表现，并在学校取得优良的成绩。在一些情况下，特别是情况危急时，花费时间讨论和商量可能会带来问题，那么这样的结果是可取的。

放任型教养模式：纠缠型家庭

在这些家庭系统中，一些父母有意识地避免惩罚孩子，而更倾向于接纳孩子，肯定孩子；另一些父母则认为有更重要的事情，所以，与其干预孩子，不如与孩子和平相处来得更轻松。这两类父母都低估了危险，当出现安全问题时，未能采取权威式行动。第一类父母虽然时常回应孩子的负面感受，但在帮助孩子调节这类感受方面，并非特别有效。这类父母时常想纠正自己童年曾经历的控制过度的教养模式。第二类父母没有关注孩子，让孩子感到自己做主的同时，还感到被忽视了。在这类情况下，孩子虽然会感受到随心所欲的满足感，但是也会感到缺少保护，感到卑微。这类父母自身时常会经历过多应激源，无法可预测地时刻专注于教养孩子的细节，但是，他们感到有必要时，会不顾及孩子的偏好。总体上，放任型父母不会建立可预测的外部控制及权威，这会使调节亲子关系的规矩模糊不清。

在上文的例子中，母亲可能喊了小约翰几次，但小约翰没有回应她。于是，她可能会来到小约翰身边，和他慢慢解释有关姐姐和爸爸的安排，最后可能会问小约翰，他觉得应该怎么办。如果小约翰不耐烦地回应"我想在家里玩"，那么母亲就陷入进退两难的境地了。她期待小约翰能够懂事，所以问了他，但小约翰并不懂事，而她也没有备案。她没有别的办法，只能让步，随后面对与其他家庭成员间的问题。具体来说，在这种情况下，她可能无法去市场，因为小约翰的姐姐回家时，她必须在家，这样一来，父亲回家时，就没有晚饭吃，父亲可能会恼怒并发现自己被妻子忽视了，要和儿子竞争。母亲的做法只能解决部分问题，同时又带来了新的问题，家庭成员逐渐感到，需要彼此竞争，虽然他们都得到了过多权威，但他们却感到，自己得到的呵护太少。在儿童时期，放任型教养模式下成长的孩子会表现得情绪调节不良，与其他孩子相比，会使用更多的非言语沟通，表现得逆反、对立，感到不顺利时容易放弃，同时，这类孩子感到重大威胁时，可能会做出反社会行为。另一方面，这类孩子又很迷人，他们善于劝解别人，有趣，又有些暴躁。因此，你和他们最好处于同一阵营中，不要与之对立。

从二元关系到文化

尽管鲍姆林德当初没有采用安思沃斯的依恋模式（安思沃斯的依恋模式与鲍姆林德的几乎是同期出版的），但是这两种认识模式彼此十分匹配。然而，鲍姆林德的模型中缺少的是展示 A/C 组合型的亲子二元关系的教养模式。我们可以认为，A/C 型是父母交替使用专制型教养模式和放任型教养模式的结果（A/C 型），交替方式可以是温和型的，如 A1-2/C1-2 型，也可以是较为极端型的，如 A3-4/C3-4 型。这些组合可以同时发生，也可以反映个体的前后变化。例如，一些日本的父母先是对婴幼儿采取放任型的教养模式，孩子上学后，又改为采取专制型教养模式。

人们也许会问，父母为何不选择"最优"的教养模式？DMM 从家庭背景和文化背景两方面来对个体概念化，这两方面会随着个体经历的危险史和当前经历的危险的变化而变化。如果我们考虑当前背景和历史背景，那么专制型教养模式和放任型教养模式就会变得有意义，能够解决客观问题。例如，当一个家庭或一个文化群体面对极端的、生死攸关的威胁时，那么，遵守规矩、尽量减轻威胁更为重要，相比之下，教授孩子如何表达自我和如何商量就不那么重要了。在这种情况下，采用 A 型依恋策略的父母可能会运用专制型教养模式，这样，孩子大多会采取强迫性顺从策略，这会使孩子更安全，有时也会使整个家庭更安全。这类背景的例子包括奴役、政治镇压和经济拮据勉强度日的生活。在这些情况下，一个错误就可能带来严重后果，甚至家破人亡。父母的首要责任是让孩子存活下来，而专制型教养模式可以履行这种保护性的功能。专制型教养模式的缺点是，父母没有鼓励孩子独立思考，也没有引导孩子注意自己的情绪，这样，孩子可能意识不到重要信息。

如果一个家庭或一个文化群体资源相对丰富，而且其所受威胁程度在轻度到中度之间，那么其就有能力采用放任型教养模式，迅速解决孩子的问题。这样做的短期效果是减少了矛盾而没有引发过多风险，但代价是孩子要长期保持警惕，防范不可预测的威胁，看不到威胁时又会感到焦虑，而且与人交流时会持有"非输即赢"的观点。

另一方面，如果一个家庭或一个文化群体面对持续变化且不可预测的条件，其所受威胁程度在轻度到中度之间，那么采用 C 型策略的父母可以帮孩子做好准备，让孩子保持警惕以适应复杂性和不确定性。缺点是，孩子被迫与父母一起感受焦虑，但自己又看不到威胁，也无法评估威胁，可能无法承受这样的重压；同时，由于孩子对环境发出的信号时刻保持警惕，可能无法在必要时集中注意力（见第五章中对注意力问题的进一步分析）。

当父母的意见不一致时

如果孩子的父母双方对孩子的反应不一致，那么这对孩子而言，是一种尤其困难的情境。如果母亲是放任型，而父亲是专制型，那么孩子该怎么做呢？许多孩子都会面对这种复杂程度的三元关系。当然，任何两位父母都不可能完全一样，而且连婴儿都可以有差别地迅速回应父母两人。然而，出现以下情形时，困难就出现了：

- 适合父母一方的回应与父母另一方的要求截然相反，而且孩子一旦做错就可能受到伤害；
- 父母一方利用孩子制约或威胁另一方（三角关系）；
- 父母利用孩子保护自己。

使用两种截然相反的策略，时机又要恰到好处，这需要孩子保持警惕性和灵活性。孩子可以使用两种截然相反的策略，但在这种情况下，孩子在从事其他活动时，就无法集中注意力和精力。由于智商是个体快速加工信息（包括认知信息和情感信息）的能力，所以智商较高的孩子能够快速适应复杂家庭环境，而智商较低的孩子则不太容易适应复杂家庭环境。

父母将孩子拖入"三角关系"时，孩子面对的情形会更加复杂。在三角关系中，父母彼此间的动机会形成他们对孩子的行为。因为动机是无法观察到的，又因为即便孩子可以看出成人的动机，他们也无法理解，而且我们都会在心中假定，他人对我们做出的行为，其根源就在我们本身，所以，三角关系中的孩子，在不知情的情况下卷入父母的矛盾中，会对各种关系产生非常歪曲的理解。

核心问题是，三角关系中的孩子对于自身行为如何影响他人，会得出错误的"认知"结论。他们会误认为，自身行为会影响父母的回应，而实际上，父母一方的回应与另一方挂钩，所以孩子行为与父母回应之间的关系是没有规律的。

为了提高可预测性，孩子会增强自己的行为力度，结果就出现了一系列极端的儿童行为，每种行为都有所谓的诊断结果，包括进食障碍（即拒绝吃饭）、表演型（即只有在情境具有威胁或危险时，父母才会给予契合的回应）和严重的心理躯体症状（即父母对疾病的回应的契合度比对心理痛苦或人际关系痛苦的回应的契合度更高）。

然而，父母和孩子通常都不会察觉到三角关系中的因果过程，因此，谁也无法恰当地陈述这种因果过程。在这种情况下，心理干预工作的对象将是孩子，其目的是改变孩子的行为，因此，心理干预工作会忽视家庭过程。一些父母只是运用不同的自我保护策略，这些策略是他们从童年习得的，而另一些父母则出于自身需求而把孩子置于三角关系中，孩子会在这个过程中受到伤害。对于这两类父母，我们要加以区分，因为这两者具有不同的临床含义。如果父母自身有需求，那么他们就需要帮助，以便清晰表述这些需求并对之予以满足或调整。

通过话语来认识事物

在前运算智慧的帮助下，学前期孩子开始使用语言来表征自己的意思。这个时期的孩子会通过两种新方式来使用语言：一种是语义概括化，另一种是日常生活的情景。

语义概括化

孩子听到父母通过语义概括化来描述事物的客观状态："那很危险！"

"你真听话!""哎哟!妈妈和你说过,不要碰它。"日后孩子会根据自己的体验,得出自己的结论,但在此之前,他们必须向照料者"借用"语义性预置表征。这就给父母造成了很大的负担,一方面,他们必须清晰表述孩子的视角,把孩子的体验用语言说给孩子听,另一方面,父母自己还要保留成人的视角,以便引导孩子做出安全的行为。如果父母能清晰表述孩子的视角,就能帮助孩子掌握自行讲话的能力,这对孩子是有益的。然而,如果父母允许孩子做危险的事情,就对孩子无益了。权威型父母不但会清晰表述自己的视角和孩子的视角,而且还会引导孩子做出安全的行为。一方面,如果父母强调自己的视角,那么孩子的语义知识就是"借"来的,这类孩子也许会用父母的视角替代自己生成的信息,从而无法习得如何自行判断事物是否安全;另一方面,如果父母强调孩子的视角,那么他们也许会给孩子带来危险,并同时传达给孩子一个信息,即孩子的视角是充分安全的。因此,与其他事物一样,这需要平衡,而平衡是成熟的成人应做的贡献。

对语义(概括化)的记忆的另一方面是其规范性用法。一些语义陈述可以**描述**事物的客观状态,而另一些语义陈述可以**规范**事物按理应当如何,或者应该如何,或者必须如何。每个孩子都需要一些规范性信息,但当孩子听到过多的规范性信息/期望时,他们可能会觉得自己总是无法满足期望。

情景记忆

父母还要帮孩子习得如何讲述日常生活中的情景,以及讲述时要包含哪些信息。例如,学前期的小玛丽跑到妈妈身边,兴奋地要告诉妈妈刚刚发生的事情,但她只能说出三四个字。接下来妈妈说的话十分重要。也许她会详细阐释小玛丽的话:"哇!你刚刚看到了一只大狗,它的主人对你说,你可以拍拍它,是吗?那么,你拍它了吗?"这样,妈妈和小玛丽开始构建小玛丽的故事。或者,也许妈妈会回答:"关于狗狗,我怎么和你说的?我和你说过,狗狗会咬你的!"这样,小玛丽没有习得如何讲述其故事,取而代之的是妈妈给出的规范性禁令。如果换成其他情景,母子之间的互动甚至会骤然停止。例如,孩子问妈妈:"妈妈,刚才你和爸爸为什么吵架?"但妈妈转身离开了，或者对小约翰大吼，要他去打扫自己的屋子，或者自己倒了一杯酒。在这些情景下，孩子可能体验到了强烈的感受，而又无法理解父母的行为，且清晰表述自己的问题并对之予以讨论也不被父母允许。这样，孩子对未来人际关系的准备是不足的。

个体害怕的事情很容易成为不能谈及的事情，但这些事情依然会通过非言语沟通产生影响，只是没有明确的言语性预置表征。如果婚姻中的矛盾是不能谈及的话题，那么这些矛盾在情景中就没有言语性预置表征，小玛丽或小约翰也就难以思考这个问题。

还有一些信息，可能不仅不能讲出来，甚至不能为人所知。例如，我们发现，一些多年来断断续续接受治疗的人和一些在生活中面对很多困扰的人，他们的成人依恋访谈结果显示，他们可能存在出轨或性行为不端的迹象。卧室与卫浴间这些令人浮想联翩的地方藏有很多故事，让孩子感到兴奋，打乱他们的心思，让他们沉默，他们成年后，依然会感到兴奋、心思被打乱，并保持沉默。如果小玛丽和小约翰在应对父母间矛盾带来的影响时需要治疗师帮助，那么一方面，他们可能难以向治疗师表达这段经历，另一方面，治疗师可能也难以在他们讲述的其他经历中觉察出这段经历的蛛丝马迹。一个有效的评估工具，其目的之一就是揭示遗忘的信息碎片，把它们拼接起来，并赋予其意义。

我们认为，这就是"成人依恋访谈"对成人的价值；它可以挖掘出不完整信息的缺失部分，从而追溯到那些令个体担惊受怕的受抑信息。这样，我们就可以看到怪诞行为背后的原因，进而改变家庭的当前功能。

绝对化的信息

学前期儿童对待信息的态度是把信息"绝对化"。这种功能方式比婴儿的"现实主义"更为复杂：虽然学前期儿童知道，信息可能会不准确，但他们仍然将信息视为绝对的。

绝对化的心理过程

1. **定义**：认识到人类思维产生信息，因此一些信息是错误的（既包括无意的失误，也包括有意的谎言）。

2. **局限**：无法接受其他视角。

3. **信息类型**：躯体信息、程序信息、前意识意象信息；个人肢体语言、借来的语义信息、内涵性预置表征；功能运作仍然主要是前意识性的。

4. **个体的执行功能**：学前期儿童无法调节由哪个预置表征来支配其行为。

5. **个体差异**：基本上所有正常人都能掌握绝对化的信息加工模式。

6. **治疗意义**：改变孩子的人际关系背景仍然是首选治疗方式。

新的自我保护策略

孩子进入学前期，掌握新技能后，就有可能掌握更复杂的自我保护策略。A 型自我保护策略的特点是忽视自我而迎合他人，在 A 型策略中，强迫性照护策略（A3 型）使孩子更能应对抑郁 / 退缩的父母，而强迫性顺从策略（A4 型）使孩子更能应对难以满足 / 愤怒的父母。这些策略的较平和的形式是强迫性关注策略和强迫性表现策略。在 C 型策略中，在 C1 型和 C2 型策略的基础上，又出现了更有力的攻击策略（C3 型）及其对立面——假装无助策略（C4 型）。

强迫性照护策略（A3 型）

如果孩子担心失去父母的关注和保护，那么他们会采用 A3 型策略；如果孩子担心受到父母的严厉惩罚时，那么他们会采用 A4 型策略。采用 A3 型策略的孩子会隐藏自己需要照料的证据，同时主动照料父母。他们呵护父母，慷慨地把自己的玩具和食物给予父母，安抚父母，父母情绪低沉时，孩子还会展示出阳光、积极的情感。"看！我很快乐！如果你看看我，你也能像我一样更快乐。我不会给你添麻烦的！"当然，孩子无法说出这些话，但孩子的行为传达出了这个信息，其效果是拉近了亲子间的心理距离，这是好事，因为如果父母心不在焉，孩子就无法得到保护。如果用鲍姆林德的教养模式来描述，那么对于采用强迫性照护策略的孩子，其父母放弃了自身角色，其角色由孩子承担，角色互换后，孩子只能充当专制型父母。这种策略的心理代价是，这类孩子可能无法感受到自己的负面情绪，而对于这些负面情绪所提示的威胁，也无法寻求保护。简而言之，如果孩子对父母过于敏感，那么可能会对自己过于迟钝。

强迫性顺从策略（A4 型）

采用 A4 型策略的孩子还会密切关注父母的愿望，但在这种情况下，他们会寻求（规范性）信息，了解自己应该做什么。他们担心，如果自己做错了，或者没有按照专制型父母的意愿做，就会遭到严厉的惩罚。因此，他们调节自我的首要原则就是"不要做错事"。他们了解到父母对自己的期望，并在可能的情况下，在父母提出期望前就予以满足。此外，他们还会保持警觉，看父母是否还有意料之外的偏好，并迎合这些偏好。这类孩子时常诚惶诚恐，而父母认为这是孩子尊敬自己的表示。另一方面，孩子不敢表现出愤怒。这会让孩子极大地抑制自己的行为，可以观察到，这类孩子过度安静，肢体僵硬，动作不自然。在人际关系中，如果惩罚十分严厉，那么运用强迫性顺从策略的孩子就能更安全；如果一个家庭的外部危险较高，或者外部危险曾经较高，那么要保证孩子安全，就要严格看管孩子，那么这个家庭的孩子就容易采用这种策略。采用这种策略的代价是，对于孩子的愤怒，不但成人没有觉察，而且孩子自己也没有觉察；同时，孩子的自发性降低了。

A 型策略中，孩子的视角要让位于成人的视角，也正是因为这个原因，父母、老师和青少年团体的领导对采用这种策略的孩子的表现十分满意，并给这类孩子的表现较高的评分。同时，孩子的强烈焦虑感和自我抑制时常被忽视，而且他们一味担心做错事或犯错误会使他们难以习得新技能。此外，采用 A 型策略的孩子不大可能被转介给专业工作者，因为按成人的措辞来讲，这类孩子非常成熟。然而，如果这类孩子及其家庭得不到帮助，问题就可能出现。孩子可能出现抑郁，而且先前受抑的负面情感可能爆发出来。负面情感受抑时没有表现出来，而当其不再受抑时，就会爆发；如果抑制情感的策略未能保护孩子，那么先前受抑的情感就最容易爆发出来，同时孩子的情绪跌落，反映出失败或抑郁的感受。换句话说，失去主动抑制后，先前受抑的感受就不再受抑，在个体无意识的情况下表现出极其强烈的"反弹效果"（见后文哈基姆的案例）。这类案例需要早期预防。这需要我们尽早认识到孩子的焦虑感反映出家庭层面存在的问题，如负面感受被压抑，同时，我们还应尽早实施一些程序解决这些问题。当然，这是一个复杂的过程，需要父母察觉到这种情景，且习得为孩子的负面感受赋予更为正面的意义，并最终辅助孩子调节他们对负面感受的表达方式。

攻击策略（C3型）

如果人际沟通的内容较为含糊或者沟通结果不可预测，那么儿童会尝试让该人际关系变得清晰并可预测。为了让父母一直关注自己，许多儿童自身会变得不可预测。一些孩子夸大愤怒，同时抑制表现自己对舒适的渴望和自己的恐惧，从而使成人更有可能安抚自己。于是，这类儿童更具有攻击性（容易伤害他人），或者更爱挑衅（做父母禁止做的事情），或者爱冒险（容易伤害自己）。这些做法容易引起父母的关注，但如果父母无法解决这些问题，而亲子间的这种较量又无法停止，那么父母可能就会变得愤怒。为了既有效又安全地威胁父母，孩子就必须能够消除父母的愤怒。

此时，这项策略的另一面便开始发挥作用了。威胁型的孩子察觉到父母愤怒后，不再表现并强调自己的愤怒，而是抑制自己的愤怒，同时夸张地表现出自己既害怕，又渴望舒适。这类孩子会在口中含着拇指，低下头，缩着肩膀，嘴唇哆嗦着，一副要哭的样子……于是，刚才还怒气冲冲的父母现在没了脾气："啊！我没想吓唬你！妈妈爱你！"然而，亲子间的较量没有停下来。孩子看似"赢"了，但实际上并没有赢家，因为孩子与父母一样，深陷于这场亲子较量中不能自拔。然而，这场较量起到了保护孩子的功能，因为父母注意到了孩子。因此，孩子得到安全的代价是感到焦虑，同时深陷于亲子较量中。如果亲子双方没有更好的办法来解决矛盾，这个家庭就需要外界的帮助。

假装无助策略（C4型）

　　孩子还有另一种选择，那就是强调自己的恐惧感，同时隐藏自己的愤怒感，不让其露出蛛丝马迹。他们不会假装强大，而会假装弱小。他们讪讪地笑，犹犹豫豫，一遍又一遍地尝试却毫无进展。他们需要帮助！虽然他们没有寻求帮助，至少没有通过话语寻求帮助，但他们太缺乏胜任力了，成人不得不伸出援助之手。他们做出卖萌的行为，如此可爱，使别人对他们产生好感，在帮助他们的同时感觉良好，至少在一段时间内会感觉良好，最终，父母厌倦了，不愿再搭理这枝温室里的花朵了。父母希望儿童表现出胜任力，他们想摆脱孩子因为缺乏胜任力而给自己带来的枷锁，他们想重获自由。于是，同情化为愤怒。当然，如果这类孩子采用的威胁策略是有效的，那么他们对于意料之外的事情是有备而来的。他们会抑制恐惧感和对舒适的渴望，同时发一下脾气！"哎哟，宝贝！"父母一下子后悔了，退缩了！他们搂住小宝贝，安抚他，帮助他！他们不想让孩子发怒，否则孩子不高兴，他们自己也苦恼。于是，亲子间的较量又继续下去了。威胁行为的问题在于个体依赖于非言语沟通。虽然孩子得到了父母的关注，但孩子传达给父母的信息是什么？父母通常回答不出这个问题的答案，只是一次又一次地应对孩子制造的难题，而没有"全局视角"，即孩子的行为的功能是让父母的注意力和行为更加可预测，更能保护孩子。然而，不通过话语表达，这个信息是难以被发现的。

　　平和、放任型的父母不忍心让孩子遭受痛苦，于是，他们在不了解孩子的基本需求的情况下便满足孩子的要求，对于这类父母而言，上述问题是一个核心问题。此外，由于孩子的行为十分激烈，父母很容易认为，孩子在制造问题，而没有认识到，正因为自己提供给孩子的保护不可预测，所以孩子才凭直觉解决问题。这样，我们很容易给孩子贴上各种诊断标签。最后，孩子的个体发展可能会受到限制，因为他们不得不花很多精力来争取父母的注意力。孩子不断遭遇问题，其探索活动必然受到制约。当采取行动比交谈和商量更重要时，孩子的讲话技能就会受阻。

虽然我们认为，父母采用 C 型策略时，孩子就会采用 C 型策略，但是，研究结果显示，父母采用 A 型策略时，孩子也可能采用 C 型策略。如果父母采用 A 型策略，而且他们对孩子放任的动机是内疚，那么他们给孩子的信息可能是复杂而混乱的，孩子会渐行渐远，愈发强化自己的沟通，他们要得更多，威胁得更多，更具有挑衅性，甚至冒真正的危险。

出现问题时

习得如何用言语来商量，尤其是把非言语信息用言语表达出来，使之得到明确处理，是学前期这个年龄段的一个核心过程。当孩子采取威胁策略，决策过程被一场较量所取代，就会出现问题；当专制型父母担心，如果自己对孩子过度仁慈，会给孩子带来不良后果，从而拒绝和孩子商量，也会出现问题；当亲子间情感联结失败，以至于完全不能沟通，同样会出现问题。上文已经讨论了威胁策略。下文中，我们将探讨后两种情境。

对强迫性顺从策略（A4 型）开展干预工作

早期干预。小哈基姆三个月大时，考虑到其家庭存在虐待及忽视孩子的风险，专业工作者安排其母亲参加了一项早期干预项目。小哈基姆的母亲的个人情况是，她未完成学业，由于国内环境较为危险，刑法较为残酷，她通过移民离开家园，现在的居住地点位于一个犯罪率较高的地区。她参加的亲职教育课程强调孩子的个体发展和正面行为：与孩子交谈，发挥玩具的作用，并把感受用言语表达出来。在课程中，专业工作者鼓励母亲们使用除体罚以外的管教技巧，如暂停时间（time out）。

对早期干预结果的评估。小哈基姆两岁大时，母亲带着他参加了一次名为"陌生情境"（Strange Situation）的评估，其目的是评估早期干预工作的效果。专业工作者采用了"学前期儿童依恋评估"（Preschool Assessment of Attachment，PAA）来识别小哈基姆的依恋模式。专业工作者希望，在早期干预工作的帮助下，小哈基姆能与母亲形成安全型依恋关系（B 型）。

在"陌生情境"中，小哈基姆的情绪唤起极其高涨，他的语调尖锐，说话断断续续、无法连贯，尤其当母亲在场时，更是如此。这很不寻常，因为母亲在身边时，大多数孩子都会很平静，而小哈基姆不但不平静，反而看上去很焦虑。母亲安静地坐着，没有微笑；她讲话时，如让小哈基姆注意玩具或者叫玩具的名字时，她的语调听上去不自然。有几次，她**柔和地**向小哈基姆讲话时，小哈基姆的情绪唤起出现陡增，他把玩具扔到一旁并大笑。这表明，母亲柔和地对待小哈基姆时，比她在安静时更让小哈基姆感到痛苦。随后母亲离开房间，走时既没有和小哈基姆说话，也没有看他一眼。小哈基姆的情绪唤起瞬间跌落：他看上去很沮丧，平静地躺在地板上。有时，他会摸自己的裆部，让自己平静下来；个体对裆部自我安抚时，通常表明个体处于强烈痛苦中。个体的情绪唤起出现快速、极端的摇摆时，通常表明个体的策略失败，处于极度痛苦中。然而，母亲离开房间时，小哈基姆没有反对；母亲在房间里时，小哈基姆反而想离开房间，但母亲把他带回房间时，他没有反抗。母子在房间重聚时，母亲可以看出小哈基姆感到痛苦，但她没有安抚他。母子第二次在房间重聚时，母亲问小哈基姆，他是否生气了，他跑到她身后，焦躁地挥动手臂并在她看不到的情况下做鬼脸。

很明显，小哈基姆没有与母亲形成安全型依恋关系，但同时，他的行为与通常的 A 型、B 型和 C 型策略都不匹配。专业工作者对小哈基姆的行为提出了一些问题。为什么母亲的情绪唤起这么不自然，而小哈基姆的情绪唤起这么极端？为什么母亲和他讨论愤怒时，他感到痛苦，并将自己的痛苦隐藏起来，不让母亲看到？为什么他的正面情感让人感觉非常脆弱，就像大笑突然转化为哭泣？种种迹象表明，个体采用了强迫性顺从策略（A4 型），在这种策略中，愤怒是受抑的情感。

然而，一些迹象与 A4 型策略不匹配。尽管小哈基姆的愤怒看上去像 C 型策略，但他的愤怒爆发时，母亲并不在场，而且，母亲喊他回来时，他也没有反抗，相反，当母亲做主时，他顺从了她，这就排除了C型策略的可能性。小哈基姆的愤怒爆发时，目标并不是母亲，而是置换成了玩具。此外，当母亲按照课上所学，用言语来表述小哈基姆的愤怒时，小哈基姆跑开并在她身后"发作"了，表明其强烈的负面情感突然不受抑制了。

如果母亲对孩子十分严格，惩罚十分严厉，那么孩子的情感受到抑制，受抑的负面情感有时会突然迸发出来，就像蓄藏已久的愤怒、恐惧或对舒适的渴望会突然爆发出来一样。小哈基姆也有"兴奋""歇斯底里"的行为的**正面**的爆发。他做出这两种行为时，都是在母亲对他"说教"之后，而母亲在正常情况下是不会做出这种行为的。哈基姆要逃离房间和母亲，表明他想独处，这是一种类似于A6策略的强迫性自立策略。当然，两岁大的孩子无法自立，所以这种策略注定会失败，孩子会表现出抑郁。这样，一方面，他不愿亲近母亲，另一方面，他又无法自立，所以他似乎处于两难的境地。

在家庭层面理解干预结果。为了理解小哈基姆及其母亲的案例，我们考虑了早期干预工作是否带来了预期之外的效果。早期干预工作者引导小哈基姆的母亲尽量避免使用体罚后，小哈基姆不那么抑制自己的情感了，但小哈基姆的愤怒并没有缓解。也许母亲只有在平静的时候才会避免使用体罚，或者母亲只有在早期干预工作者在场时，才会避免使用体罚？小哈基姆似乎体验过母亲不那么平静的时候，而且似乎在母亲对他严厉时，他才更清楚自己该做什么。那么，这些能够鼓励个体发展并支持其形成安全型依恋关系的常用技巧为什么对小哈基姆和其母亲却没有效果呢？

如果我们采用系统性视角，可以看到，这项干预工作的关注点似乎过于狭隘，它只关注（每一位）母亲（从规范性角度）**应当**如何对待幼童，而没有考虑家庭背景、社区背景和文化背景。例如，小哈基姆的父亲对这种教养自己儿子的方式做何感想？早期干预工作者时常会说，无法联系上父亲，因为父亲要去上班。然而，如果一个家庭的一家之主是父亲，而父亲没有参与早期干预工作，那么整项工作就可能遭到破坏，母亲也可能陷入困境：一边要顺从丈夫，另一边又要取悦专业工作者。这时，如果使用家谱图来提问，那么早期干预工作者甚至可以在不见父亲本人的情况下，就收集到一些有关他行为的信息。这并不需要我们接受系统性家庭疗法的精细训练，但工作的一项要素是，需要更多的家庭成员参与进来。

在文化层面理解干预结果。分析过家庭层面之后，我们再考虑文化层面：小哈基姆生活的社区是否存在危险，在这些危险中，他越来越想自立是否是安全的？经过世代学习，小哈基姆所在的文化群体如何看待危险，又如何保护孩子的安全？大多数文化多样性的课程都在讨论文化价值，但这些课程忽视了各个文化群体在其历史上遭受过何等威胁，经历过怎样的丧失。同时，这些课程也没有讲述各个文化群体长期以来为避免伤害所形成的策略。个体不会轻易放弃一直信赖的策略而采纳新策略。如果早期干预工作者请文化群体的领袖帮助设计早期干预课程，可能会使文化间差异明确地显现出来，并促进人们讨论一个少数文化群体如何能自我调整，从而适应多数文化群体的环境。

在本案例中，干预工作者将干预课程制作成手册并分发给不同文化背景的母亲，在一些情况下产生了预期之外的负面效果。也许这些母亲运用的策略在特定背景下已经具有适应性。所有文化群体都会采用对其而言适应性的策略，而非自寻失败的策略。要理解这一点，就要和一个文化群体的多位代表进行持续对话。最后一点，专业工作者在处理干预工作中收集到的证据时，本可以发现，有一些预期之外的干预结果初露端倪，在掌握这些信息后，干预工作者本可以调整干预方案，避免小哈基姆和母亲间的关系出现恶化。

总体上，这项干预工作未能考虑这个家庭面对的关键危险是什么以及如何保护这个家庭。

自闭症

▎小兰迪无法融入社交环境中

近日，我的一位同事遇到了一件怪事。他在一家店铺购物时，一位店员称自己的儿子小兰迪患有自闭症，但同时也说："我们非常疼爱他。我们认为他具有某种非凡的天赋，以后会超凡脱俗。"这位店员是在介绍古董家具时说的，这一点值得注意，一些相关问题值得思考。首先，父亲对儿子小兰迪的自闭症的想法似乎融入了他的每项活动及他与每个人的交谈中。其次，他描述自闭症时，好像这是什么值得骄傲的事情。

自闭症的病原学和流行病学研究

自闭症是一项重要的临床课题，它涉及心理病理学中核心的生物学过程和体验过程的基本问题。同时，它也强调了研究工作的决策过程、各类障碍的定义过程，强调临床工作者如何掌握最新的科学知识以及如何将最新的科学知识应用于治疗等问题。因为临床工作者是科学知识和诸如治疗类应用之间的纽带，所以他们的认识至关重要。

近些年，自闭症的诊断率急剧上升，现在，约有 1.13% 的孩子患有自闭症，而男孩患有自闭症的比率约为 1.84%。下文中，我们汇总了一些关于自闭症病原学的科学文献。在本书中，"自闭症"一词包括阿斯伯格症候群（Asperger's syndrome）和自闭症谱系障碍的轻型形式。个体存在以下三个特征时，可以确定为患有自闭症：社交退缩、有限的沟通和重复性的行为。

我们的目标是建立一个更全面的自闭症病原学模型，进而找到治疗办法。为此，我们要探究许多因果因素，这些因果因素隐含在个体发展的诸多过程中，这反映出自闭症可能存在不止一个致病过程。如果使用系统理论术语来描述，那么我们要探究自闭症的众多形成路径。我们会从微观到宏观系统性地展开讨论，从基因开始，以文化收尾。

基因组学

基因携带着如何建构大脑和身体的信息。基因组学涵盖的课题包括研究 DNA 的结构变异（遗传学）和控制基因表达的调节过程（包括亲代经历的影响，即表观遗传学）。虽然早期研究认为，自闭症是由基因决定的，但人们从未发现这个"自闭症基因"，而且近年来的研究表明，约55%的变异由环境因素造成。现在，遗传学研究人员已经不再认为自闭症是由遗传基因造成的，而是开始研究以下课题：（1）二次突变的作用及其对调节突触发育和轴索发育的基因是否存在影响；（2）DNA变异与DNA序列变异（基因座间相互作用）如何组合会增加罹患自闭症与其他精神障碍的风险；（3）控制基因表达的表观遗传学机制；（4）通过与环境相互作用研究基因。

神经上的差别

有数据明确显示，自闭症儿童的大脑结构与非患儿的大脑结构之间存在差异，这一点没有争议。从功能上讲，自闭症儿童的大脑具有过多神经元，这是因为未使用的神经元得到的修剪过少，而常用突触路径又启动不足。正常情况下，在个体生命的前两年，其神经才会被修剪，目的在于优先形成一些神经路径，如负责提取人脸表情含义的神经路径。修剪是依赖环境的，它会使每个婴儿的大脑适应其独特的发展环境，使婴儿的行为更有效，也更高效。因为自闭症患者所缺少的正是这种高效的适应性品质，所以我们应该考虑，这些患者是否缺少某些特定的体验，而这些特定的体验恰恰是人类基因组所"期待"的。患者缺少的特定体验可能包括契合的回应和特定的面部刺激。如果一个婴儿知觉到的契合的回应较少，例如，父母的行为对婴儿而言过于简单或者过于高级，或者父母的面部线索不够明确，那么婴儿的大脑可能无法进行适当的组织。当然，回应契合度是相对的，取决于孩子的个体发展：新生儿时期，孩子需要父母给予接近完全契合的回应，但随着婴儿大脑逐渐发育成熟，回应契合度可以逐渐减弱。

心理信息加工方式上的差别

自闭症儿童处理信息的方式，尤其是处理社交信息和语言信息的方式，与普通儿童存在差别。2~4岁时，儿童的社交技能和语言技能快速发展，上述差别开始变得明显。

- **行为上的证据**。与按照普通发展规律成长的个体相比，患有自闭症的儿童和成人直视人脸的时间较少，尤其是直视眼部区域的时间；同时，他们对人脸的反应比对物体的反应要小。神经成像研究显示，与普通儿童相比，在自闭症儿童的弟弟妹妹中，后期被诊断为自闭症者，在被诊断前面对人脸时就表现出较少的神经活动。这些差别表明，在自闭症患者的体验中，人脸不能提供有用的信息。

- **心智理论**。关于情绪识别的研究和心智理论（即理解他人情绪、思想、信念和意图的能力）表明，自闭症儿童难以识别自己和他人的感受。同样，与控制组儿童相比，自闭症儿童的情绪反应的区分度较小，而且更为负面；他们难以评价自己的感受，也难以为自己的感受命名。目前，尚未有纵向研究探索过导致这些缺陷的条件。

人际关系因素

自闭症的两个鲜明特点为社交退缩和缺少沟通，都属于人际关系范畴。这表明，自闭症患者的家庭成员的行为可能对患者具有重要影响。

儿童自身的差别

在游戏互动中，同处于婴儿期的几个兄弟姐妹中，与发展正常的婴儿相比，后期被诊断为自闭症的婴儿被诊断前其注视人脸的时间就较少，身体接触也较少，对他人微笑也较少。6个月大后，有人叫他们的名字时，他们的回应开始减少；2岁大时，他们参与的人际游戏开始减少，他们的目光注视和用手指向物体的次数也逐渐减少，对语言的注意力也开始减少，重复行为增多。两组兄弟姐妹都不如正常发展的儿童"活泼"，这表明他们的反应更为缓慢。一般情况下，以儿童差别为课题的研究报告不包含父母的行为。

父母的差别

虽然就回应儿童发出的信号而言，自闭症儿童的母亲并不比其他母亲迟钝，但她们所做出的回应的交互性较差，且引起孩子的负面情感较多，同时给予的正面情感较少，回应中包含的支持较少，强调的符号较少，指令性较强，回应契合度较低。这类母亲时常喊了孩子的名字，接下来却讲自己的事情。母婴二元关系的同步性较低，预示着孩子在 16 岁时会出现相互注意协调障碍和语言障碍。这类研究工作的问题在于，它们没有理清因果关系，具体说来，是孩子行为导致了不同父母的差异，还是不同父母的差异导致了孩子行为，还是起初误判的一个微小线索逐渐放大，形成了不同父母的差异？然而，这些研究结果确实证明，其后会罹患自闭症的孩子，他们的父母虽然很敏感，但回应契合度较低。

自闭症儿童的家庭

就家庭功能和父亲角色的课题而言，可参考的论文十分有限。养育自闭症儿童的责任主要由母亲承担，这种功能模式塑造了父母体验的质量。自闭症儿童的父母，尤其是母亲，比正常发展的儿童的父母体验到的压力更大，甚至比患有其他残障的儿童的父母体验到的压力更大。

此外，这类家庭的家庭功能（适应能力和凝聚力）也较差，婚姻满意度较低，离婚率较高。值得注意的是，父母体验到的压力至少在部分上可以通过以下因素预测：父母的心理应对策略、控制点、社会支持资源，以及父母是信任心理干预工作的效能还是信任人口统计变量。这就强调了考察父母因素的重要性，因为父母因素会对孩子的个体发展结果产生影响。

值得注意的是：（1）在婴儿期和学前期的二元关系互动中，大多数方面与正常的二元关系没有显著区别；（2）婴儿期未被诊断前，自闭症儿童与正常儿童之间差别较少，年龄大些后，被确诊的自闭症儿童与正常儿童之间差异较多。研究结果的规律表明，自闭症的病因要么是成人给予儿童的信息过于贫乏（如孩子被忽视，由社会福利机构抚养等），要么是成人给予儿童的信息过剩，过于复杂（如父母表现过度等），但无论在哪种情况下，孩子察觉不到父母的回应，父母对孩子情感的敏感度较差。

依恋关系

依恋关系是反复互动的累积结果。虽然自闭症儿童与母亲之间也存在依恋关系，但该依恋模式通常与普通的依恋模式不同。严重的自闭症儿童常伴有较高的不安全感，当其感受到压力时心跳较快，其大脑皮层回应较低，这表明自闭症儿童不但压力较大，而且无法形成人际保护回应。研究发现，自闭症儿童的父母与其自身父母之间的依恋关系曾存在压力，一些自闭症儿童的母亲在童年时曾经历虐待。

治疗研究

治疗研究工作能够发现使治疗发生变化的条件。行为干预工作的结果显示，如果成人的可预测性和回应一致性提高，那么儿童的自闭症症状将会减少，语言能力将会增强。有一份研究发现，因为模仿所产生的契合度很高，所以与亲职教育、相互注意协调能力和情感分享相比，它才是治疗的"有效成分"。此外，如果父母能够更多地参与治疗，那么治疗的长期结果就会更好。另外，父母的可预测性是不完美的，相比之下，科技干预手段可以提供完美的可预测性，从而减少孩子的自闭症症状，但近期研究结果显示，科技干预手段带来的变化不能持久。此外，鲁特（Rutter）等人的研究发现，极度缺乏社交刺激的孩子的回应契合度较低并表现出自闭症特征，但当其环境改变时，一些自闭症症状随之化解。

近期有一项新的研究成果值得注意，那就是在治疗中使用催产素，这是一种在哺乳动物进行情感联结时必不可少的神经肽。初步研究的正面结果表明，自闭症孩子及其父母体内催产素系统的破坏将是未来的重要研究领域。研究人员还采用了其他药物进行治疗，主要目的是减少共病障碍（如睡眠困难或攻击性等）。药物全面影响了自闭症儿童的神经系统而不是给予反馈，这可能无法让患儿对环境变得敏锐。

应当注意，自闭症成人患者间差别很大，有些人无法生活自理，而有些人则可以正常生活。这表明，自闭症所体现的是人的维度性差别，而不是一种分类性差别。

背景因素

自闭症诊断中的文化转变

20世纪五六十年代的临床医学文献曾假定，儿童的自闭症是母亲行为不当所导致的（如"冰箱"母亲）。这一假设不仅缺乏实证性数据的支撑，而且措辞强硬，对广大母亲百般非难，所以一经发表，即遭到强烈反对。较有势力的父母权益团体强烈抵制"抨击广大母亲的理论"并不再资助对家庭内部因素的研究，转而资助对基因因素和家庭外部因素的研究。当针对双胞胎进行的研究指出自闭症是由基因所决定的时候，研究其他病因解释的工作大都暂停了。随后，研究环境影响因素的工作表明，极度贫乏、早熟、妊娠期早期服用抗抑郁药物以及发炎过程可能是一类自闭症的病因。

诊断标准拓宽

此后，"自闭症"这个词的含义逐渐拓宽，被诊断为自闭症的儿童数量猛增。人们对这种病症的关注度提高，自闭症的服务机构随之增多，这也体现在文化的转变方面：当时，一些自闭症患儿的父母不仅不再害怕自己的孩子被诊断为自闭症，反而希望自己的孩子能够得到恰当的诊断，以便帮助孩子得到有效治疗。在这一过程中，医师们可能起到了推动的作用，他们积极响应孩子父母的顾虑，而且服务机构也越来越多。

自闭症病因的结论

我们对这一问题进行梳理后发现，没有一个或一组因素可以解释所有自闭症病例的成因，而是儿童因素、父母因素和文化因素三者相互作用而共同导致了自闭症。儿童因素包括：（1）负责调节神经发育的基因变异，该因素与人际关系因素和环境因素的相互作用；（2）大脑的结构差异与功能差异导致大脑在加工信息时，尤其在加工社交信息和语言信息时分散、低效。在行为上，患有自闭症的个体回避与他人面对面的接触，仿佛人脸不包含任何意义，甚或包含有害的意义，而且男性患者比女性患者处理人脸信息更慢。母亲因素包括：（1）自闭症孩子的母亲与其自身父母的依恋关系曾存在困扰；（2）母亲在童年曾遭虐待；（3）分娩前后患有抑郁症；（4）接触发炎的机会较多。文化因素包括：人们越来越容易接受自己的孩子被诊断为自闭症。这里，虽然我们没有列出全部因素，如父亲的因素和家庭因素等，但从中已经可以看出，异常基因和毒素不会造成自闭症。值得注意的是，如果治疗方案能注意提高成人的回应契合度，孩子的行为就会有所改善。

根据上述梳理结果，我们对自闭症的病因提出了一种假设，它是多因果关系的，以个体能力为基础的、动态发展的（即便系统已经开始运转，也可以被改变）。我们提出的病因假设为，自闭症可能是一个症状群，它反映了个体的神经／心理水平与人际关系水平之间的匹配不良；"人际神经生物学"（interpersonal neurobiology）涵盖了这两者之间的匹配状态。在自闭症中，人际神经生物学指亲子匹配不良，这种匹配不良至少会通过两种个体发展路径形成：信息输入贫乏和信息输入过剩，但不论哪种个体发展路径，成人给予的信息都不在婴儿的最近发展区内。如果婴儿发出和接收信号的能力、察觉的能力和回应的能力在父母的最近发展区之外，或者父母关注孩子的能力、解读信号的能力和回应的能力在孩子的最近发展区之外，或者孩子和父母各自的上述能力都在对方的最近发展区之外，那么婴儿可能无法体验到时间上契合的回应，也无法与父母进行情感调和，也就无法形成一些神经网络，同时也无法通过弃用一些神经网络从而修剪另外一些。这会造成亲子二元关系破裂，破裂的亲子关系要么得到修复（即亲子关系通过学习形成一条远离自闭症的个体发展路径），要么持续匹配不良，亲子双方都感到不适（即二元关系形成一条趋近自闭症的个体发展路径）。

这一假设所关注的是亲子二元关系匹配不良的时刻，即亲子二元关系同步性破裂的时刻。我们研究的课题是这些时刻出现的相对频率和亲子二元关系修复的可能性。如果破裂的时刻出现得比修复频繁，那么婴儿大脑的成长将受到影响，母亲和孩子双方在互动中都感到不适，一个无效循环形成：婴儿回避，母亲无效地尝试纠正问题。在几个月的发展过程中，如果这个二元关系过程不断重复的次数足够多，则可能会产生自闭症症状。

　　理解这一假设的重点在于，不是每一个自闭症病例都具有所有的因果因素，也不是每一个自闭症病例都具有相同的因果因素。在一些病例中，婴儿自身存在的风险（二次突变、表观遗传压力因素、出生体重低等）会制约婴儿的能力，使婴儿难以向母亲发出信号，或者加工并回应母亲给出的信号。在另一些病例中，母亲的风险，包括过去的应激经历对母亲的神经生理和行为的影响，会使母亲做出的行为难以同调婴儿。在许多病例中，孩子自身存在的因素和母亲方面的因素会相互作用。然而，所有自闭症病例都包含一个关键因素，即婴儿在与父母互动的过程中，无法体验时间上契合的回应和情感的同调。一旦这个过程出现，而且修复一再失败，那么"婴儿逃避，父母追逐"的循环就会上演。早期时，这个循环会被父母发觉，随后在孩子两岁时，这个循环会被专业工作者认定为自闭症的症状。在我们的假设中，存在固有的治疗契机：这个循环中存在多个时间点，如果我们可以在这些时间点上解决家庭面对的关键危险，就可以改变这个循环。

　　这个概念化的目标是根据病因和功能性心理过程（可以通过治疗解决）对自闭症进行疾病分类，但仍有一些重要问题没有得到回答。例如，为什么男孩比女孩的患病概率高？如果父亲年龄较大，Y 染色体的二次基因变异是一个因素，那么这些二次基因变异就会影响男孩，而不会影响女孩；如果母亲因为早先和男性间存在负面体验而感到压力或抑郁，那么男孩受到的影响比女孩多；如果父母更喜欢男孩，可能会更关注男孩个体发展中的轻微变化，也就是说，如果父母对男孩十分关注，任何唯独对男孩不利的问题都可能产生一个失望的循环。此外，是否存在父亲因素和家庭因素呢？目前，我们掌握的信息过少。另外，患儿兄弟姐妹的 80% 不会被诊断为自闭症，其原因是什么？是这些兄弟姐妹真的未罹患自闭症吗？其次是情感因素。对于患儿的情感，尤其是亲子间的情感调和，在我们研究自闭症的过程中关注过少。最后一点，如果是上述因素共同作用，使儿童罹患自闭症，那么我们是否有必要把这个意外的结果归咎于任何人呢？

　　希望我们的假设和上述疑问能够引发新一轮的研究浪潮，将多个层面的因果关系（从基因层面到生物层面，再到心理层面、人际关系层面和背景/

文化层面）综合起来，更全面地理解自闭症这一复杂病症。在此之前，希望
我们的观点能够帮助临床医师重新思考对待自闭症儿童家庭的方法。

诊断前的自闭症病例

小丹尼尔和母亲

经过长篇讨论后，我们再来看小兰迪及其父亲的案例。我们从没见过小
兰迪本人，但他的父亲一谈到他就滔滔不绝，一直说了将近半个小时。谈话
期间，我们回忆起曾看过的母婴互动视频，那些婴儿后来被诊断为自闭症患
儿。这些互动视频的一些特征令人惊讶：尽管母亲的行为和婴儿的行为都很
正常，但是母婴之间情感联结频繁破裂且破裂后缺少修复，更确切地说，母
婴之间情感联结极其匮乏，甚至可以说毫无联结可言。虽然母婴之间没有情
感联结，但他们仍然希望与彼此进行情感联结。下文将介绍其中一场互动，
在这种互动中，婴儿（小丹尼尔）与母亲都非常想要找到并取悦对方。

这场关爱指数互动持续时间为 3 分钟。当时，小丹尼尔八个月大，在这
场互动结束一年后，小丹尼尔的母亲开始怀疑他患有自闭症。互动开始时，
他躺在玩耍护栏里，母亲俯下身，对着他轻轻挥动一个兔子毛绒玩具。她拿
着兔子玩具，让小兔子在小丹尼尔的胸口上欢快地蹦来蹦去，一直蹦到他的
下巴旁。然后，她停下来，把小兔子拉回来。小丹尼尔抬起头，目光从小兔
子身上转移到母亲身上，他对母亲笑了，母亲也对他笑了，然后又立即开始
摇着兔子逗小丹尼尔。小丹尼尔渐渐不笑了，他看着小兔子，不再开心，但
母亲继续对着他笑，笑得依然开心、灿烂。虽然母亲的笑容丝毫没有减退的
意味，却给人很强的距离感，似乎这个笑容给予的对象并不只是小丹尼尔，
还包含摄像师。

母亲不时地轻轻触摸小丹尼尔，但这并不是为了回应小丹尼尔发出的什
么信号。等到小丹尼尔找准这意外的触摸时，这次触摸已经结束了，母亲也
已经直起了腰。小丹尼尔没有赶上母亲专注于他的时机，时机一过，母婴双
方看上去都有些迷茫。母亲频繁地用言语沟通，但她的声调与她言语之间的

沉默相比，似乎显得过于高亢；似乎她并不期待小丹尼尔回应她，而且小丹尼尔发出声音时，她也没有给予回应。有些时刻，当环境比较安静时，母亲就给玩具上发条，弄出些声音，小丹尼尔就想要找到这个声音的来源。有一刻，母亲给一个八音盒上了发条，放在小丹尼尔头的后上方；小丹尼尔想要顺着声音抬头看去，但他仰头的角度有限，无法看到。

在三分钟的互动里，母亲越发焦躁，在小丹尼尔面前不断地挥动玩具，又给挂在护栏边上的发条玩具上发条。她看到一个玩具相机，便拿起来对着小丹尼尔，假装要给他拍照，同时，她对摄像师笑了笑，似乎在炫耀自己的宝贝儿子，但小丹尼尔却对此一无所知。

互动即将结束时，母亲把小丹尼尔抱起来，但把他转过身去，让他背对着自己。她亲了他的头几下，但由于是从后面亲的，所以事先也没给他任何信号，小丹尼尔也没有做出任何回应。

如果仔细观察，就会发现，小丹尼尔能够回应特定的刺激，同时，他唯一一次露出的笑容不但是被母亲的面部表情所引发，而且也是朝向母亲的面部。母亲一直想与他交流，但母亲的节奏过快，而且错过了他发出的信号。在行为上，母婴双方都很正常，但是双方不但没有形成时间上的权变关系，而且也没有实现情感上的调和——小丹尼尔把头转了过去，母亲也似乎"人间蒸发"了，似乎在自己儿子的注视下母亲感到不适，于是她突出自己的儿子，让他作为众人瞩目的焦点。这个案例与道森（Dawson）等人报告的纵向研究案例相似，这两个案例都显示出，婴儿具有早期的社交警觉性和回应性；但我们的案例有其独特之处，它提供了母亲的互动行为的信息。

提出假设。考虑到上述观察结果和文献总结，我们在想，这些呵护孩子的父母，其自身是否也需要呵护，只是他不知道如何吸引他人的注意力，也不知道如何接受他人的注意。也许持续的、相互的社交互动让他们感到不适。虽然他们在场，但他们给儿童的刺激是不可预测的，所以需要孩子给予他们高度关注，同时，他们给予孩子的契合的回应模式和情感调和很少。我们认为，如果我们的视角以家庭为中心，从生物到文化系统予以多层面的考虑，同时关注人际行为，那么就有机会理解并治疗自闭症，这是我们当前仅关注儿童病理的生物学层面难以达到的。因此我们建议：一方面，应改善亲子之间的回应契合度；另一方面，研究人员应当围绕家庭开展研究工作，在研究结果的基础上，再提出治疗方法。这种研究方式能够涵盖人际互动过程，父母从自身经历中汲取的意义，以往经历对生物系统的影响，以及父亲与患儿的兄弟姐妹在家庭功能中的角色。我们尤其希望研究工作能够关注面部表情、触摸及情感调和的其他方面。我们目前所知仍有巨大的空白，且现有知识极易引起误解，亟待新的研究工作出现。

概念和治疗原则总结

概念

1. **知识、沟通与行为组织**。儿童进入学前期后，在知识、沟通（包括言语沟通和非言语沟通，尤其是非言语沟通）和行为组织等方面获得新的胜任力，在这种情况下，他们与家庭之间的关系不得不分出层级（权威型、专制型、放任型或专制与放任交替型）。

2. **适应性**。面对抑郁的、严格的和放任型的父母，儿童形成了新的自我保护策略。这些策略的功能反映出儿童为了适应环境中的危险，基于发育的成熟度、直接体验和文化知识而做的最佳选择。

3. **家庭过程**。因为家庭中的三元关系十分复杂，所以儿童可以形成区别化的应对策略。然而，当儿童无法识别出复杂的三元关系时，他们会在三角关系过程中做出错误的认知预测（并产生障碍）。在这类情况下，所有家庭成员都难以清晰地认识整个过程。

4. **个人的语言或借来的语言**。学前期孩子使用的语言反映出父母具备更高的胜任力并在家庭层级中占主导地位，具体说来，如果父母不认可孩子的视角，那么亲子共用的语言会反映出父母的视角，以及在父母眼中，哪些事可说，哪些事不可说。

5. **强迫性策略**。强迫性照护策略（A3型）和强迫性顺从策略（A4型）

的基本特点是：（1）抑制负面情感以防出现危险的互动结果；（2）个体强迫自我做出行为（父母视角中的正面情感和行为，但实际上是虚假的正面情感和行为），以便引起父母的正面关注或者避免受到惩罚。A3 型策略可以减轻亲子间的距离感或者降低父母的不可得性，而 A4 型策略可以减少父母对儿童的惩罚和暴力。

6. **威胁策略**。威胁策略（C1-2 型、C3-4 型）的基本特点是交替表现坚强（攻击性）和脆弱（恐惧和对舒适的渴望）。孩子采用这种策略，是为了提高父母的可预测性。

治疗原则

1. **评估**。依恋模式是个体根据特定环境下的经历而形成的自我保护策略。专业工作者通过评估家庭成员采用的策略来了解他们如何理解自己所经历的危险以及如何寻求安全。

2. **干预与伤害**。如果干预工作者没有在个体发展层面、生态层面和文化层面掌握足够的信息，或者没有认识到家庭面对的关键危险，那么就可能会降低个体的适应性，同时增加个体的痛苦和症状行为。

3. **被忽视的儿童**。成功运用 A 型强迫性策略的儿童可能会在家庭中面临危险，但他们时常被专业工作者所忽视。A 型策略发挥功能时，会使问题存在的证据比较隐蔽，难以被发现。

4. **被忽视的家庭**。专业工作者可能认为，采用 C 型威胁策略的儿童存在个体问题，从而忽略在这种策略背后存在的复杂家庭问题，这恰恰是 C 型策略的目的，即让父母关注孩子。

5. **家庭顾虑**。如果治疗对象只包含生物因素或人际因素，那么患者家庭只能独自应对所有因素间的相互作用。

第四章

四五岁的儿童：信心、胜任力与其他儿童

　　吉安尼和玛利亚这对堂姐弟分别四岁和五岁了。他们真是惹人喜爱！他们已经懂得了这么多事情。他们可以和他人交谈，自己穿衣服、吃饭、去洗手间；他们做游戏时，知道怎样是安全的，怎样是不安全的。夜里睡觉时，他们会很安静。不仅如此，他们各自的父母开始感到自己十分胜任，俨然是教养孩子的老手了。

　　这是生育二胎的绝佳时期！许多二胎家庭的第二个宝宝是在头胎出生三年后降临的，也就是在头胎宝宝断奶一年左右生下的。这个时间点再合适不过了，因为这时，头胎宝宝已经比较独立，比婴儿期需要的直接关注更少。此外，父母也更加胜任自己的角色了。他们会更自如地养育二胎宝宝。

　　当然，对于吉安尼和玛利亚而言，二胎兄弟姐妹的到来是生活中最重大的改变，这会把他们以往舒适的独生子女世界折腾得天翻地覆，但除此之外，还有其他的新关系，如爷爷奶奶、玛格丽特婶婶、洛伦佐叔叔，还有许多堂（表）兄妹……虽然这些关系没有变化，但是这时，吉安尼和玛利亚才开始注意到他们，而他们对孩子发展的影响也才开始直接显现出来。此外，还有父母的朋友，这些朋友的孩子也开始成为吉安尼和玛利亚的玩伴。为了和这些新朋友一起玩，吉安尼和玛利亚会去他们的家里和院子里。为了保证自己安全的同时又能玩得开心、平和，吉安尼和玛利亚就需要习得新的社交技能，其父母也需要习得新的管理技能。

孩子的兄弟姐妹

| 做一个大哥哥或大姐姐：孩子的视角

妊娠与分娩

母亲怀上二胎宝宝后，家里开始出现变化；父亲得知母亲怀上二胎宝宝的消息后，整个家庭开始改变。很快，二胎宝宝在父母心中占据了一方天地，同时，父母不再只专注于头胎孩子，他们的注意力和感受已经部分转移到了不可见的二胎宝宝上。父母想让头胎孩子做好准备，迎接未来的弟弟或妹妹，所以会和孩子谈到"妈妈肚子里的宝宝"。父母想让孩子摸一摸母亲的肚子，感受未来的弟弟或妹妹的运动，帮助父母给二胎宝宝选新玩具等，从而让孩子感受到未来的弟弟 / 妹妹的真实存在，并珍惜他们。然而，任何事情都无法让一个学前期的孩子做好准备，迎接未来的弟弟或妹妹，尤其是去医院后，母亲和新生儿成为众人关注的焦点，这更让孩子难以接受。弟弟或妹妹出生后，孩子发现，世界并非围绕自己运转。

照料或嫉妒

父母的首要任务是明确学前期孩子对新生儿应承担的角色。如果父母具有足够的理解力，就可以准确描述孩子的不良感受并以共情的方式予以回应："你是不是有点嫉妒？我能理解。那我们也给你买个玩具吧……"孩子想要帮助父母时，父母要给予表扬，并设定合理的范围，同时，继续履行照料孩子的职责。例如，父母可以说："谢谢你把毛巾递给我，真是帮了大忙！你愿不愿意把茶具准备好？等宝宝睡觉了，我就和你玩。一会儿我就能陪你啦。"

随着二胎宝宝逐渐成长，其与哥哥或姐姐的关系也在变化。对于哥哥或姐姐而言，成长为幼儿的弟弟或妹妹比其在婴儿时期更容易让人生气，但同时也更有趣。孩子总是会因为兄弟姐妹乱动自己的东西而争吵不休，而幼儿正是乱动别人东西的"小能手"。这类争吵需要父母予以干预。父母会期待哥哥或姐姐更能控制自己的情绪，而且会期待其情感上的要求比幼儿低。父母可能还会期待哥哥或姐姐能够等到合适的时间再寻求他人对自己的关注，并且不要像幼儿一样反应过大。父母掌控这些期待的方式将产生重要的影响，例如，可以使兄弟姐妹之间产生矛盾，也可以使他们之间形成维系一生的情感纽带。

若家中有两个以上孩子，则父母的一项主要功能是塑造"兄弟姐妹子系统"。如果父母干预过多，采取微观管理的方式，那么孩子和成人之间的界限就会变得模糊；而如果父母干预过少，孩子可能无法融入这种共有的关系中，同时相互争夺父母的注意力。与以往一样，家庭需要在这两个极端情况中寻求平衡，此时父母的作用至关重要。

适应更为复杂的背景

如果父母曾过度关注婴儿表达的依恋需求（见第三章中的"放任型教养模式"），那么，当二胎宝宝降生后，这类父母时常会遇到问题。当家庭中有两个孩子时，父母无法同时给予他们足够的关注，这时，如果父母继续过度关注孩子表达的需求，那么孩子可能会表现得难以满足（C3型策略）或弱小无助（C4型）。如果父母想要满足孩子因一时兴起而提出的每个要求，那么他们就有可能变得不可预测并感到沮丧、身心疲惫。一旦父母在沮丧中变得愤怒，对孩子发出强硬的命令，孩子便可能会感到困惑。孩子发现，自己表现得难以满足或弱小无助后，并没有得到父母的关注，于是，他们同样会做出改变。他们会表现出威胁策略的另一半——如果他们先前表现得难以满足，那么这时他们会开始卖萌，表现得弱小；如果他们先前表现得弱小无助，那么这时他们会变得愤怒。一些孩子因行为问题或躯体问题而来到医院；另一些孩子可能会引起一些男性接近自己，因为这些男性误以为这些孩子的卖萌行为（表现出对舒适的渴望）是挑逗性的性暗示。

另一些父母则过分强调孩子要尊敬父母并服从管教，其行为要得到父母的认可，这是较为专制型的父母：他们会订立严格的规矩和惩罚措施。拥有这类父母的孩子进入学前期后，很快就发现了父母赞赏的角色：独立，很少提要求（A1型）；独立，表现出有些埋怨父母，但随后转而埋怨自己（A2型）；照料母亲（A3型）；帮母亲照料婴儿（A3父母型）；成绩出色（A4型）；顺从（A4型）。较为严厉的父母教养的孩子，很少会被转介给专业工作者，因为这些孩子能够满足父母的要求而又不会惹怒父母。然而，随着时间的推移，一些这类孩子会出现过度抑制负面感受和个人欲望的问题；随着这些孩子进入青春期和成年期，当自我驱动计划和亲密关系变成重要议题时，这类策略带来的问题便可能会凸显出来。

也许父亲会利用二胎宝宝降生的机会，与头胎孩子建立一种更直接的关系，而不再是以妻子为媒介与孩子构建关系。这可能会达到很好的效果，具体说来，如果是男孩，则父亲可以为他树立一个男性榜样；如果是女孩，则父亲可以引导她学会欣赏女性的独特魅力。虽然孩子在与母亲的关系中有所失，但在与父亲的关系中却有所得。另一方面，父亲可能会过于接近孩子，给孩子提供过多的舒适体验，或者对孩子过于亲密。这可能是这一变化的不利一面。

这些变化像是一个家庭系统中的巨变，而事实也的确如此。但是，这些变化时常不被家庭成员所察觉，而是亲子间在日积月累的交流中累积形成的。

兄弟姐妹的依恋

哥哥姐姐时常会对新生儿承担起保护性的角色，在这类一边倒的关系中，新生儿还不能有意识地承担任何角色，但他们毕竟生活在同一片屋檐下，彼此是亲兄弟姐妹，这种特殊关系会随着时间的推移逐渐加深，成为真正的双边关系。一边不顺心时，另一边能够理解。如果外面的孩子欺负家中的一个孩子，那么家中的其他孩子会保护这个孩子。此外，一个孩子观察自己的兄弟姐妹和父母的关系时，这个孩子可以从另一个视角了解父母。妈妈真的是脾气不好吗？还是我总惹她生气？如果我没听妈妈的话，她会怎么做？爸爸只是为了吓唬我才那么说，还是会付诸实践呢？后果会有多严重？一个孩子可以通过这种方式，更均衡、更客观地了解父母。当然，一个人需要花一生的时间才能真正了解其兄弟姐妹到底是怎样一个人，自己是怎样一个人，以及其父母双亲对他们的影响。然而，当他的父母与他的其他兄弟姐妹互动，而他仅凭直觉观察时，这个过程便开始了。

兄弟姐妹间的依恋关系与亲子间的依恋关系完全不同，因为兄弟姐妹间的依恋关系在影响力上是对称的。虽然兄弟姐妹间的依恋关系需要花很长时间才能形成互惠的关系，彼此才能互相保护、互相安抚，但核心过程早已开始了。然而，如果一个家庭处于痛苦中，尤其对这个家庭而言存在危险时，家庭中的兄弟姐妹间可能就会相互竞争，争夺父母所能提供的十分有限的保护和安抚。这种竞争可以持续一生，或者兄弟姐妹彼此保持沉默，产生隔阂，无法弥补。一些烦恼的成年人寻求治疗或者遇到了法律方面或儿童保护方面的问题时，在他们的成人依恋访谈中，我们总会听到一些兄弟姐妹彼此不再相见，甚至不再交流的事情。

然而，通常情况下，兄弟姐妹间的关系从四五岁时就开始慢慢形成，并会持续一生。沃尔特三岁大时，妹妹温迪出生了；沃尔特很兴奋，但这种兴奋与家里新添了一只宠物狗后他感到的兴奋没什么区别，而且和妹妹玩，也没有什么意思。三年后，沃尔特五岁六个月，弟弟威尔出生了。此前，沃尔特足足等了六个月，他看着母亲的肚子越来越大，越来越期待弟弟的出生，最终弟弟出生时，他表现得很自豪，仿佛这是他自己实现的一个壮举般。他想让全世界都知道，自己是大哥哥了。这位大哥哥确实很照顾弟弟，保护他，留心他的哭声，一发觉弟弟有什么需求就告诉父母，并跑着去为弟弟拿玩具、尿不湿、干净的内衣等。

沃尔特在五岁六个月时，和妹妹（现在三岁了）的关系依然缺乏热情。通常情况下，他们就像不同年龄的伙伴在一起，有时各做各的事情，有时会相互竞争。例如，他们同时跑去玩秋千，为一盘饼干拌嘴。温迪处处仰仗哥哥，总是跟着他，但沃尔特因为年龄更大，动作更快，对事情能做出更好的预判，所以处处占先，是兄妹二人中的领先者。兄妹二人做事时，沃尔特的注意力在事情上，而温迪的注意力在哥哥身上。渐渐地，温迪变得强硬、难以满足，她不想被大哥哥落下。

然而，威尔给沃尔特的感受就完全不同了。他把威尔视为"自己人"，处处保护他。他轻柔地抱着威尔，与他玩，做一些事情逗他笑，虽然这些事情对五岁的孩子来说，其实并不好玩。这时，沃尔特已经同时应对着四个重要的依恋关系（包括与父母各方及妹妹和弟弟），这四个依恋关系各有不同。此外，还有与祖父母、外祖父母，三位姑／姨（和叔叔／舅舅），堂／表兄弟姐妹的依恋关系，这些亲戚都住在附近，都分担了沃尔特的教养任务。这就让沃尔特在家庭内形成了众多的依恋关系，帮助他准备好迎接复杂的家庭生活和家庭以外的生活。

对于威尔来说，一切都很简单。不同的人抱着他时，给他的感受不同。他抬起头，看到了抱着他的人的眼睛。那一刻，二元关系内开始形成契合的回应，双方开始体验情感调和（见第一章）。每个家庭成员带给他的体验都略有不同。尽管威尔还没有依恋于任何一个人，但他已经清晰地体验到了每个家庭成员与他形成的纽带的不同风格。与沃尔特玩时，他很放松，但他感到温迪的触摸非常短暂而且不太敏锐。他已经开始梳理自己与各家庭成员之间的不同体验了。

四五岁孩子的依恋关系

- **父母**：非对称性和非互惠性有所减缓。
- **父母以外的成人（包括祖父母和外祖父母）**：非对称性和非互惠性有所减缓。
- **兄弟姐妹**：对称但非互惠。

习得如何同时管理两个孩子：父母的视角

区分基本需求与欲望间的差别并同时管理不同的个体发展需求

孩子无法区分哪些是基本需求，哪些是欲望，所以无论是提出基本需求还是欲望，他们都会很迫切，所以，决定哪一刻关注哪个孩子，是父母需要承担的责任。如果两个孩子属于不同的年龄段，那么这个责任就会更沉重，因为不同年龄段的孩子的基本需求和理解规矩的能力是不同的。小一些的孩子需要更多的身体信息（包括程序信息和感官输入），而大一些的孩子则可以通过言语和整合性建议予以安抚和引导。

如果父母想持续回应孩子发出的信号，那么父母就不大可能抽身出来思考，什么才是孩子真正的基本需求。一些父母觉得，孩子痛苦时，他们会感觉十分不适，所以必须立即采取措施。另一些父母想实施一种"矫正性脚本"；这类父母发现自己父母的行为中有些负面的部分，他们不想让孩子经历这些，于是就形成了语义性预置表征（即矫正性脚本），在教养自己的孩子时"矫正"这些方面。有时，这类使用"矫正性脚本"的父母会矫枉过正，也就是说，他们会转变为对立的教养风格，即所谓的"钟摆式教养模式"。例如，如果父母认为自己的父母专制而且有距离感，那么他们就会瞄准截然相反的方向，变得极端放任而且与孩子的情感联结极其紧密，但他们没有觉知到，不良的教养模式的对立面也可能同样是不良的教养模式，只是模式不同罢了，但无论是哪种教养模式，如果需求和欲望被混淆了，那么一些孩子会习得增加自己的要求，另一些孩子则因无法与更强硬的兄弟姐妹竞争而变得安静。具有讽刺意味的是，一些孩子非常善于获得父母的关注，但这类孩子在获得父母关注后的满足感却最低。也许这是因为这类孩子知道，一定不能失去父母的注意力；他们还知道，自己的真正需求是让父母处于自己的掌控中，能够估计出自己的需求并予以满足，但这种真正的需求并未得到满足？

因为孩子不止一个，每个孩子又处于不同的最近发展区，所以，即便父母能够充分评估出孩子的基本需求，他们也很难做到同时满足几个孩子的基本需求。最大的孩子，也是最为谨慎的孩子，可能需要被鼓励去承担一些风险；二胎孩子可能需要慢下来，想一想再行动；最年幼的孩子，也是家中的宝宝，可能需要更具胜任力、更独立。父母不仅需要调整自己的行为来适应每个孩子，而且还要让每个孩子知道，他们受到的对待都是公平的。

这个要求较高，可能难以实现，但还有一些情况让这个要求变得难上加难。例如，单亲家庭；或者一个孩子有特殊需求；或者父母都要上班，下班时已经疲惫不堪，等等。在这些情况下，家庭成员的需求可能难以得到满足。这个问题的核心是，在家庭生活中，各方应当在欲望与现实之间做出妥协。如果父母的行为不但可预测，而且他们还具有共情能力，那么孩子就会更独立，更有耐心。

要想达到最好的结果，父母就要不时地置身于事外，考虑每个人的基本需求和个体发展状态，这才是父母成熟的心理的用武之地。幼童无法反思自己的体验，更无法反思他人的体验，但成人既可以反思自己的体验，也可以反思他人的体验。然而，在父母访谈和成人依恋访谈中，许多父母，尤其遇到烦恼的孩子的父母，对于如何教养孩子似乎完全没有主意。如果父母不能静下来认真反思，那么事到临头，就只能直接反应了。要满足孩子的长期基本需求，或者均衡家庭各个成员的基本需求，这并不是最好的办法。

分担任务 / 孩子的配偶化

与头胎孩子出生时相比，家庭中有两个甚至更多的孩子时，父母更需要分担养育孩子，获得收入，维修房屋、汽车和花园等的责任。在这一点上，功能良好的双亲家庭再次体现出其优势，因为在这类家庭中，人手更多，掌握的技能更多，家庭成员对关系的持久性更有信心，这些都会促进家庭的和谐。

如果父亲或母亲没有伴侣来帮助自己，或者父母单方或双方有较高的基本需求（如患有疾病、成瘾或抑郁等），那么这个家庭就必须做出调整。有时，这个家庭可以增添新成员，如祖父母 / 外祖父母，未结婚的姑 / 姨或叔 / 舅或其他具有父母功能的成人。有时，父母会把照料幼童的任务交给家中最大的孩子。如果一个孩子得不到足够的支持，或者这个孩子必须放弃与其发展相适合的活动（如发展友谊、完成学业等），那么我们就认为这个孩子被"父母化"了。父母化的孩子会解决父母的问题，但代价是自己的发展受到影响，弟弟 / 妹妹的安全也没有保障。当然，如果大一些的孩子在父母监督下帮助照料小一些的孩子，而且涉的任务都在大些孩子的最近发展区内，同时大些孩子自身的发展不会受到制约，那么这对家中所有人都有好处。最后，一些父母需要成年伴侣的情感支撑，但如果没有成年伴侣给予情感支撑，那么这类父母会在孩子身上寻求这种情感支撑。单身母亲尤其会这样做，即把儿子"配偶化"；父亲承担的责任过多时，可能会把女儿配偶化。

▎二胎孩子的策略选择 / 家庭环境中的依恋关系

头胎孩子利用 DMM 自我保护策略已经成为掌控父母的高手。如果他们运用的策略是 B 型，那么其他孩子采用 B 型策略的机会也很大。B 型策略主要是把自己的欲望和基本需求明确表达出来，并为此与他人交往；如果家庭中各成员的发展和人格都能得到敏感的对待，那么他们都能在这方面具备同等的胜任力。然而，如果头胎孩子运用的策略是 A 型或 C 型，那么二胎孩子就会遇到问题，二胎孩子无法比哥哥 / 姐姐更会照顾他人、更顺从，或更有效地采取威胁策略等，所以二胎孩子时常会采取对立策略：哥哥是家里的好孩子？那我就当坏孩子！当然，这也部分上取决于个体气质，出生顺序并不能解释一切现象，但如果头胎孩子和二胎孩子出生在截然不同的家庭，他们时常会形成截然不同的策略。

我们认为，这是正常的结果。如果我们放弃二元关系的观点，即母亲将自己的策略直接传给孩子，那么就可以看到，每个孩子都在不同的家庭系统排列中成长。这时常会造成从母亲到头胎孩子的策略反转（非 B 型策略），也就是说，如果母亲使用 A 型策略，那么头胎孩子会使用 C 型策略；如果母亲使用 C 型策略，那么头胎孩子会使用 A 型策略。在临床背景下，这种情况可能会变得更为复杂，孩子会形成复杂的 A/C 组合策略，因为哥哥 / 姐姐使用的策略没有明确且有效的其他策略来替代。另外，上文已经强调过，一些最复杂的问题可能与一些家庭系统有关，在这些家庭系统中，父母使孩子产生不同的不安全依恋模式（见第五章）。

在家庭系统排列中，孩子的自我保护策略在形成初期及后期调整时，都会受其自身特点和其他家庭成员特点的影响。父母每天都要应对不同孩子之间的差异，他们知道，孩子和孩子是不一样的。然而，有一种特例需要单独说明。如果一个孩子身体残障，或者被诊断为患有心理障碍，或者受到虐待，那么，人们时常会孤立地看待这些问题，认为只是具有这些问题的孩子有需要面对的困难，但我们认为，这个孩子的兄弟姐妹虽然表面上看起来没有类似障碍，但不能证明这些兄弟姐妹就一切正常，恰恰相反，这些兄弟姐妹时常会表现出对立的补偿策略，而这些策略可能会带来其他形式的风险。这类风险时常与抑制策略有关：强迫性照护、强迫性顺从、强迫性表现策略可能提示策略使用者具有未解决的创伤或处于抑郁状态中。

逐渐了解祖父母

一个特殊的、关爱我的人

祖父母和孙子/孙女之间时常存在特殊关系。祖父母具备养育孩子的经验，但同时又不再承担养育孩子的责任，所以他们对孙子/孙女比对儿女感到更自由，特别是当祖父母退休后，他们就更有时间倾听孩子聊天，并对这一互动予以认真对待。所以，如果孩子有祖父母住在身边，而且双方相处融洽，那么这对孩子而言是有益的。

离开家住/替代性依恋对象

一般而言，住在祖父母家是一个孩子第一次离开家在外边过夜的时候。然而，孩子离开父母时，有时会感到非常痛苦。如果一个四五岁的孩子离开父母时感到痛苦，许多人会说，这个孩子有些害羞或焦虑，但我们真正应该思考的是，孩子是否想要守护家中的某些事。

安娜第一次住在外边

我们举个例子。五岁的安娜按计划要去祖父母家且晚上住在那里。这将是她第一次离开父母住在外边。几个星期以来，家里人一直在讨论和计划这件事。安娜的好朋友，就是住在隔壁的小女孩，也要和安娜一起去，虽然这个小女孩和安娜的祖母没有什么关系，但这个小女孩已经来安娜家玩过很多次，和安娜的祖母非常熟悉。计划中的日子很快就到了。安娜的朋友跑出自己家，手里拎着小提包，里面装着晚上要用的各种物品，一头钻进了祖母的车。安娜站在家门口，她的小提包放在地上。母亲告诉她该上车了，并帮她把小提包拿到车里，但安娜仍然一动不动。她看着祖母的车，还有车里的好朋友和祖母，眼中流露出渴望的神情，但依然没有挪动脚步。最后，祖母的车只能带着安娜的朋友离去，安娜的神情也从渴望变成了哀伤。她回到屋里，心里充满了哀伤和困惑，她自己也不知道为什么不去。

　　她真的是因为胆小才没有去吗？虽然大家都知道，安娜很胆小，但谁也说不清这次是为什么，也没有人说得清，平时她为什么总害羞？多年以后，她步入成年，并因为抑郁和愤怒而接受心理治疗，这时，她想起了这件儿时的事情，同时，她还想起了过去的家庭背景：母亲患有慢性抑郁症，而且父母总是濒临离婚的边缘。那时，她要照料母亲，也要照料父亲。

　　那么这个家庭背景自安娜的学前期就存在了吗？安娜不敢肯定，她回忆不起来相关的细节，但她可以肯定的是，她能回忆起来的各段时期里，家庭背景都是这样的。

　　也许安娜害怕的并不是自己和祖母去后，自身会发生什么事情（而且她也回忆不起来了），而是如果她不在家，没人看着父母时，父母会发生什么事情。父母没有能力安抚安娜，也没有能力帮助她应对自己的感受，这很让人吃惊。安娜遭遇这次挫折，父母没有干预，这样，安娜只能继续承担照料父母的角色，同时她还发现自己让大家失望了并为此感到内疚。表面上，这件事情是安娜这个孩子的特征（胆小），即在没有危险的环境中，对环境适应不良；而在实际上，这个家庭（和安娜）面临一个关键危险：母亲可能会精神崩溃，或者父母离异。

　　一个孩子要照料父母，他所承受的负担不但沉重，而且是难以被看到的。以安娜为例，这些负担被归因为其性格、人格，直到许多年后，才会有人质疑这个明显但空洞的解释，但在那之前，这个家庭的问题被误认为是"安娜的人格问题"，安娜的发展路径将充满哀伤与孤独，她将深陷其中不能自拔。

婴儿夭折，改变整个家庭

最大的危险莫过于死亡；人们会动用一切力量避免它。在各种类型的死亡中，孩子的死亡可能是最令人难以承受的。虽然近年来婴儿死亡率有所降低，但还是有一些婴儿在出生后第一年内夭折（英国为4.91‰，美国为6.81‰）。更令人心痛的是死产（发达国家为1%，而欠发达国家该比率则更高）和流产（5~20周妊娠期内累计风险为11%~22%）。另一些婴儿出生时患有严重残障，一生都将受到影响。如果婴儿夭折或者患有严重障碍，那么父母经历的苦痛会影响家庭中其他所有孩子。如果其他健康孩子不明白其中原因，这种影响便尤其让人苦恼。

如果头胎婴儿夭折，那么这时常会带来特殊的影响，许多父母会过度悲伤，以至于再次怀孕时，父母难以放心接受这个现实。他们可能会控制自己的情感，而这会影响他们在心理上准备好迎接宝宝的出生。如果头胎宝宝夭折的时间较近，那么这种影响可能会在整个妊娠期内持续存在，也可能延伸到二胎宝宝的婴幼儿期，甚至影响到二胎孩子的一生。有时，如果婴儿夭折是不能触碰的禁忌话题，那么这个家庭将处于一场无形的阴霾中。二胎孩子时常会背负说不出的负担；这类孩子必须要成为父母自认为失去的孩子的样子。或者，这类孩子可能习得与人保持距离，因为父母失去一个孩子后，就不愿被另一个孩子触动，也不愿与其形成依恋关系。或者，这类孩子可能会承担起安慰、安抚父母的角色，但孩子甚至不知道父母忧伤的原因。

习得如何照料父母

双胞胎姐姐有一个死产，另一个虽然活了下来，但大脑受到严重损伤。一年后，迈娅出生了。迈娅患有残障的姐姐来教育机构学习后，迈娅和其家庭的案例得到了专业工作者的关注。在视频中，她与父亲作为规范性二元关系在一起玩耍（母亲拒绝参与录制视频，而是从父女二人看不到的地方看着他们）。迈娅坐在椅子上；父亲跪在地板上，面对她；他们在玩抛接球游戏。父亲轻轻地把球抛给迈娅，迈娅接住球并大笑出来。这样持续了几分钟，抛接球的过程略有变化。这其中有什么问题吗？

是的，有问题，而且是重要问题。迈娅害怕让父亲接近她！每次父女二人有可能彼此接近时，尤其是父亲的身体向前探，靠近迈娅时，她都会溜开。慢动作显示，迈娅接球时，反应动作并不连贯，而是几个动作机械地拼凑在一起：球落在她身边，然后她伸手接住，再微笑，再大笑。这些反应动作不是一气呵成的，而是按先后顺序发生的，似乎迈娅要一边想一边做出回应动作，才能装出幸福的样子。她微笑时并不放松，而且笑容仅限于口部，双眼没有笑意，而且笑容转瞬即逝；她笑过后，目光立即转向别处，脸上充满了哀伤。她的笑声很尖锐，她笑得很突然，停得更突然，似乎被噎住了。父亲聚精会神地看着她，眼睛从没有离开过她；她的一举一动，无论多么细微，都被父亲注意到了；父亲的一举一动都是随着她的举动做出的。他似乎很疼爱她。仔细观察父亲会发现，父女间已经形成默契，彼此不看对方，不碰对方，表现得彼此似乎很亲近而实际上保持距离。然而，父亲的脸上始终洋溢着对女儿的疼爱和希望。

如果我们只注意到迈娅身体健康和姐姐身体残障，那么我们就无法真正理解这个家庭。迈娅的母亲处于深深的抑郁之中：一个孩子夭折，另一个孩子重度残障，她每天都无法忘记自己失去的东西。父亲寄希望于迈娅，但不敢触碰她，似乎他害怕自己一碰迈娅，迈娅就会立即化为灰烬，无处寻觅。当时迈娅还不知道姐姐夭折的往事，也不知道另一个姐姐是如何患有残障的。她不理解什么是悲痛，也不知道抑郁这个词语，但她能感到自己和父母间存在一道道无形的障碍；同时，她还很小，想不到为什么父母能在疼爱自己的同时，还能抛弃自己。如果我们不理解强迫性照护这个概念，也不理解如果父母有未解决的创伤，会对孩子造成影响，那么我们可能会认为，迈娅是没有问题的。然而，如果我们理解家庭系统，包括丧失过家庭成员的家庭系统，那么我们就可以看到，专业工作者为医治迈娅姐姐所付出的大量精力中，应当分出一部分给予迈娅及其父母。

这个家庭需要家庭层面的干预工作，而唯一接受专业服务的是患有残障的姐姐。当一个家庭丧失孩子后，父母之间的感情常会逐渐淡漠，有时他们似乎害怕与对方独处，因为那样就没有什么能够分散他们的注意力，使他们不再思念丧失的孩子了。如果父母一方，如迈娅的父亲，想要从孩子身上寻求情感支撑，那么这就会产生一个系统过程，拉大父亲与自己爱人之间的距离，可能还会拉大女儿和母亲之间的距离。为什么他的妻子不愿参与录制视频？我们预测，母亲会回答，因为她"感到抑郁"，但抑郁的原因并非只是"双胞胎姐姐"；可能还因为她看到丈夫对女儿付出这么多心思，心生怨念，更加抑郁。父亲能亲近女儿当然是好事，但母亲觉得父亲似乎不关心自己，而自己是他的爱人、女儿的母亲，这可能会让她感到莫名的愤怒。这类错综复杂的感受可能非常难以清晰表述。

患有残障的姐姐有基本需求，但迈娅和父母同样有基本需求。如果我们过于关注某一个个体，那么我们就会看不到其他个体的问题。如果夫妻感情破裂，他们可能就无法帮助任何一个孩子。如果父母一方想从孩子身上寻求支撑，那么就会带来新问题。干预工作者想要给予帮助，可以向父母建议，他们夫妻二人之间需要一些自己的时间。尽管他们会有抵触情绪，但他们可能会为了迈娅接受这个建议。治疗患有残障的姐姐时，还应当帮助其父母，防止他们患上慢性抑郁，或者把迈娅配偶化，甚至使家庭解体。如果弗里曼夫人的基本需求在其女儿小时候就得到这样的关注（见第一章），那么当外孙出生时，她的反应也许就不会那么强烈了。

改变、家庭与文化

任何一个家庭、一种文化都不是一成不变的，但通常改变的过程过于缓慢，难以察觉。当改变突然发生时，其效果可能是破坏性的，新、老价值观和生存方式间将发生激烈的冲突。

全世界除科技强国以外的国家正在你追我赶地迈入现代生活。在这个过程中，农业家庭和狩猎家庭正在迁入城市中，新知识在取代旧知识，新方法也在取代旧方法，传统遭遇挑战。非洲和亚洲日新月异；中东地区爆发了新老之间的冲突。家庭的基本功能需要被调整并适应新形势。过去，父亲们以狩猎为生，现在，他们时常要离开家，去外地工作。过去，母亲们在家养儿育女，现在，她们有了工作。科技正在取代人工。

即便从给孩子取名字这样简单的事情中，也可以看出文化的缓慢变迁。三年前，波图默洛出生在博茨瓦纳的一个小村庄，她和奶奶同名，以示怀念。在茨瓦纳语中，这个名字的意思是"幸福"；祖孙三代人以快乐和照护为纽带，紧密地联系在一起。妹妹特蕾西出生在马翁，这是博茨瓦纳一个年轻且充满活力的城市。妹妹的名字是一个"现代"的名字，虽然没有特殊的含义，但仍然流露出文化变迁和拥抱未来的思想。三年前，一个传统的名字，一个传统的家庭；三年后，一个现代的名字，一个拥抱未来的家庭。在世界范围内，这样的家庭比比皆是，与生活在稳定文化中（无论是在传统文化中，还是在现代文化中）的家庭相比，它们面对的威胁较多。

一个家庭从一个国家移民到另一个国家，其憧憬的改变时常会遭遇意外。这类家庭大多希望能够摆脱以往经历的束缚甚至危险，但对目的国的文化却知之甚少。当一个家庭把熟悉且安全的教养孩子的方式带到异域文化中时，这种教养模式可能就失去了其所适应的背景，这个移民家庭可能因此而要应对心理健康系统和儿童保护系统。在许多情况下，父母感到愤怒，并认为自己的教养模式是正当的。此外，他们感到的威胁越大，就越会使用传统的方法保护孩子。当传统做法与新背景下的适宜做法匹配不良时，如果我们能把它指出来，就能减少接收国当局对这类移民的控诉。如果我们还能认识到，许多移民来到这里，是为了逃离危险，并带有未解决的创伤，那么还能进一步减少误解。

在威胁较小的情况下，孩子时常可以在父母和新文化之间架起桥梁。孩子可以很快掌握新的语言，并时常用这种技能帮助父母进行文化转换。这种照料父母的形式在移民孩子中较为常见，尤其是在大些的孩子中较为常见。具有讽刺意味的是，随着这类孩子以及他们未来的孩子逐渐自我调整，适应新文化后，他们大多与传统文化疏远了。孙子/孙女可能无法与祖父母沟通，而且他们的行为很像外国人的行为。专业系统参与进来后，为了帮助家庭顺利过渡，需要专业工作者在总体上了解各国文化，对文化保持敏感，尤其要对新文化有热情，喜爱学习新文化，此外，还能以外国人的视角重新审视本国文化。一些家庭会在一个背景下使用其在另一个背景下内隐习得的策略，家庭治疗师和系统治疗师应有能力将这些策略和家庭的普遍功能区分开来。

出现问题时

按上文所述，孩子胜任力发生改变后，或者家庭的文化背景和经济状况发生改变后，四五岁的孩子大多要离开家去幼儿园或其他形式的日间护理机构，这样，他们就有机会练习与同辈发展关系，但他们也被迫完成一些儿童发展任务（见第五章的讨论），这些任务通常在孩子五至七岁的发展过渡期内更容易完成。在这些情况下，家庭会面临许多问题，因为孩子不愿与父母分开，或者家庭整体还没有准备好，不想让孩子离开家。

对于许多父母而言，他们可以利用这个机会回到公司上班，或者做自己的事情。另一些父母会惊觉时光的飞逝，自己当初的"宝宝"如今马上就要接触外面的世界了。一方面父母感到孩子长大了，很多变化随之而来；另一方面父母自身也会感到怅然若失、孤单无依，这两类感受容易相互混淆。如果孩子成为父母的情感支撑，那么孩子去幼儿园后，父母就可能会感到若有所失。孩子可能会感受到母亲的痛苦，并出现"症状"以避免与母亲分离，这样，通过被照料的方式，保护母亲和自己，不让母亲和自己产生焦虑。如果父母间曾存在矛盾，那么孩子可能也会焦虑，希望父母安全。

如果孩子使用 C 型策略，那么孩子与家长分开后，这项策略就会失效，因此与家长分开对这类孩子来说很困难，也会激起孩子的焦虑。因为在人们眼中，女孩较为弱小，男孩较为坚强，所以惯于在家假装弱小的男孩一旦走出家庭环境，其表现可能就不那么尽如人意了。如果男孩在学校表现出"卖萌"和弱小的行为，那么他们可能就会被同辈冠以"妈妈的小乖乖"的名声，从而受到嘲笑和奚落。同样，孩子使用威胁策略时，其中的攻击性也会带来风险。教师不大可能会容忍这种行为，所以他们可能会惩罚这类孩子，如果孩子的愤怒行为没有收敛，他们甚至会禁止这类孩子进入社交群体。在这类情境中，专业工作者做出的概念化和诊断大多是孩子表现出注意力缺陷多动障碍（ADHD）或者是"行为障碍"（见第五章）。如果孩子使用强迫性表现和强迫性顺从、甚至强迫性照护策略时，他们将面对其他类型的挑战。虽然这类孩子遵守规矩，而且会取悦他人，会得到家庭以外的成人的喜爱，但他们可能难以寻求帮助，难以清晰地表述自己情感上的痛苦；当他们需要帮助时，可能只会默默地忍受。

妈妈的小乖乖

表面问题

玛杰拉有一个五岁大的儿子比利，他极其害羞，为此，玛杰拉与学校心理辅导员见面，商讨是否需要心理学家来治疗她的孩子。玛杰拉认为，比利太脆弱，可能还无法适应学校生活，所以打算让比利晚一年上学。比利目前在上幼儿园，不太合群，每天一放学，就不愿意再待在操场玩，而是想回家，回到妈妈身边。心理辅导员对玛杰拉说，比利还不懂遵守规矩和指令，她需要付出更多的精力。比利在家时，也有很多问题。例如，亲朋好友来家里做客时，比利不愿意和他们说话，当他们想要参加比利和母亲做的游戏时，比利想要赶走他们。比利似乎非常脆弱，他很爱哭；似乎有些焦虑、胆小，需要别人哄着才能参与他这个年龄段的孩子适合的活动。

家庭史。与往常一样，心理辅导员首先和比利的母亲谈话。听玛杰拉叙述了比利的问题后，他试探着询问了她的个人经历。玛杰拉十几岁的时候和家人一起离开了祖国，移民到现在居住的国家，但她想不起来父母为什么决定离开祖国（见图 4-1）。即便是现在，她也十分依赖父母的意见，想要达到他们的期望。在讲述自己的早期经历时，玛杰拉反复说，她的父母是世上最好的父母。然而，她已经发现，成年的自己难以找到生活的方向。她通过努力学习拿到了若干学位，但她仍然不知道自己要追求什么目标；她结婚较晚，在她的认知里，自己的丈夫符合父母的期望。为了养家，他开了一家公司，经常加班，也经常出差。

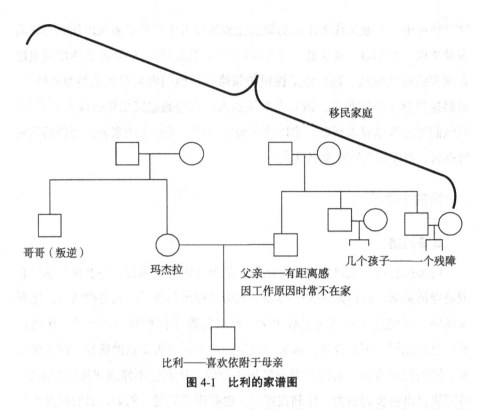

图 4-1　比利的家谱图

　　尽管玛杰拉没有说过自己的恐惧，但她知道达不到父母期望的后果。她的哥哥娶了一位无神论的妻子，这在家中造成了严重分歧。她的父母没有接纳哥哥的妻子，哥哥的孩子也不认得祖父母。哥哥离开家独自生活，他与玛杰拉的交流通常也很拘束。在心理辅导员看来，玛杰拉对其童年家庭生活的语义描述似乎被理想化了；她的回忆很少，而且是片段式的，这表明，除了能回忆起哥哥未达到父母期望并为此付出代价这一明确警示之外，她还习得要抑制负面回忆。心理辅导员在想，玛杰拉抑制自己的感受和回忆，处处尊敬父母，再加上哥哥的例子，这些事情是否让玛杰拉谨守在父母赞成的安全范围内，不敢越雷池一步。

　　评估。比利的幼儿园教师报告说，玛杰拉把比利当作一个小宝宝来对待，而且她给予比利的关注过多，回应他一时兴起而提出的每个要求。比利通过表现得弱小来引起母亲的关注。例如，虽然他完全能够自己爬上宝宝活动垫，但当母亲在场时，他就会突然开始摇摇晃晃地走路，要母亲帮助；同样，尽管幼儿园放学后，比利需要练习与其他孩子一起玩耍学习分享，但他对母亲撒娇，要母亲带他回家，于是玛杰拉就会立即带他回家。有几次，教师目睹了玛杰拉不想让比利过于任性的过程。例如，有一个玩具坏了，玛杰拉认为这有些危险，就把玩具拿走了，但比利又哭又闹，于是玛杰拉就屈服了，她轻轻地抱着比利，直到他安静下来。玛杰拉和学校心理辅导员的谈话都是关于自由和创造性的话题。例如，她应当为孩子做哪些选择，让孩子尽可能自由地表达自己并独立于苛刻的规矩，这一点令人吃惊。

概念化。比利通过卖萌行为及表现弱小（C4 型策略）来调节自己与母亲的关系，偶尔，他还会采用哭闹的方式，这反映出威胁策略（C3 型）的攻击性。心理辅导员认为，玛杰拉对儿子的放任反映出母子二人在策略上的反转（即"钟摆式教养模式"）：在母亲自己的童年经历中，她必须顺从父母的意愿，否则就有可能被父母拒斥。尽管她克服了各种童年感受，包括受束缚和情感受限等，但她还是通过儿子实现了情感自由的愿望。对于儿子发出的需求信号，她过于敏感，回应过于积极，难以给出必要的外部控制和权威，因为她害怕让儿子受到压抑。

这个家庭面对的关键危险是，玛杰拉的童年情况和比利的童年情况被混淆了，比利的父母双方都没有理解并矫正这一点。玛杰拉出生在一个天主教家庭，在当时的社会背景下，继续宗教行为会受到惩罚，但其家人还是保持了自己的宗教信仰。玛杰拉的父母与许多人一样，重视家庭成员之间的紧密关系，家人之间相互依赖而非攻击，同时，他们对权威怀有秘而不宣的怨恨和削弱它的愿望。相比之下，比利现在生活的社会则是安全而民主的。这里的人民重视独立，重视公开表达感受，即便是强烈的反对意见，也要公开表达出来。玛杰拉混淆了这些文化和价值观，这一点甚至体现在了比利的名字中。"比利"是一个双重的外国名字，它既是一个盎格鲁名字，也是一个昵称。这表明，在语义知识上，她希望比利能成长在一个比她自己出生国更安全的国家，同时，在程序上，玛杰拉继续让比利做好准备，随时防范，以免他重蹈自己童年遭遇的覆辙。

治疗。学校心理辅导员提醒玛杰拉，假期有两个月的时间，她可以让比利做好上学的准备。他提出，比利之所以脆弱，是因为他一直没有练习一系列的技能，所以他建议：让母亲做主，遵守成人设置的界限（尤其是关于安全的界限），为不当的行为接受适当的后果，配合日常生活中的可预测性。心理辅导员向玛杰拉提供了一份儿童养育计划，意在增强比利对生活的可预测性；建议父母掌握控制权，并给予父母一些如何为孩子设置界限的策略。心理辅导员建议玛杰拉为比利建立假期日常生活习惯，让比利得到锻炼，为学校的日常学习做准备。最后，心理辅导员还建议玛杰拉和丈夫讨论这些问题，让他参与进来，一起在家中实施这些改变。

结果。 心理辅导员向玛杰拉建议，她如何做才能让儿子更好地预测她的行为，同时获得丈夫对她的主动支持，这样，玛杰拉便可以帮助比利实现适当的个体发展目标。比利的父亲不是移民，他已经察觉到，比利需要像其他同龄孩子一样，习得如何遵守规矩并达到他人的期望。他积极地帮助妻子把心理辅导员的建议付诸实践，希望比利能够按时入学，而不是晚一年入学。在丈夫的帮助下，玛杰拉按心理辅导员的建议，实施了行为策略，假期期间，比利变得坚强了，而且，令人惊喜的是，玛杰拉和丈夫的关系更紧密了，同时，她也不再因为过去的经历和丈夫不在身边而那么依赖比利来满足自己的情感需求了。入学后，比利融入学校的日常学习中，而且要和其他孩子一样懂礼貌、尊重他人，这样一来，其个体功能得到进一步改善。这些变化弥补了比利的生活中一直缺少的时间上契合的回应，也让玛杰拉做好准备，可以与学校配合。玛杰拉充分调整比利的依恋策略，所以比利变得更独立了，他不再装得那么弱小，攻击性也不那么强了。最终，比利有能力上学了。

对家庭分离后三角关系的干预

表面问题

五岁大的丹妮斯和父亲（道格）、姐姐（蒂娜）、继母（露易丝）一起来接受家庭治疗。这个家庭是由其家庭医生转介而来的，原因为丹妮斯表现出了行为问题。家庭医生的报告说，她朝继母（露易丝）大吼大叫，有时也对姐姐大吼大叫。此外，她患有糖尿病，但父亲说她不愿意注射胰岛素。姐妹两个与父亲和继母生活，此外，转介信息还提到，生母（海伦）和父亲（道格）间的纠纷可能与丹妮斯的问题有关。

家庭史。丹妮斯和姐姐蒂娜一直与生母（海伦）和父亲（道格）一起生活，直到一年前（见图 4-2）。道格经常出差，但姐妹俩说，只要父亲在家，就会陪她们玩。道格不在家时，海伦养成了酗酒的习惯，道格责备海伦没有好好照料姐妹俩，所以他在家时，家里并不和睦。后来，夫妻间的争吵逐渐升级，最终双方决定分开。由于海伦没有适合的居所供自己和姐妹俩生活，因此，双方"暂定"，海伦搬出去，等她找到合适的居所，再另作安排。半年后，父母双方都有了新伴侣。道格又娶了露易丝，露易丝把姐妹俩当作自己的孩子来养育。

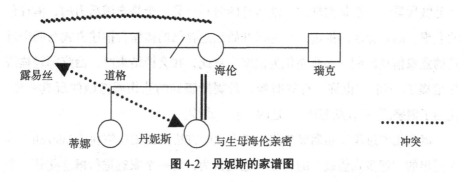

图 4-2　丹妮斯的家谱图

家庭治疗。提出做家庭治疗的是道格和露易丝，因此首先参加治疗会谈的也是他们，后期海伦可能会一起参加会谈。这次治疗由三位临床医师组成的团队负责，这三位临床医师中，一位是主治疗师，其他两位从单向观察屏后进行观察。这次治疗采用反思式团队干预，每次会谈结束时，观察组与家庭沟通，把自己对他们面对的困难的考虑及他们应当如何改变的建议反馈给他们。随后，由主治疗师和这个家庭讨论这些想法，进而对这次会谈中的各类想法进行总结和整理。

观察组的重要价值之一是，观察人员比治疗师更能注意到家庭成员之间的互动模式并做出概念化，确定这些互动模式是否与家庭成员个体的和共有的认知性预置表征、情感性预置表征、语义性预置表征和内涵性预置表征之间存在关系。观察人员可以在反思性谈话中把观察结果反馈给家庭和治疗师，使他们注意到各家庭成员的预置表征之间不一致的地方并进行讨论。观察出预置表征之间不一致的地方并予以认可，是个体能够进行反思性整合和刻意改变的关键前提。

在任何一个治疗过程中，前几次会谈的重要内容都是帮助所有家庭成员获得安全感。在这个案例中，这个过程包括考虑各家庭成员的期望，这又包括与家庭成员讨论，他们是想先改变（行为上的／认知上的）问题，还是想先（从语义上／整合上）理解问题，还是两者都有。

丹妮斯的父亲和继母说，丹妮斯总发脾气，这让他们较为担心，他们希望丹妮斯能够立即有所改变。治疗师注意到，丹妮斯来参加会谈时，带着两个毛绒玩具：一个是柔软的、淡蓝色的海马；另一个是充满活力的、橘红色的老虎。随着会谈的推进，丹妮斯开始描述自己的体验，描述方式与两个玩具的意象信息匹配——悲伤化为愤怒。对此，在会谈结束时，治疗师轻描淡写地提了一句："也许，有的时候，丹妮斯感到的悲伤就像她的玩具一样，化为了愤怒。"丹妮斯答道："是的，有一点像。"

概念化的过程及初期概念化。 概念化的方法来自帕拉佐利（Palazoli）等人提出的"逐步式假设"的想法。他们认为，对一个家庭进行概念化是一个动态过程，临床工作者不断收集到新信息（新反馈），同时，概念化也要做出相应改变，新信息可能是各个家庭成员的预置表征，也可能是塑造并维持各个家庭成员的预置表征的家庭内部动态。这个过程的重要一步是说明家庭内部动态如何使个体记忆和共有记忆中的信息缺少整合、被歪曲和被排除在外。这里，"共有记忆"是指家庭成员对问题持有的趋同观点，最常见的趋同观点是，某一个家庭成员"造成"了问题或者"带来"了问题。在这种情况下，预置表征之间不一致的地方可能会被忽视。例如，虽然丹妮斯的姐姐也会发脾气，而且父亲和继母也会争吵，但家庭成员共有的观点是，丹妮斯爱发脾气，家庭问题是她"造成"的。

在第一次会谈中，四名家庭成员之间的互动模式就明白无误地显现出来了：大部分时间都是露易丝在发言，治疗师请姐妹二人画画，她们就高兴地画起来，同时听其他人讲话，想要补充时就开口补充。丹妮斯画了一条橙色的、自鸣得意的猛龙，背上长有明亮的剑板；蒂娜画了一双多彩的"爱的手印"，这双手没有身体，而是漂浮在一片明亮的红心和黄色星星之中。我们可以通过绘画来评估意象性预置表征，姐妹二人的画鲜明地表现出她们无法用言语表达的东西。画画时，丹妮斯和蒂娜之间没有打架，但也没有注意对方。

露易丝：她［海伦］有自己的问题，她有酒瘾……

丹妮斯：不对，她没有，她从不……

道格：她喝酒时……人格就变了……我们只是想说这一点，丹妮斯。

蒂娜：她照料我们时，晚上时常不让我们睡觉，她自己喝很多酒。很吓人。

丹妮斯：对，是很吓人，但是你不能（声音很小，无法辨识）。

治疗师（对丹妮斯）：别人说她辜负了你时，你有什么感受？

丹妮斯：有时我感到非常悲伤……因为别人会说……我不知道怎么说清楚。

治疗师：悲伤的感觉后来怎么样了？这种感觉转化为别的什么了吗？例如，转化为其他感受了吗？

丹妮斯：它转化成了愤怒……有时，如果我生气了，它就转化成了……就像最近几次我在自己的房间里，我有些……

主治疗师记得自己在会谈的这一刻感到很自得，因为自己使这个家庭注意到了其"互动的重复模式"（即"循环模式"）。一方面，丹妮斯想要照料母亲，另一方面，父亲／继母认为其母亲"不负责任"而对其母亲感到愤怒，所以丹妮斯处于一种复杂的三角关系中，这可能与她的愤怒有关。姐妹二人也没有站在统一战线上；蒂娜似乎与父亲和继母站在一边（她似乎已经把露易丝认作母亲）。她这样做，也许是为了避免对父母一方不忠的办法，但这也让她和妹妹之间的关系疏远了。

　　为了探究丹妮斯愤怒的原因，我们发现，她与母亲度过周末或给母亲打过电话后，容易对继母和姐姐发脾气。专业工作者得出的初期系统性概念化是，丹妮斯陷于父亲／继母和母亲间的矛盾中不能自拔，对父母双方的忠诚不得不割裂开来，所以处于两难境地，她发现，自己习惯使用的强迫性照护策略（A3型）无法解决这个问题。尽管她努力想做一个乖孩子，取悦每一个人，但成人间存在矛盾，自己又做不到这一点：取悦父母一方就等于对另一方不忠。因此，当丹妮斯感到自己处于这种困境中时，心中悲伤和愤怒的感受无法承受，便不可调节地爆发出来。

　　治疗师向道格和露易丝说明了这一点并提出，当他们批评丹妮斯的母亲时，会与丹妮斯对母亲的忠诚感相矛盾，使她困惑、不安。治疗师对道格和露易丝提了这个建议之后，他们没有改善，而是继续反复指责海伦。很显然，他们忽视了这个关于"割裂的忠诚"的"深刻见解"，而"割裂的忠诚"正是丹妮斯的痛苦且愤怒的行为背后的真正原因。将概念化用言语直截了当地表达出来，并不能让道格和露易丝改变他们对丹妮斯的回应，即他们的预置表征没有改变，所以他们仍旧采取原先的行为，所以专业工作者需要采取另一种办法。

　　随后的概念化。到了这时，治疗师团队提出了一个问题：既然父亲时常不在家，陪自己女儿的时间有限，那么姐妹二人为什么要和父亲住在一起呢？在成人依恋访谈的启发下，治疗师向父亲提了一些关于其自身童年的问题，父亲的回答耐人寻味。

　　治疗师（向道格和露易丝）：能说一说你们的家庭背景吗？

　　道格：很差劲……我对孩子，我总是想做一个全身心投入的父亲，因为我自己从没有得到父母全身心的投入……无论我做什么，我父母都不关心……后来，我妈和我爸干脆分手了……我就去和我爸住在一起了。

　　治疗师：这么说，你的情况和你孩子的情况很相像？

　　道格：是啊，但是后来我爸把我扔在祖父母家，是我祖父母把我带大的……

　　丹妮斯：真不幸（走到爸爸身边，手轻轻放在他的膝盖上，然后回去继续画画）。

　　这段谈话让我们想起"矫正性脚本"的概念。然而，如果使用 DMM 措辞来描述，道格似乎从童年发展出语义表征，明确地要"矫正"自己童年的经历，然而，在程序上，他似乎在重复着他曾经历的父亲缺失的重要方面，但他自己却没有注意到这个不一致的地方。而且他想要安慰露易丝，让她知道，与他的前妻相比，她是一个优秀的母亲。他的这种想法让问题更加复杂了，同样，他似乎在程序上做了这件事，但没有在语义上明确地意识到，他感到露易丝需要安慰，而且他也许担心，如果丹妮斯对她的愤怒使她离开这个家，自己便会失去她。

　　这种逐步式假设与我们的想法吻合，我们认为，丹妮斯采用 A3 型策略，是对父亲的回应。丹妮斯似乎能敏锐地觉察到父亲的情绪状态，虽然父亲与露易丝共同批评自己的母亲（海伦）和自己"淘气"的行为，但她还是以安抚他的方式回应他。治疗师团队假设，丹妮斯想要对父亲和母亲二人都使用强迫性照护策略（A3 型）；此外，父亲和母亲二人的行为方式都会让丹妮斯做出照料性回应。母亲海伦喝醉酒时，丹妮斯想要照料她，后来在父亲面前，丹妮斯又想要保护她，不让她受到批评。当父亲回忆起因童年父母分离造成未解决的创伤而经历痛苦时，丹妮斯想要安抚他。然而，最近的家庭史表明，由于父母间存在矛盾，丹妮斯使用的 A3 型策略开始难以维持其功能。丹妮斯似乎不能始终抑制自己的负面情感，当她在保护母亲的同时还要保护父亲时，处于"注定失败"的三角关系中，这种情境产生的痛苦和愤怒令她不堪忍受时，不可调节的怒气就会冲着露易丝或姐姐蒂娜爆发出来。露易丝无法理解丹妮斯的行为，把她的怒气视为对自己的个人攻击。

　　制定治疗策略。治疗师与这个家庭又进行了两次会谈（共四次），他以道格的童年遭遇为基础实施治疗，目的是找出一些方法，让道格和露易丝从丹妮斯的视角看事情，换句话说，治疗师想帮助道格和露易丝以不同的方式表征丹妮斯的"问题行为"。治疗师从道格的个人史下手，是想弄清道格是否能从自己的经历中有所领悟，表征丹妮斯的失败策略，或者，道格的创伤是否过深，无法合理地表征她的视角。道格有意愿做一位"好"父亲，这一点是可以肯定的，但主治疗师也明确说出，道格要达到这个目标，一定会面对很多困难：虽然他想做一位"亲力亲为"的父亲，但他时常要离开家和两个女儿，去外地工作，养家糊口。

治疗师对露易丝采用同样的思路：她需要丹妮斯给予肯定，和她不理解丹妮斯的复杂行为有关吗？如果露易丝对自己童年的思考和感受中不存在偏见，而且她做母亲的胜任力能得到肯定，那么，也许她会以不同的方式表征丹妮斯，但由于她没有得到这种肯定，治疗师团队便认为，在她的视角中，自己被否定了。治疗师团队注意到，蒂娜已经解决了这个问题，她不再支持自己的生母，而转为支持露易丝了。因此，露易丝的核心角色——承担姐妹二人大部分的教养职责——应当着重给予肯定。治疗师团队不但强调她已经承担了很多重任，而且指出，露易丝是一位负责任的家长，看到姐妹二人的生母没有"尽力"，一定感到非常沮丧，治疗师团队对此表示同情。

此外，治疗师团队还向露易丝提出，她已经是丹妮斯重要的安全保障，丹妮斯可以"信赖"她，和她说一说自己的痛苦和沮丧感受。实际上，治疗师团队已经看出，丹妮斯的愤怒是未经调节的，是受禁止的负面情感突然爆发的结果，而且丹妮斯没能控制自己的愤怒。治疗师团队采用这种"重新措辞"（即加工并变换信息以降低露易丝和丹妮斯的不适感）来提供一种解释，缓解露易丝作为继母的自我感受并缓和她对丹妮斯的怒气。治疗师团队早先提出过更准确的解释，即丹妮斯之所以感到愤怒，是因为割裂的忠诚带来的沮丧感造成的，但露易丝不同意这个解释，她认为丹妮斯"应当"能够管住自己的脾气，而且丹妮斯"应当"知道，露易丝多么想照料她。

在这次重新措辞之后，露易丝能够认真思考先前的解释，即丹妮斯之所以发脾气，是因为她与母亲联系后，心中产生混合感受造成的。露易丝还能思考，丹妮斯可能难以对母亲海伦产生愤怒，因为丹妮斯害怕彻底失去母亲。在接下来的两次会谈中，露易丝对丹妮斯及其所处的困境（想与父母双方保持情感联结）的共情增加了。这是在治疗师认可露易丝努力的目标和她面对的问题后才出现的。从某种意义上说，治疗师团队为露易丝做出了榜样，希望她能给予丹妮斯同样的正面体恤。

在最后一次会谈中，父母说，丹妮斯的问题已经有所改善，他们注意到，丹妮斯也有关心他人和照顾他人的一面。露易丝谈到自己和丹妮斯相处很愉快，说她二人之间已经有了新的情感联结方式。说到海伦没有出钱分担孩子们的假期活动费用时，父母立即停止了这个话题，因为他们意识到，丹妮斯在场时谈这个话题不合时宜，所以他们表示会和海伦讨论这个问题，然后就谈其他话题了。他们展现出的行为让丹妮斯不再使用 A3 型策略，他们也负起自己的责任，做出保护孩子的决定。这个变化非常重要，因为他们开始进入父母的角色，承担起照料丹妮斯的职责，不再为了指责海伦而不顾丹妮斯的需求。他们对海伦的指责引发丹妮斯对其母亲采取了强迫性照护策略，也使其愤怒情感爆发，因为她想同时照料道格和露易丝却无法协调两者。

道格再次提到了他们对丹妮斯糖尿病病情的忧虑。他说，他注意到，丹妮斯在注射胰岛素前后会变得焦虑，她会流泪、不安和出汗，而且当她为母亲海伦担忧时，似乎更加痛苦。这时，治疗师团队终于清晰地看到了丹妮斯的行为的意义：丹妮斯在不自知的情况下，利用自己的病情来向父母强调，一定要关注她的基本需求。受抑的负面情感突然爆发，再加上身体健康问题，丹妮斯发出的信号是十分迫切的。同时，道格对丹妮斯的知觉也开始出现转变，因为他在谈及丹妮斯在母亲问题上的痛苦感受以及丹妮斯在药物治疗上需要呵护时，态度更加缓和了。在这次会谈尾声的反思环节中，治疗师团队指出，道格能够读懂丹妮斯发出的痛苦的躯体信号了。治疗师团队还告诉道格和露易丝，日后丹妮斯能够更明确地讲出其对母亲海伦的忧虑时，希望他们告诉自己，那时丹妮斯是否不再发出痛苦的信号了。治疗师团队还希望，这能鼓励丹妮斯的父母始终关注孩子以躯体形式进行的沟通。

道格和露易丝说，丹妮斯这么小就要接受药物治疗，难为她了，抵触注射胰岛素是正常的；而且，他们要带丹妮斯去看儿科医生。虽然他们没有完全认识到丹妮斯抵触注射胰岛素的人际意义，但他们至少认识到了丹妮斯的安全的重要性。

三个月后，治疗师打电话联系道格和露易丝，看看这个家庭是否需要随访。治疗师了解到，这个家庭一切顺利，不再需要帮助了；现在，他们已经成为一个"独立而合格"的家庭，能够发现并应对自己的问题。

总结

道格和露易丝对丹妮斯的生母海伦的批评激起了丹妮斯对生母的忠诚感，也使她感到痛苦、愤怒，所以她奋起保护生母，这是核心循环模式。治疗师起初想让这个家庭觉察到这个核心循环模式时，并没有奏效。在家庭工作的早期，父母难以接受这类整合性解读的情况并不鲜见；很多情况下，父母对自身失败的感受（程序性预置表征和意象性/躯体性预置表征）会削弱他们梳理复杂信息的能力。具体说来，道格和露易丝对海伦的愤怒和怨恨的情感性预置表征似乎使他们无法在语义上接受丹妮斯保护自己的生母海伦；这些情感性预置表征引发程序性指责，进而不可挽回地使丹妮斯感到痛苦，使她的受抑负面情感爆发。我们知道，负面情感的唤起与极端的语义二元化有关，因为极端的语义二元化会影响个体，使个体不但拒绝协商，而且拒绝找出适度的解决办法，而协商和找出适度的解决办法需要复杂的因果关系判断；深层次的原因是早期个体对情绪唤起的归因出现错误。父母误将情绪唤起归因于丹妮斯，同时丹妮斯又处于激烈的情绪唤起中，在这双重影响下，父母未能置身事外，反思并最终理解丹妮斯的依恋关系困境：如何对父母双方（首要依恋对象）保持忠诚和情感联结，同时又能管理好与继母之间逐渐发展的依恋关系。

治疗师对道格做了"成人依恋访谈"的一些方面，帮助道格将成人行为与童年经历联系起来，从而帮助其发现了其与父亲之间的重复模式。一般来讲，一个家庭在外界的帮助下，也许能在语义上理解多人依恋关系，但如果他们的自我保护策略和伴侣保护策略与新的概念化出现矛盾，那么他们的行为可能仍然会受到旧有的、内隐的预置表征的激发。当内隐的负面预置表征（如愤怒、沮丧和怨恨等）与"好的"语义性预置表征出现矛盾，那么个体仅在口头上接受"重新措辞"式治疗，也许并不能带来改变，这种情况十分常见。例如，一个家庭反复说，他们"不理解"孩子的行为，但是非常希望理解孩子的行为，可是随后，他们似乎又抵触治疗师提出的概念化。如果用 DMM 术语来描述，这表明，"不可接受"的负面情感由程序性记忆激发并受家庭当前反思整合能力的动态干扰。一些家庭治疗师提出，家庭所需的是一个新的或更好的故事，但 DMM 认为，这样做是无效的，除非家庭成员能够探究并找到深层次的程序性预置表征和情感性预置表征，进而承认其相关性。一旦负面情感的言语表达可被接受了，那其在程序上就不再那么必要了，家庭的反思整合能力才能得以维系，（孩子面对威胁的胜任力的）真正的"故事重述"才能进行下去。

与丹妮斯一家工作的过程表明，DMM 的观点具有重要意义：探究父亲的原生家庭史，能够给概念化带来重要改变。这样做能揭示出，产生于童年的父亲的脆弱性和矫正性脚本似乎一直在"无形地"维持着关键循环过程。一方面，道格在语义上想成为一名"操劳"的父亲；另一方面，他又时常出差（程序性知识）。对于这二者之间的不一致，道格缺少信息加工的过程，因此他难以接受自己是造成丹妮斯的行为的因素之一。治疗师把他的负面情感和他在父亲角色中的困境（想照料孩子但又要出差）清晰表述出来，就能使他接受自身的局限性并帮助妻子履行其角色。

对童年经历的回忆，帮助道格接触到自己的程序性记忆和感官性记忆。每当道格想起父亲不在身边时自己的感受以及自身童年的痛苦的感官记忆后，他也许更能觉察到丹妮斯的痛苦的躯体信号，即流泪、不安和出汗。如此强烈的躯体信号反复出现，表明丹妮斯的痛苦十分强烈，同时，她又不能通过言语表征来表达自己的痛苦，对于治疗师而言，这一点非常重要。道格想起童年的程序性表征是至关重要的，这一点可以从其女儿的程序性回应和感官性回应中看出——她轻轻地触摸父亲的膝盖，表明她认识到父亲童年失去的东西，但让五岁大的女儿帮助父亲解决这个问题是行不通的。

耐人寻味的是，姐妹二人画出的龙和牵手两幅图画中，可能也在传达这些先前未予以承认的表征——危险/威胁和情感联结/爱。在应对成人间矛盾时，她们采取不同的策略，造成彼此间出现分歧，无法相互支撑，也就是说，姐妹二人为了挽留父母对各自的保护，使姐妹间的正常依恋关系受到了影响。从这个视角探究丹妮斯的处境，又可以看到，她在家中承担着照料他人的功能，以及她承担了这个本属于父母双方角色的功能后付出的代价。当父母间出现矛盾时，承担照料功能的孩子几乎肯定会面对困境；对于丹妮斯而言，这个困境是受抑负面情感爆发，以及与姐姐疏离。

治疗关系与背景

前来接受家庭治疗的家庭都知道"有些什么不对劲"，觉得自己可能在某些事情上做错了。在 DMM 中，这可以解释为，接受治疗的家庭在一定程度上察觉到了家庭成员的预置表征之间存在不一致之处，以及关于问题及其解决办法的反思性表征或元认知失败。随着父母的不确定感和焦虑感增加，他们会毫无头绪地尝试对这些信息进行理解和整合。例如，露易丝不想因为丹妮斯发脾气而对她生气（语义性预置表征），但又不自觉地感到生气、被拒绝和失落（情感性预置表征和躯体性预置表征）。

具有困惑、愤怒、失落和失败感的混合感受是许多前来接受家庭治疗的家庭都具有的一个显著特征。事实上，这些家庭来接受治疗，不但要面对指责，还要暴露出自身的失败，其成员的勇气是值得肯定的。治疗师团队的角色和功能是成为所有家庭成员的过渡性安全依恋对象。这是一项艰难的任务，但为了帮助家庭成员控制并减轻负面情感和情绪唤起，从而为反思性整合创造条件，这项任务又是不得不做的，但实现该任务的方法对于孩子和父母而言，又是有区别的。通常，孩子和父母都要先体验到内在的变化（包括程序上的变化、意象上的变化和躯体状态上的变化），然后他们才能将语义性概念和整合性概念应用于行为中。这些语义性预置表征的复杂程度因孩子的年龄不同和父母的觉知发展不同而有所差异。然而，应当注意，家庭治疗从开始就强调，如果程序性表征没有得到激发和调整，那么即便个体做出改变，这种改变也是表面的、暂时的。DMM 强调的也是这一点。

在这个家庭中，道格想起程序性信息和情感性信息（既包含意象信息也包含躯体信息）后，更能知觉到，自己没有守在孩子们身边的情形是重复了自己父亲的模式，而这对孩子和伴侣产生了影响，同时，他对自己作为父亲的语义性期望，使他对前妻海伦"不负责任"的教养模式失去了耐心。道格发现自身的脆弱性后，认识到了女儿的处境。他认识到她受到伤害并细心回应，使父女关系得以改善。另一方面，露易丝需要自己作为母亲的地位和胜任力得到肯定，之后，她就能够以平静的情绪、稳定且有力的立场来思考丹妮斯的困境；最终她能够理解，丹妮斯发脾气，反映出她感到极度痛苦和愤怒，以及她因对父母双方的忠诚出现矛盾而产生的左右为难。

　　回到治疗关系的话题，我们认为，觉察到我们表征系统之间的差异，极容易让人困惑并引发焦虑。道格可能认为自己作为一个男人和父亲是失败的，因此，他讲出童年痛苦时，可能会对自己的失败感到羞愧。治疗师团队应当预见到这个风险，并在各个表征层面向他表明，他是被接纳的，从而降低这个风险，也就是说，治疗师要作为每一位家庭成员的过渡性安全依恋对象。因此，治疗师的工作方式（程序性预置表征和情感性预置表征）传达出接纳和呵护，从而使个体反思其语义性预置表征，进而产生更多完整性反思性预置表征。

　　治疗师与每个家庭成员形成正面依恋关系十分重要，露易丝"让"道格的自我揭示与丹妮斯的症状相关联，即反映出这种重要性。如果露易丝不信任治疗师团队，那么她可能会在这时制止道格并继续义愤填膺地指责海伦。在系统性家庭治疗中，一个家庭成员感到被蔑视或忽视时，上述情况常会发生。一旦出现这种情况，道格的程序性预置表征、情感性预置表征和语义性预置表征的整合过程可能就会中止，同时道格可能会继续使用先前的过程。我们注意到，治疗师团队还建议露易丝讨论其童年，并准备在随后的会谈中进一步关注她的需求，但露易丝没有在这个时候发言。于是，道格就可以在无人打断他的情况下完成整合性的信息加工。需要注意的是，整合过程不只出现在道格一人身上，而且间接地影响了每个家庭成员。整合过程能帮助各个家庭成员形成相似的预置表征，或者说较一致的预置表征。

　　最后，治疗师决定，不请海伦加入治疗过程，因为这个家庭面对的关键危险是，道格和露易丝感到被丹妮斯拒绝，这可能导致他们又拒绝海伦。由于存在这种威胁，又由于父母双方歪曲信息，以及由此产生的预置表征和他们对姐妹二人的行为，不仅丹妮斯和蒂娜的自我保护策略受到了影响，而且丹妮斯的身心健康、姐妹二人的依恋关系及道格和露易丝之间的依恋关系也都受到了影响。除非有办法解除父母一方（或双方）的信息歪曲过程，否则这个家庭将陷于困境之中不能自拔，丹妮斯也处于危险之中。因此，优先解决这个关键危险不但是最安全的选择，也是至关重要的一个步骤，其他事情都取决于此。治疗结束时，丹妮斯的 A3 型策略可能仍然会给其自身带来一些长期的发展风险，但短期的风险（如爆发脾气和拒绝注射胰岛素）已经得到解决。此外，为了解决家庭问题，道格和露易丝能够主动寻求帮助，还能迅速改变自己关于丹妮斯及其行为的表征，这些都表明，这个家庭也许能为丹妮斯充分改变发展背景，使她重新形成自我保护策略，更为开放地表达自己的需求和欲望。

概念和治疗原则总结

概念

1. **兄弟姐妹子系统**。新生儿出生后，所有家庭成员的角色都会发生变化。兄弟姐妹之间的关系是由父母的期望和行为塑造的。父母可以通过多种方式塑造兄弟姐妹子系统：

   （a）如果父母参与过多，成人与孩子之间的界限会变得模糊。

   （b）如果父母参与过少，兄弟姐妹之间可能会为了争夺稀少的资源而竞争。

   （c）如果父母能够在不同的最近发展区内发挥功能，就能促进兄弟姐妹之间形成舒适的依恋关系。

2. **需求与欲望**。父母应当一边发挥功能一边反思，以便准确地区分各个家庭成员的需求和欲望，这样，在孩子需要他们的关注时，他们就能给予孩子相应的侧重。孩子观察父母应对兄弟姐妹的要求，能够锻炼他们的直觉性反思，使他们反思自己与父母的关系。

3. **矫正性脚本和复制性脚本**。父母会根据自身童年经历，形成关于教养子女的意图。父母可以形成"矫正性脚本"，这种教养计划的意图是矫正其童年经历中负面的方面；同时，父母还可以形成"复制性脚本"，这种教养计划的意图是重复其童年经历中其赞许的方面。这些意图可以是有意识的，也可以是无意识的。如果采用 DMM 术语，我们可以把矫正性脚本和复制性脚本视为教养模式的语义性秉性表征。

4. **钟摆式教养模式**。父母使用绝对化的、语义性质的矫正性脚本时，可能表现出一种极端化的教养模式，以"矫正"其童年中自认为是负面的方面，但矫枉过正，"钟摆"式地摆到了另一个极端。这种教养模式和他们自身所经历的并想要纠正的教养模式的一致之处在于其不平衡性，只是两种模式分属于两个极端。如果父母童年的危险经历没有得到解决，或者父母使用的策略禁止对多重预置表征反思并整合，那么大多会出现这样的"钟摆"，因此，想要矫正的强烈愿望受到有力的内隐性预置表征驱动。

5. **兄弟姐妹的依恋关系**。如果父母能够均衡地保护并安抚各个兄弟姐妹，那么在这种背景下，兄弟姐妹能够避免为争夺父母资源而相互竞争，并形成强度对称的关系，这种关系随着时间的推移，会在互相保护和互相安抚方面趋近于互惠性。

6. **孩子的父母化**。当家庭情况不允许父母分担家庭负担，而且他们也无法获得其他成人的支持时，孩子可能要承担其发展能力之外的、保护及安抚其他兄弟姐妹的责任。照料其他兄弟姐妹的孩子得不到足够的支持，所以没有一个孩子是安全的，"父母化"的孩子在其发展中也受到了限制。

7. **出生顺序对孩子发展策略的影响**。一般而言，头胎孩子更贴近父母的期望或需求，而其他孩子得到父母的关注较少，但压力也较小。如果头胎孩子使用 B 型策略，那么其他孩子也可能使用 B 型策略。如果头胎孩子使用 A 型策略或 C 型策略，那么二胎孩子大多会使用相反的策略。如果一个家庭的困扰较深，头胎孩子使用的 A 型策略或 C 型策略可能没有有效的替代策略，所以，其他孩子可能会形成复杂的 A/C 型策略或孤立策略。

8. **未解决的丧失**。最大的危险莫过于被依恋个体或依恋对象的死亡。如果孩子先于父母离开人世，那么父母未能达到教养子女的基本目标：让孩子活下来。因此，孩子的死亡极有可能引发父母的创伤。可依据是否可解决将未来的依恋对象丧失进行分类。否则，如果依恋对象的死亡带来的创伤没有得到解决，个体的日常功能会受到影响，包括照料其他孩子的功能。

9. **被禁止的负面情感的爆发**（INA）。当个体于存在矛盾的环境中使用强迫性的 A 型策略，这种矛盾又无法通过抑制负面情感来管理，而且这种矛盾会带来重大危险时，A 型策略可能会失效，抑制负面情感可能会引发强烈的负面情感唤起，这种强烈的负面情感唤起可能会以激烈的、无调节的方式表现出来。这种公开的负面行为与家庭规则差异极大，其他家庭成员无法接受其中有任何自己的因素在，"破坏分子"只能承担全部责任。此外，由于个体爆发负面情感时，影响极其恶劣，父母有时会引入外部资源或外部权威来帮助自己，甚至让外部介入力量做主。在这种情况下，个体缺少对行为的自我调节，无法将个体被禁止情感爆发与使用威胁策略时的具有破坏性的行为区别开来，因为个体使用威胁策略时，会谨慎地观察他人对自己行为的回应，在尽量不受惩罚的前提下得到更多的关注。

10. **躯体化**。躯体症状的功能是表明个体存在威胁其身心健康的内部或外部事件。个体身体状态的表征可以在非常基本的躯体层面传达个体的健康状态信息，即便语义性预置表征和片段性预置表征遗漏了这种信息，个体的身体也能够传达痛苦的信号（躯体性预置表征）。我们应当非常重视躯体性预置表征，因为个体的身体健康受到了影响。然而，我们无法通过躯体性预置表征准确地确定个体痛苦的原因。

治疗原则

1. 如果呈现出的问题是"显而易见"的，如孩子患有残障，那么专业工作者应当细心确定这个问题对其他家庭成员的影响。如果这个问题带给家庭的压力过大，一些家庭成员可能会患上慢性抑郁，或者"未受影响的"孩子可能会被配偶化，或者家庭成员被孤立，从而适应这个问题。家庭解体可能是这个"显而易见"的问题背后的核心危险。

2. 个体爆发脾气或者显现躯体症状都是强烈的信号，应理解为个体存在极端的、"不可名状"的痛苦。

3. 家庭行为是有其文化背景的。如果文化背景在短时间内发生改变，或者当家庭移民到新的文化背景中，那么家庭行为是否与文化背景相适应，就取决于成人的预置表征是否能够随之变化，反映新的文化背景及其特定的危险。对于在新的文化背景中适应不良的家庭，如果干预工作者调查这个家庭在文化背景改变前后的文化变化和面对的危险，那么干预工作者也许能够理解其行为。

4. 通常情况下，对于使家庭问题持续存在的循环过程，在治疗早期，在探究个体预置表征和共有预置表征之前，家庭成员难以接受言语化的解读。如果家庭成员在治疗早期就接受了治疗师的解读，那么这只能反映出家庭成员把治疗师当作权威人物，在表面上顺从治疗师；而这不大可能使个体的日常行为产生有效改变。如果治疗师把治疗早期做出的解读作为私下假设来引导家庭进行探究，则会更妥当。

5. 如果事先没有探究，识别并认可相关的程序性预置表征和情感性预置表征，那么对于家庭问题的替代性正面描述不大可能改变个体的适应性。一旦个体在言语上接受了内隐性预置表征的内容，内隐性预置表征就不容易显现，治疗师就可以进行反思性整合，产生富有成效的"故事重述"。

6. 探究父母的原生家庭史，时常可以有效地理解一个家庭当前的循环模式。这项工作可以在全体家庭成员在场时完成，也可以在一个双边环境中完成。全体家庭成员在场时，治疗师可以观察其他家庭成员对相关表征的讨论做何反应；在双边环境中，个体的情绪更冷静，能更高效地进行反思。

第五章
上学

今天开学，约翰的家里忙得不可开交。几周以来，他和父母都一直在为这一天做准备。例如，父母为他买了新的笔记本和笔，并给他准备了午餐费；约翰的口袋里还装了一只可爱的塑料蜘蛛玩具，那是他想展示给同学们看的。一会儿，他就要像大孩子一样，坐上校车去学校了。

约翰和母亲走到校车车站，母亲像往常一样拉着他的手。这时，他看见了大一些的孩子，他们凑在一起。他立即放开母亲的手，并加快脚步，走在母亲的前面一些，似乎不知道母亲在身边一样，可即使他做了这些，那些大孩子依旧连看都没看他一眼。他等着校车，既没有与母亲站在一起，也没有与那些大孩子站在一起。校车很快就来了，车门一开，其他孩子一拥而入，约翰努力抬起腿，够到了第一级台阶，拉着车门的把手，上了车，顺着过道走进车内，在整个过程中，他没有回头看母亲一眼。母亲奋力地通过车窗搜索他的小脸，但已经看不到他了。今天，约翰迈入了一个新世界，如果母亲要支持他，就要等在后面，让他自己去探索。未来正在向约翰招手。

个体发展上的进步

与先前各发展阶段相比，个体在学龄期出现的成熟性变化虽微不足道，但对人际关系的影响是巨大的。从六七岁开始，个体的生活发生了剧烈的变化。

具体的逻辑

个体的大脑皮层在学龄期开始快速发育成熟，孩子开始具备逻辑思维能力，思维方式能够为成人所理解。以前，即便成人反复给予逻辑清晰的答复，孩子也不能理解并满意；现在，孩子不再无休止地问"为什么"了，仿佛突然之间，逻辑开始主宰一切。对于自己提出的问题，孩子期待可以理解的解释。"因为这是我说的"这类答复不再管用了。同时，抽象的和哲理性的解释同样不管用。学龄期孩子想要的是事实，是看得见、摸得着的实实在在的事实。得到实实在在的信息后，尤其是得到有关个人的实实在在的信息后，孩子就能开始思考，也就是说，他们既能理解多个事件之间的逻辑，也能置身事外，对这些事件进行反思，不但考虑自己的视角，也考虑他人的视角。他们可以利用这个能力进行反思，思考多种解决办法，但这仅限于具体的、实实在在的问题，而不包括概括性的、抽象的问题。

得出自己的语义性结论

学龄期孩子具备足够的语言能力，而且他们的大脑皮层刚刚发育成熟，所以他们有能力形成自己的语义性结论。他们对认知性契合回应的描述越准确，就越能将这些概括化的语义性预置表征作为自我规范，塑造自己的行为。如果个体根据自身经验知道某种行为方式可能会带来什么后果，那么个体就能不做危险的行为，由此补充和扩展到家庭规范和文化规范。

通过语言来聚焦情感的激发潜能

语言也能表征感受。言语化的意象和有内涵的语言是基于语言的预置表征，能够让孩子通过言语来表达自己的感受。这样，孩子更能知觉到自己可能会做出什么行为，也会使倾听者与他们产生共情。

构建自己的情景

学前期孩子只有在父母的帮助下才能叙述出自传式情景。到了学龄期，孩子已经在父母的提问中习得，一个情景应该包含什么信息，以及如何组织这些信息。这时，孩子在智力上开始成熟，能够将多个事件和意象按次序排列，从而将过去一段经历构建为一个经整合的预置表征。这类情景式预置表征既包含认知信息，也包含情感信息，两者比例因不同孩子使用的自我保护策略而异。孩子要按策略上妥当的方式回忆情景，更确切地说，他们是按该方式重新构建情景，因为一个情景式预置表征可以有力地表征过去奏效的自我保护行为。当孩子将当前环境与过去危险关联在一起时，孩子会基于自我保护策略歪曲情景式预置表征并组织自我保护行为。当然，这样做的缺点是，受情景式预置表征所歪曲的知觉重新塑造当前经历是适应不良的，会产生危险。

学习思考做什么的问题

在童年期中期，孩子的一项主要任务是学习如何调节自己的行为。学龄期孩子会使用言语表征（即肢体语言、语义性描述和语义性规范、有内涵的语言）来表征自我和环境的关系。这类表征会支配他们的行为，也就是说，这类表征是预置表征。因为每个预置表征都是通过大脑中不同的信息加工网络实现的，所以预置表征不会总产生相同的回应。个体可以通过前意识快速地加工非言语性预置表征（躯体状态、程序性结果、感官意象），自动且快速地产生自我保护回应，而这种回应只有在发生后才能得到评估。非言语预置表征可以被进一步加工并转化为言语性预置表征。如果一个孩子闻到奶油饼干的味道（感官意象）后流口水（躯体状态），但他想到，母亲说晚饭前不要吃任何东西（语义性规范），而他几乎可以感受到，被母亲抓住偷吃时屁股上挨巴掌的感受（程序性后果），那么，这个孩子该怎么办呢？

对我们而言，解决这类内心矛盾简直是家常便饭，而且我们每个人都有不同的解决办法。因为非言语表征的动作十分迅速，所以当处于危险中时，个体更倾向于使用非言语表征。这意味着，处于危险中的孩子和成人无法与处于安全中的孩子和成人一样准确地用言语描述自己的行为。父母引导孩子将内隐性预置表征转化为言语性预置表征后，孩子就会习得如何对多个预置表征进行反思，进而针对特定环境做出整合后的最佳选择。如果环境是安全的，那么这是最简单的办法。

我们继续讨论母亲不让孩子吃奶油饼干的例子。如果一个孩子被忽视了，而且感到饥饿，那么他可能会根据自己的躯体状态和感官意象采取行动；如果一个孩子受到虐待，如他受到极其专治的父母的虐待，那么他可能会以严厉的惩罚这一躯体性表征来抑制自己，不让自己吃奶油饼干；如果一个孩子受到放任型教养，那么他可能会想"没关系，如果母亲发现了，向她求饶就没事了"，这类孩子已经上升到言语层面并决定违抗母亲的指令；如果一个孩子受到权威型教养，那么他也许会就各种选择进行一场内心对话，就像他平时与父母对话那样："我真想尝尝那种奶油饼干，我饿坏了，但我知道，妈妈正在准备一桌丰盛的晚餐，一小时后就开饭了。我不想让她失望，即便她能理解我吃奶油饼干的原因，也不想让她失望。那怎么办呢？对了，也许我可以先吃一块奶油饼干，挨一挨？"这就是美妙的整合过程：考虑到所有的预置表征，形成一个关于另一个人的预置表征（弗纳吉称之为"心理化"），然后，在大脑中留存所有这些预置表征的情况下，为这一特定情境制定一个行动方案，这个最终的、整合的预置表征可能是较为简单的预置表征中的一个，也可能是从几个预置表征中各综合了一些信息，上文的例子即是如此。

我是谁

通常，在我们的体验中，我们自己是完整、协调的，只有当我们自己的行为出乎意料甚至无法接受时，我们才会考虑我们到底是谁。这件事是我做的？我怎么会这么做呢！我很善良，我是好人，我很坚强……我不会这么做的！！！出现这种现象的原因是"自我"并非一个统一的整体。"自我"可能会做出各种行为（即相互竞争的预置表征），概率不一，这是个体对感官刺激的不同方面同时进行归因造成的。在这些预置表征中，存在彼此排斥的动机，大多数动机都是无意识的；即便是最终被付诸实践的预置表征，也可能是无意识的。为了调节我们的行为，我们需要找出这些隐蔽的预置表征，认真予以考虑，并学习如何调节使我们做出各种行为的过程。如果我们处于平静、舒适的状态，那么我们就更能长时间地加工信息，进而承认并接纳自身一些不那么可取的动机，并做出更协调的、适应情境的行为。

语言是个体进行反思的工具，但语言在个体发展进程和信息加工过程中发展较晚。前意识的预置表征有时会在个体形成言语性预置表征之前就被付诸实践。因此，要认识自己并调节自己的行为，个体应当迅速辨别出前语言的预置表征，这就意味着个体要觉察到非言语意义并将其转化为语言。一旦父母给予强调，孩子做到了这一点，那么孩子就可以将自己习得的人际对话转换为心中各个自我间的内心对话。有时，这类内心对话的形式十分具体，个体可以和家中的宠物狗对话，和泰迪熊对话，或者和一个幻想中的朋友对话。只要孩子认识到这是幻想，这些谈话对象就能帮助孩子从人际对话过渡到内心的、私下的决策过程。

这类对话的功能之一是解释个体为何做了不该做的事情。具有讽刺意味的是，个体发育成熟后，不但为个体进行实质性的反思性整合创造了条件，而且还为欺骗性过程创造了条件："我没有收拾卧室（父母的语义性规范），因为我要做作业（父母的另一个语义性规范，推翻了前一个语义性规范）。"这类解释的关键在于使个体的自我不仅内心协调，而且与父母的预置表征相适应。问题在于，这类解释遗漏了信息并对信息遗漏采取了自我欺骗。

"绝对主义" 思维

1. **定义**。个体认为，知识的差异可能来自知识源的差异，因此为了解决知识的差异，有必要识别知识源。
2. **局限性**。个体没有觉察到不同视角的存在，而且这些视角同样有效。
3. **信息类型**。躯体性预置表征、程序性预置表征、意象性预置表征、肢体语言、语义性预置表征、有内涵的预置表征、情景式预置表征和"实实在在"的整合预置表征。

4. **个体的执行功能**。成人要求学龄期孩子思考，是哪个预置表征（在特定的"实实在在"的情境下）支配了他们的行为。这是一个日趋发育成熟的大脑发挥执行功能的开端。

5. **个体差异**。虽然一些孩子的大脑皮层已经发育成熟，但仍然不能进行整合的信息加工；这类孩子不能解释自身为何具有多个预置表征，也不知道自己的行为受什么调节。这类孩子过去可能经历过危险，从而绕过了这个潜能，而采取快速的、自我保护性回应。

6. **对治疗的意义**。我们建议，一方面要引导父母改变人际环境，另一方面要支持孩子有意识的自我觉察和逐渐出现的反思技能。

接触新的策略

学前期孩子是自己家庭功能模式的专家。从某种意义上讲，这限制了孩子适应能力的范围，使他们的适应能力局限于自己的家庭之中。然而，孩子上学后，这个过程被颠覆了。孩子接触到教师的策略和期望，而这可能与孩子父母的策略和期望完全不同。此外，来自其他家庭的同学所使用的策略，可能与孩子使用的策略互斥。这与孩子的兄弟姐妹所用策略不同，兄弟姐妹所用策略是在其他家庭成员构成的环境中形成的，虽然这些策略并不完全一致，但这些策略可以互相匹配，孩子也可以预测。

在学校里，孩子必须调整自我，适应其不熟悉的策略，这会扩大其适应能力的范围。他们发现，他们需要思考教师期望什么和教师会做什么，随之调整自我，予以适应。他们需要思考其他孩子会做什么。其实，孩子之间交谈的主要话题，就是其他孩子会做什么。这样做似乎是在对别人说长道短，议论是非，但实际上，孩子在以实实在在的方式探究各种视角、各种人格，他们还要自我调整，以适应不同的人。

人际关系

学龄期孩子的依恋关系范围会扩大，同时，他们与父母双方的关系也会发生变化。兄弟姐妹之间彼此会承担新的角色，先前的玩伴会发展成为好友，同时，成人能与孩子形成替代性依恋关系或补充性依恋关系。

学龄期的依恋关系

● **父母**：非对称且非互惠。

● **兄弟姐妹**：对称但非互惠。

● **好友**：对称但非互惠。

● **替代性依恋对象**：非对称且非互惠。

替代性依恋对象：教师、俱乐部教练、同学的父母等

教师与父母一样，会对孩子提出要求，引导孩子，教育孩子，管教孩子以及鼓励孩子。然而，教师不会像父母一样，无条件地宠爱孩子。孩子必须努力赢得教师的赞许；在众多学生中，教师一般更喜欢那些能融入学校环境的孩子、乐于助人的孩子、学习成绩优良的孩子。教师的职责不是满足孩子的所有需求，他们的职责是保证孩子的安全，引导孩子调节自身行为，换言之，教师的功能是作为孩子的替代性依恋对象。学校里会出现危急事件，如孩子遭遇事故、情绪不好、受到欺负、面对失败等。此时，教师可能是第一个赶到现场的人，他们做出的反应可能比父母做出的反应更适应当时的环境。例如，孩子身体受伤时，教师会平静地照料孩子，而父母则会表现出焦虑和痛苦的情绪。当一位母亲方寸大乱、六神无主时，教师也许更能体恤孩子，照料孩子并关注孩子。所以，对于一些孩子而言，学校可以成为"庇护所"（即安斯沃斯对安全基地的措辞），使他们远离身体危险或情绪不安的家庭互动。孩子向教师习得的策略可以提高他们在家习得的策略。如果父母自身在危险环境下长大，而且孩子的适应能力范围已经受到影响，那么这一点

尤为重要。

孩子可能难以应对教师与父母之间的差异。当教师与父母之间的差异较大时，如何维持平衡就是一个微妙的问题。如果孩子对教师赞不绝口，那么不安全型的父母可能会感到自己缺乏胜任力或微不足道，进而做出保护自我和孩子的行为。如果孩子对教师不满，那么学校和家庭之间可能会出现矛盾。如果父母投诉学校，那他们可能会被学校视为爱找麻烦、干涉学校工作的人，而这可能会影响到其孩子。此外，学校承担着一个有力的角色，即监督家庭教养孩子的好坏。如果孩子表现出注意力涣散、爱发脾气、精神不能集中、过度愤怒等，那么学校可能视其为受到了忽视、暴力或性虐待，从而举报其家庭。另一方面，广泛报道的教师虐童案件会让家长存有疑心。尤其当父母和教师两方面都使用歪曲的策略来加工信息时，父母和学校员工之间的沟通可能会破裂。在这类矛盾中，有时孩子会陷于三角关系中。如果学校和家长彼此缺乏信任，互相指责，那么双方可能都无法聚焦于孩子的基本需求。如果孩子无法适应学校，那么问题就出现了。

出现问题时

无论是哪个文化群体，一个孩子在五岁至七岁期间，都会经历一个仪式，即离开家庭，接触社会。从进化论的视角看，孩子走向社会后，适者生存，其使用的策略会经受新的考验，这在拓宽孩子适应力的范围的同时，也会突出家庭中产生的问题。过去，孩子要和家庭以外的成人一起从事日常劳动。今天，现代化国家的孩子要去上学，他们坐在教室里，安静聆听教师用言语传达的信息，这可能与我们进化出来的个体发展预期并不匹配，也就是说，一方面，人类文明要适应后工业时代对生活的要求，另一方面，孩子不断发育成熟，这两方面之间彼此不匹配，可能是孩子上学后遭遇问题的原因之一。为探究这个问题，下文将探讨注意力缺陷和／或多动障碍（ADHD）。下文将先概述 ADHD 的本体论文献，而后给出两个临床案例，从中可以看出，在 ADHD 这一个诊断结果中，案例之间的差异存在巨大悬殊。

注意力缺陷多动障碍

ADHD 已经成为临床上的一个重要问题。在接受诊断的孩子中，有 5% 被诊断为 ADHD，其中大多为男孩，男孩的确诊率比女孩高 5~9 倍。近几十年来，ADHD 的诊断率急剧攀升。男孩的发展危机已经到来。

ADHD 由两个症状维度定义：注意力缺陷和多动 / 冲动（见美国心理学会发布的《精神障碍诊断与统计手册》第五版和世界卫生组织发布的《国际疾病分类》第十版）。这种症状维度上的异质性可能反映出 ADHD 案例间存在因果关系差异和功能差异。此外，这些症状维度与正常孩子之间是质的差异，还是量的差异，这一点尚不得而知。此外，ADHD 患者几乎总是可以被诊断出共病。例如，在 ADHD 患者中，40% 存在对立违抗性障碍；34% 存在焦虑障碍；14% 存在行为障碍；11% 存在抽搐；6% 存在心境障碍。因此，我们不能确定，ADHD 是一个单独的障碍，还是不同障碍的组合。

ADHD 诊断的关键在于，孩子是否功能受损，导致孩子易受到类似以下的伤害：死亡率上升、患病率上升、日常许多活动受到影响等。尽管学前期儿童时常诊断出 ADHD 病例，但 ADHD 的主要影响表现在学龄期和青春期孩子的社会功能方面。例如，40%～50% 的病例存在反社会行为，40% 的病例在青春期怀孕，32%～40% 的病例辍学，50%～70% 的病例基本没有朋友，甚至完全没有朋友。此外，ADHD 的自然缓解率虽可能高达 60%，但该病症依旧可能在成年期持续。而且近期研究也指出，自然缓解率的高低取决于我们对缓解的定义（非全部症状：60%；亚标准症状：30%；功能完全恢复：10%），多动 / 冲动症状的自然缓解率比注意力缺陷的自然缓解率高。

在下文中，我们将梳理有关 ADHD 病原的文献，探究有哪些治疗方法可供选择。与前文中分析自闭症一样，下文将从基因组学、神经学、心理学、人际关系和文化角度来分析 ADHD。

基因组学

对基因的研究

研究人员尝试寻找与 ADHD 存在关联的单个基因或基因簇，但未能发现任何反常基因或 ADHD 专属基因。由于哌甲酯（methylphenidate）这种药物［即利他林（Ritalin），可以减缓 ADHD 症状］对多巴胺转运蛋白有抑制作用，所以许多研究人员开始研究多巴胺系统，以及参与神经发育的基因和参与突触传输的基因。ADHD 和特定基因似乎存在如下关联：（1）基因只与 ADHD 的一个特定症状维度有关（但各项研究结果并不完全一致）；（2）基因与 ADHD 的关联似乎和基因与其他精神障碍的关联程度一致；（3）统计检验力有限（即 1% ~ 2% 的变异量）；（4）无复制。这样，大部分变异量还需要通过其他因素来解释。

遗传性的推论研究

虽然研究结果尚未给出充分证据，但目前许多研究人员和临床医师在工作中仍然持以下假设，即 ADHD 大多是由基因因素决定的。这一假设的根据有可能来自行为遗传学的研究。据行为遗传学的研究估计，ADHD 遗传性的平均值为 76%。我们检查推论研究的结果后发现，虽然许多研究人员和临床医师的假设有一定依据，即基因是造成 ADHD 的因素之一，但环境因素也起到了重要的作用。此外，许多研究在方法和理论上都存在缺陷，使这些研究的有效性遭到质疑。基因可以解释的变异量大约为百分之一，而遗传性研究推论出的变异量大约为 70% ~ 75%，这之间存在巨大的差异。

为了区分注意力缺陷和多动这两个症状维度的遗传病因和环境病因，研究人员进行了元分析。分析后他们发现，注意力缺陷和多动这两个症状维度的遗传性都很高，分别为 71% 和 73%，但注意力缺陷的主导遗传影响更强（尤其是在五岁前）。注意力缺陷受到更多的非共有的环境影响，而多动的加性遗传效应更大。环境因素对多动的影响，在青春期比在儿童期更大。然而，上述分析结果取决于信息源，即母亲作为信息源，还是教师作为信息源。研究人员既没有直接评估孩子本身，也没有直接评估基因，而在做结论前，这类评估是必要的。

表观遗传因素

新近的研究工作探究了基因 / 环境（G × E）影响的可能性，通过表观遗传机制解释 ADHD 的一些遗传性。对灵长类动物的研究发现：（1）对于 DRD4 基因的特定变异与高比率的社交冲动之间的关联，母体的基因型具有调节效应；（2）母体具有高度保护性时，后代对于新奇事物和空间会有更多抑制，更少冲动；（3）母体及其后代都具有变异基因时，母体保护性最低；但如果母体具有变异基因时，而其后代不具有变异基因，那么母体保护性最高。对于人类，如果孩子带有相同基因的特定变异，那么这类孩子与其他孩子相比，其父母更可能患有成人 ADHD，而父亲的 ADHD 症状会增加孩子患上多动 / 冲动的遗传风险。其他具有相同变异的父母更有可能会冲动，性关系 / 配偶关系不稳定，滥用药物及酗酒，这表明共同环境的作用。总之，行为遗传学的研究表明，ADHD 在风险环境中更容易遗传，在 ADHD 的遗传风险转化为表型症状的过程中，表观遗传机制起到了重要作用。

结论

遗传学研究表明，ADHD 及其调节因素具有异质性。单个基因的影响似乎受到表观遗传因素和环境因素的有力调节，这表明，ADHD 症状（尤其是多动）是为了应对环境压力而产生的。推论研究证实，ADHD 症状存在家庭因素，但未能证实 ADHD 症状是否存在遗传基础。环境压力似乎是基因表达为注意力问题和多动的关键成分。

生物因素和神经因素

男女间差异

ADHD 在男性中占比更高，而且男性 ADHD 患者症状的平均值和变异性更大，表明男女 ADHD 患者之间可能具有重要差异。有两项研究结果值得注意：（1）性激素对 ADHD 的产前和组织方面的影响，男孩和女孩之间存在差异；（2）患有 ADHD 的女孩主要表现出注意力不集中的症状，在学校内外都不大可能表现出问题，也不大可能诊断出共病。这些研究结果表明，在结构上，男孩的 ADHD 可能与女孩的不同。

毒素

化学毒素或者发炎会产生患上 ADHD 的直接风险，或者激发对 ADHD 的遗传易感性。母亲在妊娠期患有糖尿病、经济社会地位较低、临产期存在健康问题、妊娠期吸烟、婴儿期异位湿疹等因素都会增加患 ADHD 的风险；完全由母乳喂养似乎可以保护孩子远离 ADHD。接触铅会影响纹状体和前额叶皮层的发育，使儿童更多地表现出 ADHD 症状，尤其是多动这个症状。对动物研究发现，如果个体在生命早期接触铅，那么会引起加强反应及反应抑制的问题。

神经差异

研究人员通过脑电图和功能性磁共振成像研究发现，ADHD 与无变化的神经缺陷存在关联，与正常的对照组相比，具体缺陷包括脑物质较少、脑物质代谢活动较少、脑电活动较少、额叶对刺激的反应较少、额叶与基底核连接处对刺激的反应较少及 / 或与小脑的核心方面有关系。未患有 ADHD 的直系亲属中也发现，脑容量总体较低，尤其是基底核、小脑和前额叶皮层的容量总体较低。这表明，ADHD 不仅是简单的缺陷，而是特定神经发育轨迹遭到破坏。

神经成像研究表明，ADHD 患者的大脑皮层在发育过程中厚度变化迟缓，但会遵循正常的发育步骤，对个体的影响在中等范围，个体的多动 / 冲动症状低于临界值。此外，对青少年而言，小脑变化与 ADHD 症状存在关联。这些研究结果表明，可以将 ADHD 视为个体发展过程迟缓但正常，但不是发展过程不同。

结论

从生物学的视角探究 ADHD，得到的画面是多样而复杂的，且男女间差异十分明显，个体大脑的形态差异大且持久，但依旧可以变化（与症状的变化同步）。对于性别影响和大脑发育而言，发育似乎是一个具有重要意义的因素。

| 心理信息加工

心理理论和测试数据

在关于大脑执行功能的认知测试中，ADHD 患者存在各种表现模式，据此，巴克利（Barkley）放弃了 ADHD 是注意力缺陷的观点并根据（位于额叶中）的大脑执行功能存在的问题，提出了一个神经心理学模型。大脑执行功能根据目标和经验使个体做出及持续某些行为。几项神经心理学研究表明，ADHD 患者的大多数种类的注意力都是完好的，只在警觉性上存在差异。这表明，ADHD 的注意力成分只居次要地位。

尼格（Nigg）提出，个体执行功能对行为的控制方式，尤其是中断、调节或改变以目标为导向的复杂行为的方式，可以分为两类。一类是"自下而上式"的控制，这类控制是在皮层下脑区或后脑区受到激发后实现的，这反映出个体接收的信息具有潜在相关性，这些信息虽然与当前情境无关，但可能具有威胁性，或者具有希望，或者是新奇的。另一类是"自上而下式"的控制，这类控制是在前额叶皮层受到激发后实现的，这反映出个体接收的信息与目标相关，需要调节先前的计划。尼格认为，ADHD 是上述两种控制系统都出现问题后造成的。当前，这项理论的研究证据尚不足以得出定论。

ADHD 患者的反应抑制功能大多受损。研究人员认为，这个功能也许可以作为标识，表明个体有罹患 ADHD 的风险，因为 ADHD 患儿的无症状亲属的这种功能是受损的。然而，这仅对一部分 ADHD 患儿所在家庭适用。

近期研究结果表明，ADHD 的神经心理特征既不是同质的，也不是 ADHD 专属的，而且并不总能反映出功能缺陷，相反，患有多动症的儿童因为活动量较大，也许能提高短期记忆表现。此外，ADHD 儿童的优缺点并没有规律可言，他们的表现分布与正常儿童的表现分布之间的重叠部分较多，这一点不可忽略，也就是说，神经心理功能不能作为 ADHD 的诊断标准。

行为证据

总体上，研究人员还没有在有效的实际生活环境中采用自然观察法来描述 ADHD；研究信息通常来自父母和教师，但每位父母和教师都存在偏误（见第三章），导致他们的报告相互关联度较低。另外，也没有人采用有信度措施的专业观察。

结论

ADHD 患者的信息加工不是同质的，也不是完全有缺陷的。事实上，一些证据表明，ADHD 是一种对环境的特定适应：个体对"认知性"信息的反应性下降（在 DMM 中的术语为回应契合度和小脑路径），也许对加工特定环境的信息更具适应性。这一理论与一种进化论的生物学视角一致，这种视角将 ADHD 重新理解为个体特点具备"准备响应"模式，包括较高的运动活动、无延迟行动、高度警觉、广泛扫描。如果环境不安全、资源贫乏，而且个体需要"争分夺秒"地快速响应，那么个体的这种模式是具有适应性的。

人际关系因素

在 ADHD 患儿的父母中，20% 也患有 ADHD，这一事实被视为 ADHD 具有遗传性的证据，但卡尔森（Carlson）及其同事认为，有关父母的信息是间接的，它们是孩子被诊断后所收集的父母的自我报告，可以反映环境的输入。下文总结了相关信息，在每一个病例中，结果都是与未患有 ADHD 的正常组比较得来的。

父母差异与家庭差异

被诊断为 ADHD 的儿童在与父母和同辈互动中都有所不同。他们的父母为单亲父母或者婚姻不和谐的概率更高，而他们的兄弟姐妹，尤其是兄弟，出现多动的概率更高，同时，也会有更多抑郁－焦虑的症状。此外，ADHD 儿童的生父、生母有多种形式的精神障碍的概率更高，包括 ADHD、反社会障碍、心境障碍和酗酒。

教师对 6~11 岁儿童的报告表明，如果儿童表现为注意力不集中／好动，那么其母亲多为单身、离异或分居，并且从伴侣和社会支持系统中得到的情感支撑较差。另一个预测孩子会表现出 ADHD 类行为的指标是母子间早期互动质量较低，具体包括：（1）六个月大的婴儿在进食和玩耍时，母亲侵扰较多，即扰乱孩子正在进行的活动；（2）孩子三岁半时，母亲表现出过度刺激性照料模式，即"非回应性的身体亲密接触"（孩子并未发出信号）和"代际边界消失"（孩子已经处于情绪唤起状态，本应安抚孩子的母亲却逗惹孩子）。

另一方面，多动的孩子多为家中头胎孩子，其父母采用惩罚－专治型教养模式，其父母婚姻关系紧张，家庭氛围紧张，家庭互动不良，父母心理健康问题较多（多数未得到诊断），而身体健康问题则不多见。10 年后随访时，这些患有多动症的孩子已经离开家庭，心理健康和情绪都已经改善，这表明，其症状与家庭环境相关。

研究人员提出，ADHD 与其他障碍之间存在共性，如 ADHD 和严重抑郁障碍；同时，研究人员还提出，ADHD 也许可以进一步细分。例如，也许可以按是否具有行为障碍进一步细分，如果孩子具有行为障碍，那么其父母患有反社会障碍、对立障碍、抑郁障碍和焦虑障碍的概率要比正常人高出很多。

互动

研究人员发现，如果男性十分好动，那么其母亲大多表现得爱批评、否定人，缺少感情，惩罚孩子时较为严厉，尤其在孩子的童年中期，母亲的这些特点尤为明显。另一方面，多动的孩子在做较为困难的事情时，其母亲不但不会给予更多的鼓励和建议，还会给予更多的否定；虽然研究人员认为，这是母亲在根据孩子的特点给予回应，但研究数据并没有表明，到底是孩子受母亲影响，还是母亲受孩子影响。同样，ADHD 患儿在自由玩耍时，其母亲与其互动较少（发起的互动较少，回应较少，而且鼓励较少），但对其控制较多；孩子表现得不那么顺从，而当孩子表现出顺从和合意的行为时，母亲给予的奖励较少而且前后不一致。当研究人员让孩子做实验性任务时，也观察到了类似效果。

药物的效果

医师会给 ADHD 患儿开具精神兴奋剂，一般认为，这类药物的效果与其名称是"矛盾"的，因为精神兴奋剂会减少运动，而非增加运动。

早期研究显示，多动患儿服用药物后表现得更顺从，母亲发出的命令减少、回应增加，但仍然达不到正常水平。年龄大一些的多动患儿，无论是已经接受治疗者还是未接受治疗者，都表现得更顺从，但同样达不到正常水平。尤其是当青少年不但患有 ADHD，而且还患有对立违抗性障碍时，其互动模式仍然是具有攻击性的、负面的，与其童年期的表现一致。一些研究人员认为，是儿童多动决定了其母亲的互动模式，而不是母亲的互动模式决定了儿童多动，但同样，这一因果假设无足够数据可证实。另一方面，因为让孩子服用药物并不能完全改变互动模式，所以，带有父母特征的循环性因果关系可能是更准确的解释模型。

最近，研究人员通过元分析发现，服用药物后，学前期男性 ADHD 患儿的症状仅在短期内略有减轻。同时，患有 ADHD 的小学生（多为患有 ADHD 组合型的男孩）服用特定药物后 12~24 个月内，其症状性行为虽有所改善，但长期结果及其他年龄段的证据尚无定论。

心理社会治疗的效果

研究人员通过上述元分析还发现，对于确诊为 ADHD 和具有 ADHD 患病风险的学前期儿童，只有一种干预模式被有力地表明其具有正面效果，即父母行为培训（Parent Behaviour Training，PBT），这种培训可以引导父母以更可预测的方式，运用奖励和非惩罚性结果与孩子互动。

结论

ADHD 儿童所在的家庭中，家庭成员大多压力较大。早期研究的课题是，这类儿童如何习得通过"多动"和"注意力不集中"等人际策略来应对家庭压力；近期研究的课题是干预模式的人际效果，尤其是药物干预模式的人际效果。人们把 ADHD 视作静态的、基于儿童的缺陷，这一观点已经受到心理社会干预的效能的挑战。

背景与文化

环境因素

最近，有研究人员称，一个地域的太阳光照强度与该地域的 ADHD 患病概率之间存在较大关联：太阳光照较强可以预防 ADHD，这可以解释三个国际数据组中 34%~57% 的数据变异。虽然这种影响可以解释为 ADHD 与患者生理节奏调节问题之间存在关联，但我们也不能排除文化影响的因素。

在西方国家，饮食具有调节 ADHD 症状的作用。铁、锌补充剂可以改善已知的铁、锌缺乏症状，长链多价不饱和脂肪酸可能能够调节 ADHD 症状，此外，快餐、红肉、加工肉制品、薯片、高脂肪乳制品和软饮料已经表现出负面效果；鱼肉、蔬菜、水果、豆类和全谷物食物未表现出与 ADHD 存在关联。尽管许多父母称，糖类或阿斯巴甜具有负面作用，但并没有文献表明这一点。

文化因素

从 20 世纪 90 年代开始，各国的 ADHD 诊断率出现较大差异，澳大利亚和美国的诊断率是英国的两倍以上。此外，各国对 ADHD 的推荐疗法同样存在较大差异。与其他国家相比，美国使用哌甲酯的数量极大，门诊的大部分时间里，医师都在开药和监控药效。此外，即便在同一个国家里，不同民族之间也存在差异。例如，与拉非美裔白人和黑人以及波多黎各儿童相比，墨西哥裔美国儿童使用的药物较少。这些差异表明，致使 ADHD 形成并持续的原因中可能存在文化因素。

ADHD 可能与一个文化中对孩子行为，尤其是男孩行为的价值观有关。ADHD 诊断中的性别偏差表明，男孩的"正常"行为，即便有时有些极端，可能都被病理化了，人们将哌甲酯视为改善男孩表现的方式。这种"矫正"男孩的过程可能反映出现代社会存在一种趋势——通过药物矫正孩子的一些缺点（如抑郁、缺少主动性、倦怠等），而这些本属正常的多样性。因此，人们可能把平庸的儿童和家庭误认为理想的儿童和家庭，即孩子服从成人意愿的完美家庭。这样，我们可以将哌甲酯视为既可以治疗障碍，也可以矫正孩子的正常缺点。服用哌甲酯的孩子称，他们感到自己失去了人格，而不再是从前的自己了，这一点也可以支撑上述观点。

综合考虑这些研究结果，我们产生一个疑问，专业工作者是否在无意间通过药物把中产阶级白人的价值观，尤其是关于男子气概的价值观强加给了儿童。英国和美国的黑人儿童和拉美裔儿童被诊断为行为障碍的概率要高得多，但被诊断为 ADHD 的概率要低一些，也许是因为注意力不集中、好动和易兴奋等行为更有可能被视为一种气质。更重要的是，这类文化和种族上的刻板印象不仅左右了诊断结果和治疗方法，而且还左右了少数族裔的自我认识，例如，黑人男孩可能会逐渐将这一点视为自己生理构成的一部分。

结论

ADHD 相关行为的意义似乎由儿童所在的文化背景所决定。如果成人认为儿童的行为没有发挥其所在文化主张的有益功能，那么他们大多会通过药物减少孩子的这种行为，这就将孩子的这些行为重新构建为病理性的。

对 ADHD 进行 DMM/ 系统性概念化

ADHD 作为一个诊断结果似乎反映出几个基因型，每个基因型在个体发育过程中受到环境压力的调节并且具有较高的注意力分散水平，即个体进行大范围扫描并"准备响应"。尽管"注意力分散"的行为可以被视为具有负面含义（即儿童的表现与成人的期望不一致），但这类行为也可以是适应性的，它可以保护孩子，使其注意力不会过度集中，从而可以继续扫描环境，确定是否存在意料之外的危险。ADHD 儿童所处环境（如家庭结构、所在学校、居住地点等）改变后，其症状似乎改变最多。

孩子注意力分散时做出的行为或者做出的分散注意力的行为，其具有的一个适应性的功能可能是，在父母存在问题而且孩子受到这个问题的威胁并无法逃避时，转移孩子的注意力，使孩子不去注意这个问题。这类问题的例子包括家中连续多日死寂，父母连续遭受严重伤害，父母企图自杀，以及孩子暂时被父母抛弃等。父母的问题可能威胁过大，孩子无法给予注意，同时，这个问题又十分重要，孩子也无法完全忽视；如果孩子的注意力周期较短，那么就可以在避免充分意识到这个问题的前提下留意相关情境。此外，如果父母拒绝承认其问题，孩子可能会怀疑自己的感官信息。如果孩子的注意力从一件事飞快地掠到另一件事，那么他们不但可以避免认清自己无法改变的可怕问题，而且还可以避免自己发觉自己的观察和父母的说辞并不一致。对注意力进行这种调节，需要个体经历高度情绪唤起。如果个体还是不能避开问题，那么酗酒、吸食大麻和过早的性行为都可能使孩子平静下来并安抚他们，但这些方法并不能解除他们的危险。总体而言，由于儿童保护自己或父母的能力有限，所以，如果环境不明朗，无法逃避并且具有危险性，那么，儿童在早期形成 ADHD 行为可能具有自我保护的功能。

在这一框架下，我们可以对 ADHD 做出两项 DMM 假设。第一项假设对应的问题是不可预测的情况且危险程度不一，如父母感到压力、父母间不和谐以及父母有毒瘾或酗酒；这一假设是，孩子会形成并使用 C⁺ 型（C3-8 型）自我保护策略，编号越大的策略，对应的危险越大，而且关于危险的欺骗性也越高。奇数编号的策略，即 C3 攻击策略、C5 惩罚策略和 C7 威胁策略可能与传统意义的男性角色更匹配。在这些情境下，孩子行为的功能是缓和父母面对的问题。例如，孩子会分散父母的注意力，不让他们关注自身的问题，或者，孩子会强迫父母改变自身行为。另一项假设对应的问题是无法逃避的、可预测但可能无法解决的。例如，父母从不满意，总是批评并惩罚人。这一假设是，孩子会形成并使用 A⁺ 型自我保护策略（特别是 A4 强迫性顺从或 A7 妄想型理想化策略），有时会伴有受禁的负面情感的爆发。孩子被迫接纳环境压力，因为他们的行为无法改变威胁或者降低威胁。应当注意的是，决定孩子采用哪种策略的不是应激源，而是 C$^+$ 型策略改变威胁的效果。如果威胁不能减少危险，甚至会增加危险时，那么我们就可以预测，孩子会使用 A$^+$ 型策略。

下文中，我们将介绍两个 ADHD 案例，其中，一个案例是陷入困境的家庭和放任型父母，另一个案例是疏离的家庭和专制型父母，从中我们可以看出与这两个 ADHD 案例合作的不同过程。

ADHD 儿童的 C 型策略

表面问题

鲁伯特·拉格尔斯（Rupert Ruggles）上一年级了，他的父母想为他做一次评估，因为他的老师认为，他在学校的表现令人担忧。鲁伯特先前接受的诊断表明，他可能患有 ADHD。后来，学校根据这一概念化对鲁伯特做了手册化的认知行为疗法，但他的行为并没有改善。于是，他的父母预约了一次家庭评估。

家庭。拉格尔斯一家包括乔、珍妮和两个儿子——6 岁的鲁伯特和 5 岁的劳勃（见图 5-1）。尽管鲁伯特是家庭核心，但事实上，这个家庭的内部斗争不断，鲁伯特和弟弟劳勃总在打架，家中每做出一个决定，兄弟二人就要打一次架，不仅如此，他们每晚因为家庭作业也会争吵数小时。

鲁伯特总是不开心，每天都会多次出现"崩溃"，在学校也存在人际关系问题，但学习成绩并不落后。为了让他开心、平静，他的父母可谓煞费苦心。鲁伯特与哈基姆不同，哈基姆脾气失控的情形是受禁的负面情感突然爆发（见第三章），而鲁伯特脾气失控的情形是，他起初表现为较温和的负面情感，随后迅速加剧为强烈的负面情感，但当他的迫切要求得到满足后，强烈的负面情感又会暂时平息。鲁伯特没有抑制负面情感，而负面情感反倒成了他的特点，形成了人际回应。

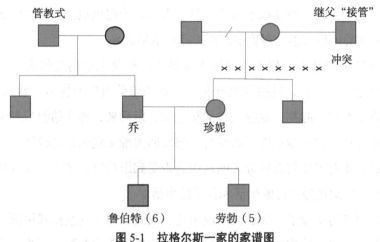

图 5-1 拉格尔斯一家的家谱图

鲁伯特被诊断出了多种病症，包括 ADHD、行为障碍、学习障碍和抑郁，这让其父母很是困惑。医师推荐使用药物，但拉格尔斯一家想把鲁伯特的病症弄清再接受药物治疗。

一项多模型的评估

这次评估包含三个组成部分：神经心理评估、父母的原生家庭评估和结构评估。首先进行的是神经心理评估，但评估结果要在最后才能得出。于是，评估和治疗在时间上重叠了。这种现象很常见，治疗师和家庭成员可以慢慢地、不断深入地理解家庭问题。

原生家庭史。 专业工作者和鲁伯特的父母亲单独会谈，了解其童年，主要聚焦于其自身被父母教养的经历、兄弟姐妹关系，以及这些关系与他们夫妻二人选择彼此之间的关联。

乔是家中最小的孩子，别人比他知道得更多，一切决定都由别人来做，他也习惯了；他只想取悦别人并被别人接纳。他的父亲时常出门在外，但若他的父亲在家，就会管教他。乔记得，自己很崇拜父亲，但跟父亲有距离感。他的母亲一直在他身边，但她把管教孩子的问题推给了丈夫，她常说："等你爸爸回来，有你好果子吃。"然而，乔记得母亲陪他玩的情景。他觉得，在教养孩子的问题上，珍妮有时就像他的母亲。他解释说，他不想和自己的父亲一样，他不想让孩子怕他。另一方面，珍妮也很强势，在管教孩子行为方面比乔的母亲参与得更多，这一点让他很高兴。

珍妮是家中最大的孩子，习惯事事做主；她是家中的佼佼者。她三岁时，父母分居，之后，她很少见到父亲。她和弟弟由母亲抚养，她八岁时，继父踏进了家门。起初，她感到继父很亲切，但后来，她开始怨恨继父，不想让他在家里做主；她记得，那时自己想要回到继父到来之前的样子。当治疗师问她，她对于如何做好母亲的认识是否受到影响时，她说，女性应当强势，应当牢牢地把控自己的生活和孩子的生活。

治疗师专门安排了一次会谈来说明这些模式，因为这些模式可能与他们的夫妻关系有关。珍妮的语义陈述似乎与乔的语义陈述匹配：管教孩子的问题不应当由父亲主导，而应当由母亲主导。

儿童的自我保护策略。治疗师为鲁伯特做了"学龄期儿童依恋评估"（School-aged Assessment of Attachment，SAA）（见附录）。从结果来看，鲁伯特对父母使用的是 C3-4（攻击和假装无助）型策略。他闹情绪或者捣乱时，父母依着他，让整个家庭的计划为他改变，这是对他的负面行为的正强化。这种情况是间歇性出现的，不可预测；为了猜测父母下次会怎么做，鲁伯特只能注意观察父母的非言语信号中的微妙变化。习得这一点可能会提高鲁伯特的感知技能，但父母的不可预测性也降低了他对其他事情（如学校）的关注。家庭计划不可预测，又时常反转，虽然反转的原因大多是为了安抚他，但这会使他容易发脾气。同时，鲁伯特还没有使用欺骗策略。这意味着，家庭互动现在就要做出改变，否则问题会更加严重，他可能会感到，自己需要通过欺骗他人或欺凌他人来达到自己的目的。那么他的目的是什么？在 SAA 案例中，父母总是可预测的，男孩可以得到安抚。如果这也是鲁伯特的欲望，那么，我们能否找到某种方式，把这一点传达给其父母？其父母又会做何回应？

治疗师还对劳勃做了学前期儿童依恋评估（PAA），结果表明，他使用的是强迫性表现策略（A4 型"听话的孩子"），并且没有表现出 ADHD 症状。同样，他的警觉性也很高，但是，他不仅没有任性的行为，而且想要取悦父母。

神经心理评估。现在，神经心理评估结果出来了。鲁伯特的侧写是混合型的：中等偏上的感知技能和推理技能，但注意力、语言、认知和工作记忆都存在缺陷。他被诊断为患有 ADHD、书写障碍和轻型强迫症。神经心理学家建议使用药物治疗。父母双方都有些犹豫，但还是同意先进行六周的药物治疗实验。实验结束后，他们认为药物治疗没有效果，药物治疗随即终止。

对问题的家庭发展功能的概念化

许多人认为，因为兄弟姐妹所处的家庭环境相同，所以他们之间的差异可以归因为他们之间的基因差异，但在事实上，每个孩子所处的家庭环境是不同的。劳勃是家中的二胎孩子。他出生时，家中已经有了一个难以满足型的哥哥，因此，劳勃不大可能比鲁伯特更善于使用情感威胁策略。此外，如果劳勃使用情感威胁策略，可能会给父母造成过大压力，最终使劳勃得不到父母的关注。相反，因为劳勃表现良好，母亲给予他安抚和奖励，而且家庭环境的可预测性增加，所以，劳勃可能会形成强迫性策略（A 型策略）（PAA 中五岁时）。

这样，鲁伯特在情绪唤起下做出的行为可能更为突出，使父母对其更不满意，而且其会怨恨"优秀"的劳勃，接下来，鲁伯特寻求父母关注的欲望以及对弟弟的负面情感可能会呈螺旋式下降。可以肯定的是，鲁伯特六岁，劳勃五岁时，兄弟二人关系受到极大扰动，父母极其痛苦。此外，兄弟二人使用对立的 A 型策略和 C 型策略，而父母使用 C 型策略的对立面（母亲愤怒式地主导，父亲安抚式地屈从）。在这一背景下，只有鲁伯特一人较为突出。拉格尔斯一家的关键危险可以被概念化为，由于父母当前的预置表征反映的是他们在童年的经历，而不是他们成立自己的家庭后作为父母的经历，所以家庭权威结构不明确。

对 ADHD 患者进行家庭系统治疗

家庭结构。治疗师在家庭会谈的过程中，对该家庭做了非正式评估。值得注意的是，珍妮回答了所有问题，乔要么赞同她的回答，要么顺从她的主张，自己和她的观点不一致时，甚至会改变自己的观点；同时，鲁伯特则频繁破坏会谈。会谈结果及父母对家庭生活的介绍都表明，鲁伯特的心境和需求主导着整个家庭。家庭内子系统的边界似乎很模糊，孩子常常承担执行功能，父母间极不平衡，乔在家庭中似乎不存在。

在各次家庭会谈中，治疗师和家庭成员时而探究过去的事件，时而探究这些事件与家庭中当前互动过程之间的关系。为了使家庭成员和治疗师都能更清晰地了解家庭中当前的互动过程，治疗师安排家庭成员做了一场简短的家庭互动表演，完成一项结构性任务。

治疗师要求成人和儿童对调角色，然后安排家庭晚餐。两个孩子要做出决定：谁扮演父亲，谁扮演母亲。他们争吵后做出决定，然后反悔，最终毫无进展，这反映出作为执行系统，其父母没有能力履行执行性的功能。治疗师做出干预，对两个孩子说，他们最后一次做出的决定就是最终决定。劳勃扮演父亲，坐到假想餐桌的首位，这时，珍妮伸出手，关爱地帮他抻了抻衣服。随后，治疗师示意鲁伯特坐到"母亲的位子"上，于是鲁伯特站起来，向位子上走去，但当他走过母亲时，开始找别扭，退缩，进而和母亲之间出现了轻度的、类似兄弟姐妹之间的较量，而珍妮则轻声地想要用冰激凌来利诱鲁伯特坐到位子上。这次会谈结束后，治疗师评论了父母的回应，并鼓励他们思考，自己如何做，才能让家庭结构更清晰，让孩子们以更具建设性的方式与自己互动，如他们要避免使用利诱的方法。此外，治疗师决定，孩子在场时，称呼父母为"拉格尔斯先生和夫人"，希望借此说明他们承担的执行性角色，并在私下里向他们做了解释。

接下来的两次会谈中，治疗师的目标是向鲁伯特的父母反馈其言行之间的差异。最终，家庭中各子系统被餐桌分隔开来，鲁伯特父母的权威性更强，同时犹豫不决的情况有所减缓。

鲁伯特的父母提出，当家里在决定去哪家餐馆吃饭时，鲁伯特否决了所有餐馆（C型儿童的典型做法），有时，他们哪家餐馆也去不了。针对这个问题，治疗师安排了第二场家庭互动表演，期间，鲁伯特再次抱怨并提出自己想去的餐馆，但其他家庭成员同意他的想法后，他自己又反悔了，这和他平日的做法一致。

治疗师评论了会谈期间出现的不一致的地方，但没有提出解决方案。"拉格尔斯先生，你说过，你想要更多地参与进来并在家庭事务中做主，但鲁伯特似乎在做主，而他又不清楚该怎么做主。""拉格尔斯夫人，你说过，你想让你的丈夫更多地参与进来，但同时你又听从了鲁伯特的抱怨。"鲁伯特的父母听到这些评论后，开始做主，他们的行为立刻出现了改变。拉格尔斯先生更加坚定，拉格尔斯夫人想到了解决办法："我们去一家烧烤店，如果鲁伯特不喜欢吃烧烤，那就回家后吃点别的。"在最后一次会谈中，治疗师问鲁伯特的父母，家中是否发生了一些改变。他们认为，家庭结构更清晰了，吵架的情况也少了，但他们说，这是因为治疗师在场。

代际方法：重写家庭剧本。治疗师鼓励拉格尔斯夫妇互相讨论各自对夫妻关系的愿景，这种做法与矫正性家庭剧本的观点一致。拉格尔斯先生说，作为父亲，他想参与得更多，但不想像他的父亲一样，对孩子管教过严。然而，当他把这些想法付诸实践时，拉格尔斯夫人却总是否定他的做法。

经过反思，拉格尔斯夫人主动承认，乔开始管理家庭事务后，似乎让她想起小时候的事：她的继父踏进家门开始管理家庭事务的经历。她讲述了继父来到后，她和母亲的关系冷淡了，当她感到痛苦时，母亲也不再安抚她，讲到这里，她的语音中似乎带有一丝哀伤。接下来，他们讨论了各自的早期经历可能如何影响了各自对于对方的感受和行为，导致他们的所说（使用有意识的语义性记忆）和所做（基于前意识的躯体性感受、程序和意象）之间的不一致。

有一次，拉格尔斯先生提出，如果他们把每晚鲁伯特做家庭作业的时间限制在 45 分钟之内，而不管作业是否能够完成，那么也许每晚他们就不会和鲁伯特为作业问题而较量了，而拉格尔斯夫人却说，鲁伯特因为身患障碍的原因，应该留有更多的时间做作业。拉格尔斯先生提出，他们应当和学校老师沟通并做一份家庭任务计划。拉格尔斯夫人立即执行，经过沟通，老师同意了鲁伯特做作业的时间限制；同时，拉格尔斯夫人做了家庭任务计划，如果鲁伯特未能对照执行，就要接受惩罚。这样，家庭生活的压力减轻了，吵架的情况极大缓解了，鲁伯特在学校持续表现良好。

结果与反转实验。这时，学校开始放暑假了，拉格尔斯夫人认为，孩子们应当放松放松。她想要体验小时候没有体验过的舒适与安逸。她不再要求孩子们遵守家庭任务计划，但家庭内部再次陷入混乱，和以前一样。仅仅过了三周，鲁伯特的父母就决定，继续实施家庭任务计划。最后一步是鲁伯特的父母共同决定，采纳学校的建议，为鲁伯特进行个人治疗，帮助他摆脱各种障碍的困扰。

ADHD 患者的 A 型策略

表面问题

亚瑟五岁大时，幼儿园教师认为他很活跃，随后，亚瑟被诊断为患有ADHD（不但具有注意力缺陷症状，而且还具有多动症状），此外，他还患有行为障碍和各种学习障碍。

这次转介的来龙去脉。亚瑟的父亲并不想要孩子，而亚瑟的母亲对此非常气愤。在亚瑟被诊断为 ADHD 前的一段时间，他的母亲一直极其担心，害怕学校会要求亚瑟退学，但总是不能下决心和丈夫沟通这件事。亚瑟的父亲很抑郁，嫉妒妻子呵护亚瑟；同样，他也不能下决心和妻子沟通这件事。实际上，他们之间时常数周不说话。

一系列治疗。亚瑟六岁时上了一年级，他的心理医生对他、他的父母和他的教师实施了一套认知行为疗法方案，希望能够降低他的活跃程度。在这些方案中，针对教师的方案最为有效，但有效期较短：每 2~3 个月，教师就会抱怨说，情况出现变化，方案无法再实施了。

暴力问题。亚瑟上一年级时，扰乱学校的正常秩序，包括表现出严重的攻击性：他威胁一名男性专业工作者，但没有将威胁付诸实践。年底时，临床治疗团队为亚瑟安排了单独教育方案和额外帮助。同时，亚瑟的父母咨询了一家 ADHD 治疗中心，治疗中心让亚瑟服用哌甲酯。单独教育方案的目标是解决亚瑟的学习问题，由特殊教育工作者实施。

通过 DMM 对家庭发展进行评估

亚瑟上三年级时，在学校的表现达到可以让人接受的水平。在其母亲的请求下，其父母双方约见了另一位治疗师，希望能对亚瑟进一步评估并帮助他，因为，虽然亚瑟的行为有所改善，但他的母亲仍然非常焦虑。两位治疗师重新构建亚瑟的行为，认为其行为表现出高度概括化的焦虑，并决定为这个家庭做 DMM 家庭评估。

治疗师为父母双方各做了成人依恋访谈，并为亚瑟做了学龄期儿童依恋评估。母亲的成人依恋访谈结果表明，其具有定向障碍，曾遭受身体忽视和情感忽视，由此产生的创伤没有解决且没有被认真对待，而她使用的自我保护策略为威胁型，也就是说，她采用强势的 C 型策略，不但欺骗自我，而且可能还欺骗他人；同时，她没有注意自己在童年被忽视的经历，而且在总体上，她不清楚每一时刻自己在通过谁的视角看问题，即定向障碍。这表明，她的人际关系中存在愤怒、报复属性，以及一股强烈的欲望，要使人际关系保持"活跃"，即她不想以任何方式忽视他人。她存在定向障碍，这表明她可能不清楚谁应当为"忽视他人"而接受惩罚，以及谁需要他人在人际关系中保持活跃；她可能会将这两者都认定为他人，如教师或她的儿子，或是两者。这样，她就不会迁怒于婚姻，但她的愤怒得不到化解，对忽视的恐惧也将持续下去。

亚瑟父亲的成人依恋访谈结果表明：其与父母分离并在学校过寄宿生活，由此产生的创伤没有得到化解；同时，其母亲过世后，丧母之痛也没有得到化解；此外，他使用理想化母亲和威胁的混合策略。也就是说，亚瑟的父亲 20 岁时，亚瑟的祖母过世，亚瑟的父亲轻微理想化了自己的母亲，同时将自己对母亲的渴望简单归结为自己离开母亲去学校寄宿而不再理睬。如果他将理想化和渴望的对象转换为妻子，可能让他难以评价妻子对亚瑟的判断。同样，他对人际关系也表现出既愤怒又珍惜，但其强度比妻子低。这对夫妻注定要经受一场挣扎，他们二人被困其中，无法自拔；妻子注定要做主，虽然她并不清楚前进的方向。

亚瑟的情况更加复杂。他的学龄期儿童依恋评估结果表明，父母暴力和分居造成的创伤没有得到化解且组织混乱，同时，他通过外部组成的强迫性顺从自我保护策略，间接地体验到了父母的创伤；压抑的负面情感可能爆发，但这一点没有在学龄期儿童依恋评估中真正出现。亚瑟的父母是一个紧密的、挣扎的整体：母亲害怕危险，父亲表现出攻击性。在亚瑟的幻想故事中，他似乎害怕父母的暴力和分居。此外，亚瑟父母的感受偏离了他们真正的感受源头，这让亚瑟难以认识到哪些感受与他有关。亚瑟的脾气只是露出了一些苗头，并没有真正爆发，这似乎是亚瑟对母亲害怕自己使用暴力的反映。亚瑟保持很高的警觉性，对父母的明确指令十分顺从，而且接受父母对自己的判断，他通过这些方法来应对父母的混合策略和方向错误的感受。

亚瑟面对的关键危险和其父母面对的关键危险不同。父母间的夫妻关系似乎因为亚瑟需要保护和安抚而受到威胁；父母为了捍卫他们的夫妻关系而责备亚瑟，亚瑟放弃自己的视角，希望父母至少能够继续保护他。

治疗过程与结果

结束治疗。亚瑟的母亲仍然十分担心亚瑟会打伤其他同学，她每天都要问教师亚瑟的表现。同时，父亲发觉自己不赞成妻子与亚瑟的挑剔性关系，但当亚瑟"表现不好"时，仍然会站在妻子一边。在这种情况下，亚瑟会哭着道歉，但他的父亲仍然会一连几天生他的气，希望以此来"教训他"。

亚瑟的父母双方都向治疗师提到配偶的问题，但都拒绝接受治疗师的干预，尽管如此，夫妻双方都在个人会谈中表达了对彼此的怨言。亚瑟的母亲说，丈夫什么事都不管，而且她感觉不到自己是房子的主人，因为她和丈夫认识前，丈夫就住在这间房子里了。治疗师想使用催眠技巧，让她通过感官意象来清晰表述这些语义描述。治疗师要求她想象自己在一个安全的地方时，她想象自己在当前的起居室里，这令她很惊讶。她的左臂还产生了强烈的躯体意象——"疼痛/希望得到安抚"，这同样令她很惊讶。讨论这些意象后，她重新考虑了对丈夫的负面看法，认识到他对婚姻做出的贡献。通过这些意象，她发现自己需要他人保护、关注和安抚，但自己没有重视这些需求；由此，她认识到，这些就是她希望丈夫给予自己的；此外，她还认识到，为了满足自己的需求，她自己可以做哪些事情。她决定，尽量避免和亚瑟争吵，为亚瑟的父亲提供更多信息，让他承担更多的教养孩子的任务。

与此同时，由于治疗师对亚瑟家庭的功能做出了新的概念化，而且亚瑟的思想逐渐成熟，反思能力提升，所以治疗师对他的个体干预方式发生了根本性的改变。此前，亚瑟坚决要在会谈中和心理治疗师玩电子游戏。给他做咨询的心理学家认为，这样做毫无作用，以至于考虑终止治疗。然而，根据亚瑟的学龄期儿童依恋评估结果，两位治疗师想到，亚瑟是否想要通过电子游戏的可预测性来建立一个安全基础，借此与治疗师互动。如果是这样，那么治疗师可能需要放弃由治疗师引导的认知行为疗法的互动模式，而选择回应式互动模式。允许亚瑟选择互动形式并主导互动，同时治疗师仅仅察言观色并以共情的方式回应，这有助于双方的互动体验吗？

玩电子游戏期间，亚瑟开始通过语义谈论家庭问题。尽管他的逻辑重点在于职责、惩罚以及对错等主题上，但治疗师帮他回忆了特定的情景。亚瑟对这些情景反思后，习得了如何区分自己的视角和父母、教师及同学的视角。

治疗师与亚瑟父亲的合作和与亚瑟母亲的合作类似，但更强调父亲的童年以及如何调节他与治疗师之间的关系。亚瑟父亲习惯使用长句子，涉及多个话题，多是很久以前的事情。这些话题前后重复，包括关注配偶出现的问题、亚瑟的问题、过去的家庭、夫妻间的问题，然后再回到亚瑟的问题。

当治疗师看到，亚瑟父母双方的注意力最终都落到了亚瑟身上后，他提出让父母双方一起参加会谈，考虑如何应对亚瑟的情况。在与他们的会谈中，治疗师与他们制定了一项策略，当他们与亚瑟互动时，要给出更契合的回应；这项策略随即被付诸实践。然而，有一天，亚瑟的父亲突然提出，这些会谈没有意义。尽管大家都认为新策略很管用，但亚瑟的父亲还是很生气并站起来说，他受够了。他驻足片刻，似乎在等待有人挽留他，最终发现没人来挽留时，他离开了诊疗室。亚瑟的母亲向治疗师表示歉意，说："他想让大家都关注他。"会谈中断了三个月，而后亚瑟父亲想要恢复个人会谈。

结束治疗。亚瑟 12 岁时，人际关系治疗结束了；14 岁时，不再服用哌甲酯。他已经习得在学校应当如何表现；同时，他的母亲学习到，亚瑟在学校的行为应当由学校负责，亚瑟在家的行为应当由夫妻双方共同负责，明白这一点后，她的焦虑减缓了。同时，亚瑟的父亲发现，他不需要等待妻子做出改变便可以立即呵护亚瑟。家庭和学校之间的边界更清晰了，同时，亚瑟成熟了许多，能够思考并调节自己的行为，这样，他摆脱了 ADHD 的困扰。

结论

与父母相比，亚瑟做出的改变更多。虽然他们夫妻常相对无言，并不幸福，但这不在本次干预的范畴之内。从这一点可以看出，亚瑟为何没有采用威胁型的 C⁺ 型策略；他无法将父母分割开来并操纵他们，因此，他采用了自我责备策略，由于父母也在责备他，所以他与父母之间达到了同步；同时，当父母的要求足够具体时，他还采用顺从父母的策略。此外，父母之间的关系存在困扰，但对于他而言，这过于复杂，也让他过于不安，他无法形成任何应对策略，所以他把注意力转移开来。由于这个无法穿透的"禁区"的存在，他的治疗只得延伸到青春期，到了青春期，他就会足够成熟，可以独立地履行其功能了。

治疗中的一个核心过程是，帮助各家庭成员将内隐的预置表征转化为外显的陈述、意象和情景，这为治疗师和他们进行沟通及协商创造了条件。家庭会谈收尾时，亚瑟已经能够诙谐地讲话，并提出证据来矫正父母对他的一些负面偏见。父母最感慨的是他的成熟以及他能够发现说与做之间不一致的地方。家中的大部分沟通工作都是亚瑟做的，他的表述很清晰，也很明确。

在人际关系框架中考虑 ADHD

这两个案例都表明，我们应当在人际关系框架中考虑 ADHD。虽然这两个案例的诊断描述几乎相同，但这两个案例的治疗过程和结果却存在很大差异，这可能是因为两个案例中的孩子所使用的自我保护策略不同，而这又与其父母履行自身功能的方式有关。事实上，两个案例都表明，父母参与治疗有多么重要。然而，父母要想以建设性的方式参与进来，就需要有人打消他们的疑虑，告诉他们，孩子患有 ADHD，不是他们造成的；同时，他们还需要有人给予他们信心，让他们相信"ADHD 是基因障碍"这种主导观念是错误的。治疗师与患儿父母形成支撑性的关系是至关重要的；与每位家庭成员进行一些个人会谈可能会有所帮助，尤其是进行 DMM 评估时，起到的帮助会更大。这些评估能够帮助治疗师关注家庭成员面对的关键危险，同时引导治疗师不去关注近端抱怨，因为这些近端抱怨会分散治疗师的注意力，使他们无法关注核心问题。

概念和治疗原则总结

概念

1. **非言语预置表征（躯体状态、程序、感官意象）**。这些内隐的预置表征的加工过程很快，个体能够自动产生快速的自我保护性回应。儿童处于危险中时，主要依赖这些预置表征行动。

2. **言语性预置表征（肢体语言、语义性规范与描述、带有隐含意义的语言）**。个体进一步加工非言语预置表征后，就得到了言语性预置表征。言语性预置表征是后期形成的，它更为复杂，可以在实施前予以评价，可以帮助个体更为细致地调解个人状态和行为。当儿童感到安全和舒适时，他们的加工能力更强。

3. **情景式预置表征**。非言语预置表征（躯体状态、程序、感官意象）和言语性预置表征（肢体语言、语义性规范与描述、带有隐含意义的语言）可以整合为情景式预置表征，这种情景式预置表征与自我的当前情形有关。这种整合性的情景式预置表征通过言语来构建，但同时存储在个体大脑中，类似于一段内部视频。情景式预置表征在认知次序上的特征是表明因果关系，在情感意象上的特征是传达施动者的动机，这些特征是由个体的自我保护策略形成的。个体的自我保护策略决定了情景式预置表征是否完成以及是否会受到歪曲，由此增加情景式预置表征支配个体的自我保护性行为的概率。

4. **实实在在的逻辑**。随着儿童大脑皮层在 5~7 岁时逐渐发育成熟，学龄期儿童能够思考并理解他们直接觉察到的实实在在的事实背后（尤其是与他们个人相关的事实背后）存在的线性因果关系。在这些情况下，他们能够反思，如何通过不同视角观察这些事实并形成不同的解决方案。他们会在这些不同的解决方案中，选择与现有信息最匹配的解决方案并予以实施。

5. **多重预置表征**。多重预置表征可以支配个体做出不同的、甚至互斥的行为；存在多重预置表征时，个体能够灵活选择策略。儿童在父母的帮助下，将内隐的预置表征转化为言语性预置表征，并对各个预置表征进行反思；如果没有父母的帮助，那么儿童的反思和整合过程会非常慢。

6. **整合**。个体在大脑中加工信息，选择受哪个预置表征支配，或者组合各个预置表征的元素，形成更准确、更全面的预置表征。整合的信息加工是个体的总体自我保护策略的一部分。当个体有意识地进行整合时，就可以通过言语表达整合过程；这有助于个体选择一致的、适应性的行为。

7. **学龄期儿童接触新策略**。学龄前儿童成为自我保护策略专家，反映出他们已经适应家庭环境。儿童进入学龄期后，接触到其他儿童和成人所使用的策略，从而受到挑战。在这种情况下，儿童会积累更多的策略，弥补一些先前未得到满足的依恋需求；如果儿童适应不良，那么问题会加速出现。

8. **好友与同辈群体**。对于许多儿童而言，他们与好友之间的依恋关系是他们首次在家庭以外形成依恋关系。儿童与好友的依恋关系具有对称性，在这一点上，它和儿童与兄弟姐妹之间的依恋关系相似，同时，儿童与好友的依恋关系也是未来儿童在家庭以外形成对称且互惠依恋关系（配偶关系）的雏形。这需要与这个年龄段特有的、更具探索性的社交关系相互协调，如同辈群体归属关系。

治疗原则

1. 一个家庭为了缓解症状所呈现出的紧迫程度可以表明该家庭对保持当前平衡的需求程度。从这一点中我们可以预测，该家庭借用专业干预是为了稳定而不是为了改变。如果该家庭需要维持当前平衡，那么这可能还因为该家庭难以识别并解决其面对的关键危险，这也许是因为关键危险发生在过去，也许是该家庭的成员认为其面对的关键危险无法改变。

2. 专业工作者应当预料到，在家庭面对关键危险的背景下，兄弟姐妹所使用的策略会根据其出生顺序而异。

3. 在家庭环境中，家庭成员做出的程序和意象（包括对躯体状态的特殊关注）可以通过自我观察技巧（如视频或角色调换）来予以清晰表述并反思。

4. 治疗师对患者应当保持指导性的立场，以便引导患者发现自身预置表征的信息，然后再鼓励患者对这些信息进行反思并做出结论和判断，再在治疗师提供的非指导性帮助下检验这些结论和判断，也就是说，治疗师的指导性立场最好应用于探究性场合，最好不要应用在患者想办法解决当前问题时。

5. 如果父母和孩子面对的关键危险不同，那么这两方面的关键危险可能是共容的，也可能是互斥的。如果一件事情对一个家庭成员是安全的而对另一个家庭成员是危险的，那么改变策略可能不是明智的治疗方法，甚至是不可行的。仅次于改变策略的第二种选择是，在该家庭当前可行的功能性选项中，选择可以维持足够平衡的选项，以便为孩子未来独立和繁育功能留出余地。如果这样做不可行，那么为了保护所有家庭成员，只能将家庭成员分开。

第六章

学龄期：学习、归属和身份

"11岁真好！"躺在深深的草丛中仰望天空时，玛丽心中冒出了这一感叹。桑迪躺在她身旁，两个女孩谈论着男同学，咯咯地笑了一阵。笑累了，她们就安静下来，静静地沐浴着温暖的阳光，聆听着草虫的鸣叫，惊奇地看着一只色彩斑斓的小甲虫爬上一片叶子。这时，如果一位发展心理学家轻轻走来，看着她们躺在草丛之中，便会发现，这两位女孩能够自发地进行反思了，只是她们自己还没有意识到这一点。玛丽和桑迪已经开始思考自己，思考对方，思考她们在这颗星球上的存在了。当然，她们的想法是非常具体的，例如，"约翰多么帅啊！""小甲虫的色彩真鲜艳！"但美感和广阔性已经成为他们思考内容中有意识的一部分了。

玛丽的父亲和母亲也变了。虽然他们不知道玛丽现在在哪里，但是他们知道，玛丽会遵守他们设立的规矩；他们还知道，玛丽和桑迪没有危险。事实上，玛丽和桑迪都是懂事理的孩子，她们的父母都信任她们。知道她们不会有事的。

玛丽的胜任力真强！在运动方面，她可以骑车，可以爬树，当然还可以自己过马路；在社交方面，她和朋友相处融洽，可以自己解决大多数问题而不需要求助于成人。桑迪是她最好的伙伴，她们总在一起玩，彼此倾诉自己的心事。她们不在一起时，就通过手机保持联系。玛丽知道，如果桑迪搬家离开这里，她会非常难过。她看到过其他同学搬家离开这里，所以非常抵触这件事。

现在，玛丽已经形成了自己的人格，也有了自己的情绪。这没有什么，我们都有自己的情绪。但是，玛丽有办法让自己平静下来，她不会陷于一个视角中而不能自拔。通常，她只要独处一会儿，或者在妈妈的怀里依偎一会儿，就能从自身的视角中跳出来，以他人的视角看事情，并找到妥协办法。学习方面，玛丽充分利用了习得的技能。她花钱的时候非常明智，甚至不需要刻意思考自己是如何算出来的；读书时完全不费力，她一看到那些字就认识；她没有意识到，自己每天都沉浸在一个充满信息的世界中。她不为科学课而担忧，也不为常见昆虫图册而担忧，但她躺在草丛中，就懂得光合作用、阳光和雨水，以及甲虫的生命周期。这样的生活不够美好吗？

在玛丽的一生中，这段时期是她的父母对她的安全最为放心的时期。在这段时期中，她的父母能够去照料家中更小的孩子并为这个家的各方面进行操持。在难得的闲暇空隙中，父母可能会察觉，他们之间早期的爱恋过程似乎那么遥远。现在，他们在一起的时候很温馨、很舒适，就像一双穿惯了的拖鞋。这种感觉是什么时候出现的，他们其实并不确定，总之，他们已经变了。

同时，他们在为未来打算。他们已经注意到，玛丽的身体开始发生变化，他们盘算着要和女儿"谈谈心"了。玛丽的母亲关注着女儿的穿着和举手投足。玛丽的父亲开始把女儿看作一位年轻姑娘。他们都清楚，这个世界充满了与性有关的危险，而玛丽还看不到这些危险，所以他们想要保护她，让她做好面对危险的准备。他们在想，性为什么既是生命的至善，又是生命的至恶。他们知道，现在的宁静是暂时的，青春期的暴风骤雨就要到来，他们担心自己是否能够应对未来的状况。同时，他们十分珍惜女儿最后的童年时光。

即便身处草丛的"无限宇宙"之中，时间的脚步也没有半点迟缓，这一点玛丽的父母很清楚。

发展过程：发育成熟的变化与新的调整

对信息来源的记忆

儿童在七岁时，发育成熟，可以掌握几项整合信息的能力，对信息来源的记忆便是其中之一，儿童通过这种能力，可以追溯他们所获信息的来源：一条信息是他们的亲身经历？是从母亲处听来的？还是从教师处听来的？是从书上看到的？还是听小伙伴说的？如果儿童知道信息的来源，那么他们就能反思这个信息来源的可靠程度。妈妈是真的了解这些事情？还是她把个人愿望与现实混为一谈？小伙伴传达的信息可靠吗？他会不会在编故事？小学毕业进入青春期后，儿童会逐渐理解，书本上的话未必是对的，书本也可能是错的，所以要把书的作者视为一个普通的信息源。如果儿童明白，自己听到的一些信息是不完全正确的，但也不完全是错误的，那么他们的思维会变得复杂起来。

知道信息的来源，就为幻想创造了条件。学前期儿童会把事实和幻想混为一谈，而学龄期儿童想知道事实。他们会问，圣诞老人是如何飞过天空而钻进烟囱的？如果这些事情不存在，那么也许圣诞老人也不存在？关于圣诞老人的信息来源是什么？一个人该不该完全相信自己的父母？父母会不会编故事？很明显，儿童开始具有辨别能力，不再容易被糊弄了。

幻想

当信息的来源是个体自己的大脑时，就会出现一个特殊的问题。儿童如何确定他的想法是客观现实，还是主观臆造，即幻想呢？如果信息来源是感官输入，那么信息/想法就是客观现实，这似乎很明显，但实际上，神经过程并不是这么简单的。一个人做梦时，梦境可以十分逼真，这个人醒来后，仍然回不过神来；同样，"白日梦"（即幻想）也可以激发感官神经元，仿佛是外来的刺激激发了这些感官神经元。个体如何才能对此加以区分呢？一般情况下，个体可以通过环境和逻辑加以区分：我刚刚睡着了吗？刚才的事，真的发生过吗？刚刚是不是在做梦啊？

幻想是一件美妙的工具！它能娱乐身心，能让个体做好身心准备，还能帮个体解决问题。一个孩子可以在幻想中做各种尝试，而不必承担愚蠢行为的后果。孩子可以据此形成多个脚本选项并横向比较。孩子通过反思，可以选择结果最有利的办事次序。此外，孩子还可以发展出成套的新想法，科学家、发明家、政治家都是在童年中期埋下的种子生根发芽的结果。

然而，在这一反思过程中，一些儿童可能会掺入幻想性信息，仿佛这些幻想性信息是真实的。儿童在两种条件下容易出现这类错误。如果父母或其他照料者所讲述的事实不严谨，而且儿童的感受主导着人际互动过程（即儿童使用 C 型策略），同时，儿童感到他们急需某样东西，那么他们可能会强化对自身的关注，聚精会神地幻想这样东西，直至这样东西在神经感觉上栩栩如生起来。个体欺骗自我的能力是与生俱来的，同样与生俱来的还有个体欺骗他人的能力。此外，个体说谎时，其真实的预置表征和虚假的预置表征之间本来会存在矛盾，但是，如果个体欺骗了自我，其行为中暴露谎言的迹象就淡化了：如果个体的自我相信，幻想就是真相，那么真实的预置表征和虚假的预置表征之间的矛盾就不复存在，矛盾的迹象同样不复存在。

另一方面，如果真相苍白无力，知道真相的人少之又少，而且表现出父母和教师反对的预置表征会带来严重后果，那么妄想也许能满足这种情景的需要。儿童会幻想出一种生活来填补现实中无法弥补的空白。

理解复杂的人际因果关系

随着儿童开始收集情景的信息，他们逐渐对自身和他人的行为模式得出结论。通过语言将这些思想表达出来并与他人交流，是找出不一致的地方并矫正错误归因的极其重要的方式。这个过程十分复杂，需要个体采用不同的视角，同时在脑中留有互斥的想法，并思考自身行为会如何影响他人。儿童在家时，父母可能鼓励孩子完成这个过程，但父母的做法大都是规范性或说教性的。与小伙伴一起讨论其他孩子及他们行为的原因时，儿童具有的灵活性更高。儿童从这些互动中理解的事情，可以帮助他们和他人理解自身的行为。慢慢地，在紧密的社交关系中，儿童积累起解释自身行为所需的技能和信息。

这些对家庭治疗而言非常重要。对于每一个家庭而言，承认并探讨家庭成员的非言语预置表征都是家庭讨论环节的重要内容。如果一个家庭里有幼童，那么我们应当知道，这些幼童的非言语预置表征是其唯一的沟通方式；如果是学龄期的孩子，那么我们应当帮助其认识到其预置表征的范围（见图 6-1），辅助其决定受哪个预置表征的支配，并帮助其思考其行为以及为什么没有自我否定、自我批评而做出这种行为。如果是青春期的孩童，那么我们可以引导其反思其反复出现的反应模式（相比之下，学龄期儿童只能反思单次的反应）。最后，我们应当牢记，如果我们请父母讲出其孩子存在的问题的发端史，这些父母尤其可能难以回忆起其自身的因素。当父母自身的因素与其自我形象不匹配，或者存在无意识的预置表征时，尤其会出现这种情况。近年来，FST 已经不再使用非言语流程，转而使用基于叙事的疗法，其中，治疗师大多取语言的表面意思，而非言语沟通居次要地位。如果我们从个体发展上认识语言和回忆的作用，那么可以看出，语义性治疗和情景 / 叙事性治疗也许需要增加非言语技能来处理沟通形式和沟通意义（要承认，这对于所有个体而言可能是不同的）。

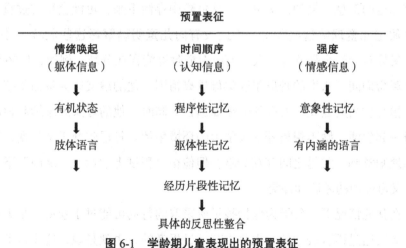

预置表征

情绪唤起	时间顺序	强度
（躯体信息）	（认知信息）	（情感信息）
↓	↓	↓
有机状态	程序性记忆	意象性记忆
↓	↓	↓
肢体语言	躯体性记忆	有内涵的语言
	↓	
	经历片段性记忆	
	↓	
	具体的反思性整合	

图 6-1 学龄期儿童表现出的预置表征

　　如果儿童和父母处于危险之中，那么他们使用言语性预置表征和整合过程较少，而使用内隐性和躯体性预置表征较多。儿童为了形成不同层面的觉知并予以整合，需要处于适度的、舒适的生理唤起状态。唤起过度和唤起不足时，负责整合的脑区（额叶皮层）都无法正常运作。父母的情况也是如此。

向父母学习

　　儿童会观察父母如何掌控情感并从中学习。父母处于危险之中或者感到恐惧时，大多转换为"战或逃"的状态或者情感的停止运转状态，不容易帮助儿童发展出反思性技能，儿童便无法整合经验的不同预置表征。在这些紧张的状态下，父母的社交参与系统（眼睛、面部肌肉、中耳肌肉和喉肌）不会被动员起来帮助他们与儿童进行社交，而是进行防御或者停止运转。父母在这些生理状态下，难以与儿童进行平静的、安抚性的情感联结，也难以帮助儿童控制其情绪唤起，相反，父母的身体传达出危险信号或者情感联结断裂信号。

　　家庭成员应对问题时，有许多不同的方式，其中一些可能过于复杂，儿童难以理解，这样，儿童可能会知道他们不该知道的信息，或者无法知道他们该知道的信息。例如，父母为了从危险中存活下来，可能会思虑过重，他们会假定儿童理解这些危险，因此没有向儿童明确解释这些危险。另一方面，父母对于什么是危险以及如何应对危险可能存在分歧。例如，1956 年匈牙利革命期间，八岁的丹尼尔随父母逃离祖国。他的继父曾为革命军招兵买马，担心被当局处死，所以他们需要逃亡；同时，他的母亲想继续和他的外祖母一起生活，她不想离开家去陌生的环境生活。丹尼尔处于学龄期，只能隐隐地知觉到，父母之间存在分歧，但他很大程度上生活在"屏障"下，不了解父母经历的矛盾和冲突。

　　在其他情况下，父母为保护孩子所采取的行动可能过于仓促，是无意识的，无法通过语言表达的，也是没有经过思考的，也就是说，这类行动是不为孩子或父母所明确知晓的。或者，这类行动虽然为孩子或父母所知晓，但依旧是"不可名状"的，这要么是因为他人（通常是父母，但也可以是教师、宗教权威、政治当局等）不赞同这类行为，要么是因为这类行为与个体的自我形象之间矛盾过大。在这些情况下，为个体所知的行为受到歪曲、分化、置换，或者被解释为其他可接受的行为。

要做到准确的自我知觉需要一个过程，这个过程可能会持续一生。当个体感到安全，有时间思考并反思，而且掌管权力的他人（父母、教师和伴侣）能够共情并理解个体的缺点时，个体最容易完成这个过程。相反，如果成人经常说诸如"你总是这样""你这个孩子太讨厌了 / 太无能了 / 太傻了 / 太爱欺负别人了 / 太坏了"，那么儿童就会习得，这些就是自己绝对化的持久状态（而不是特定情景下的行为）。于是，他们不愿思考自己，不愿通过语义进行思考，也不愿收集并整合预置表征。因此，要理解这些个体的功能，我们所做的评估不能完全依赖语义信息和情景信息。

被拒绝后如何应对

遭到拒绝是个体在一生中所遭遇的最强烈的自我否定经历之一。被拒绝主要分为三种：被父母拒绝，被同辈拒绝（好友和同辈群体）和被权威拒绝。儿童上学后，又可能遭到社会和体制的拒绝。个体遭到拒绝的长期影响令我们非常担忧。习得被拒绝后如何应对是一项至关重要的技能，但这一技能可能没有得到足够的重视。

学龄期儿童依恋评估（见附录）中的 2 号图卡可以帮助我们看到儿童如何理解被拒绝。图中，一群孩子拒绝了一个孩子，图片标题为"这个女孩 / 男孩的好友要和她 / 他的朋友玩"。儿童对这幅图的反应包含丰富的信息。许多儿童干脆假装没有问题，他们改变故事情节，去掉了被拒绝的部分。当访谈者就图片里的真正故事情节提醒他们时，他们表现出生理痛苦（扭动身体，左右张望），含糊不清地喃喃自语。其他儿童描述的情节很美好，千篇一律，像用一个模子刻出来的似的："她问其他孩子，能不能和他们一起玩，他们同意了，然后她和他们就在一起高兴地玩耍了。"还有一些孩子回答，那个孩子立即放弃了，回家或走开了。有几个孩子回答说，那个孩子难过地走了，找到另一个小伙伴，一起高兴地玩耍起来。我们观察到，接受心理服务的儿童最容易回答说，图片里的孩子放弃并走开了，这一点让我们担忧。似乎在这些孩子的眼中，特定情景下被拒绝是绝对性的，他们没有任何办法，被他人排斥后，只能接受。

父母的发展

儿童学龄期过半时，许多家庭的二胎孩子也已经入学，家庭生活也随之改变。家中每个人都很繁忙，他们大多忙于家庭以外的活动。通常，父母双方都已经开始工作，而且父母单方或双方会因工作需要加班而占用家庭时间。孩子们要上各种课外辅导班，参加体育锻炼及同龄人的活动。父母要安排好各方面的时间可能较为困难，父母带着孩子奔波在路上，疲于应对这种任务，难以保证家中重要任务不受影响。于是，在一些家庭中，夫妻关系较为紧密，同时，孩子又能得到妥善照料，两者之间较为均衡；在另一些家庭中，夫妻关系的重点是照料孩子；还有一些家庭的夫妻关系出现困扰，甚至出现破裂、分居和离婚。父母分居，其结果具有不确定性，可能是孩子最难以应对的情形。

学龄期儿童的自我保护策略

随着儿童生理发育成熟以及在新环境中的不断发展，他们有机会改变自我保护策略。改变的形式包括改进现有策略、获得额外策略，以及增强功能不良的策略。在家中需要面对风险的儿童，可能在学龄期中形成一些新策略，下文将对这些策略进行说明。

A5-6 型策略与抑郁症

一些儿童使用强迫性照护策略（A3 型策略）或强迫性表现与顺从策略（A4 型策略）后发现，这些策略不能改善其家庭关系，其可能的原因是：

（1）其父母回应彼此，而不直接回应孩子，即儿童被迫与父母形成三角关系；（2）儿童无法预测父母给出的负面结果，因此儿童无法预测自己的行为是否安全，如父母吸毒或酗酒时。在这些情况下，学龄期儿童可能会从家庭关系中撤出来，独立进行自我管理，从而避免矛盾，这就是强迫性自立策略（A6型策略）。对于学龄期儿童而言，强迫性自立策略是无法奏效的，所以这类儿童会表现出抑郁。或者，这类儿童也可能会在家庭以外寻求其他非亲密关系的依恋对象，即强迫性乱交策略（A5型策略）；这一策略可能会十分危险，因为不熟悉的人会带来未知的风险。在这种背景下，如果儿童表现抑郁，则表明儿童在认知上认识到，自己无力改变任何事情，自我保护行为无效，同时，还表明其情感处于难过的状态之中。

自我欺骗和诱惑：C5 和 C6 型策略

一些儿童生活在不可预测的环境中，其父母不通过准确沟通来与其谈判或较量，而是时常歪曲事实以达到目的。儿童进入学龄期后，也习得了这种做法。因为简单的说谎很容易被识破并带来惩罚，所以这类儿童习得了欺骗。在结果不可预测的背景下欺骗他人，可能的情境是，如果儿童善于欺骗他人，那么他们大多会得到奖励，偶尔受到惩罚。如果概率足够有利，那么这类儿童可能会将欺骗作为自我保护策略。

儿童可能会形成两种形式的欺骗，产生两种新策略，分别为惩罚策略（C5型策略）和诱惑策略（C6型策略）。

使用C5型策略的儿童会以扬言报复或攻击他人为威胁手段，树立强悍的外表，并借此吓退其他儿童或其父母，以达到其目的。当然，这是欺凌他人，女孩也会欺凌他人。因为在这种强悍外表之下是虚张声势，所以这类孩子要避免真正的冲突，这就是他们拉帮结派的原因。

C6型策略利用C型策略的另一部分——脆弱的外表。使用C6型策略的儿童表面看上去处于危险之中，而且面对风险，他们无法保护自己，需要他人搭救！当然，个体将自己置于危险之中等待搭救是存在风险的，因为个体可能得不到搭救并受到伤害。然而，更大的风险是，个体得到搭救但没有习得保护自己。此外，如果男孩使用这种策略，可能会引起其他儿童的攻击。在许多文化背景中，如果男孩表现得柔弱、女孩子气，那么可能会有效地减少在家中被攻击，但对在学校中的被攻击却难以奏效。

我们认为，当结果不明确，而且中度危险以间歇性和不可预测的方式存在时，个体会形成这对策略。C5 和 C6 型策略与 C 型策略中其他所有策略一样，以交替唱红脸和唱白脸的方式结合，在该策略的一个方面占主导的同时，个体会在所有情况下既表现出强悍的外表（C5 型策略），又表现出脆弱的外表（C6 型策略）。C5 型策略和 C6 型策略的一项关键特征是自我欺骗，即个体不承认自身对人际关系和事件的影响，这为个体创造了条件，使个体可以在心理上将极端行为合理化，这里的极端行为包括欺骗他人以及不承认自身的动机和行为等。

基于人际关系的生理症状

正常的躯体调节

儿童进入学龄期后，躯体上的痛苦症状更为常见，它与儿童的自我调节能力密切相关。进入这个时期之前，如果儿童生活在安全、稳定的家庭中，那么他们已经具备了良好的自我调节技能。他们能够让自己的身体安稳下来，通过语言表达身体感受。对于这类孩子而言，习得这些复杂技能的过程十分流畅：每天他们遇到不开心的事情并感到痛苦时，就有机会磨炼身心和人际技能，将身心调整回平静的状态。对于玛丽而言，她可能会和家中的小狗玩耍，看看书，分散自己的注意力，或者向母亲寻求安抚，让自己安稳下来。这样，她能够摆脱交感神经的唤起状态，进入以副交感神经活动为主的平静状态，这时，她的心跳减速，呼吸减慢，胃肠继续开始消化过程，头脑再次变得清晰，她认识到一切正常了。一旦她的身体安稳下来，她就有机会和母亲谈谈心，说说事情经过，同时，她也筹划着，如果类似情况再次出现，她要如何应对。

危险与躯体调节

如果家庭中存在危险，那么儿童更加难以进行自我调节。如前文所述，父母感到非常痛苦时，可能会反复进入"战或逃"的状态，甚至在情感上停止运转，这些生理状态表明父母遇到危险，使他们无法与孩子平静地进行情感联结，也无法帮助孩子将其身体安稳下来。于是，孩子可能会频繁经历过高的情绪唤起，而且面对日常的正常应激源，也会感到过度痛苦。

许多医学上无从解释的躯体症状，其实是个体处于较高的生理唤起状态的表现，反映出儿童的身体难以进入平静状态。包括头痛在内的肌肉疼痛，大多是肌梭受到激发造成的。腹部疼痛、恶心、肿胀和如厕不规律可能反映出身体防御性的肠胃功能受到激发，表明儿童的能力受损，难以维持平静的生理状态。如果儿童换气过度，即儿童在焦虑背景下呼吸过多，那么儿童的血液生理状态可能会突然变化，造成头晕、肌肉痉挛、视力模糊甚至晕厥等症状。如果儿童长期处于较高的情绪唤起状态之中，那么他们可能会在青春期表现出身心耗竭综合征，即身心疲惫，无法正常学习和生活，或者出现慢性、持续的疼痛，这些症状似乎反映出儿童的身体对慢性的情绪唤起存在长期回应。最后是转换障碍症状（非癫痫性发作、四肢运动感觉功能丧失和身体的奇怪扭曲和姿态）。虽然我们还没有弄清转换障碍的机理，但儿童感到威胁时，转换障碍就会被激发。

躯体症状和依恋

躯体症状的功能随儿童形成的依恋关系的不同而有所差别。如果儿童采用强迫性策略，那么躯体症状多成为其负担，因为这些躯体症状会干扰儿童的表现，使其无法在父母面前表现得完美；这类儿童不想对父母施加任何压力。或者，对于一些强迫性儿童而言，躯体症状可以作为身体不适的理由，向父母寻求安抚，同时无须向父母表露自己的痛苦感受；弗洛伊德曾在"朵拉"的案例中提出过类似概念，这些概念与 DMM 中的自我保护功能较为相近。

　　采用 C 型策略的儿童大多通过躯体症状来胁迫父母更多地关注自己。如果父母没有更多地关注他们，他们可能会索要替代品，如让父母给他们买玩具，但是，这并不能解决情感不适和生理不适的深层次问题。儿童没有得到安抚，就会通过夸大疼痛和残障症状来加大索取力度，例如，他们会不停地哭叫或者以夸张的方式瘸腿走路。这些信号是父母难以忽视的，于是，在不知不觉中，孩子的身体需求成了他们的生活中心。

人际关系中的适应性

应对多重人际关系

争论与不和

　　儿童进入中学前，已经在家庭之外形成了许多社交互动。他们与其他儿童建立了友谊，与教师等替代性依恋对象互动，认识了其他家庭，在一定程度上可以从自己的家庭中保持独立。同时，这些新的人际关系带来更多要求，提出了更多情感上的挑战。在与伙伴吵架、闹翻时，被好友合起来欺负时，应对伙伴令人讨厌的方面时，担心伙伴的安危时，儿童不仅需要父母的帮助和支持，还需要父母帮助他们改进甚至修正自身的依恋策略。

参与到集体之中

　　学龄期儿童不但会形成独特的人格，而且会习得淡化个体性，从而在集体中进行功能运作。要实现这两个对立的过程较为困难，一些儿童便做得不够好。在学校得到认可很重要，而在学校得到认可所必须具备的策略，在家里可能并不重要。教师会奖励成绩优秀的学生吗？一些儿童会为成绩优秀而彼此竞争，但不是所有的儿童都能夺得第一名、第二名。其他儿童会争夺教师的关注——成为教师的小帮手，或者相反，成为麻烦制造者，或需索过度者，或娱乐取悦者。对不同的孩子而言，奏效的方法不同，但无论是哪种方法，都会对孩子形成人格产生持久的影响，也会对孩子在他人心中的人格形象产生持久的影响。一旦这个形象在他人心中确立下来，他人对孩子的期望就会束缚孩子，使孩子难以做出改变。

家庭过程

文化差异

6~12 岁的孩子受到的对待因文化而异。在西方文化中，这个年龄段的儿童大体上还是幼童，他们的精力和热情都消耗在嬉戏、玩具和玩耍中；而且，虽然他们的身体已经更强壮、更独立，但是，他们依然非常依赖父母。在其他文化中，这个年龄段的儿童可能已经开始工作，而且，他们不但不会像许多西方儿童一样排斥甚至拒绝上学，反而渴望上学。例如，在印度和非洲部分地区，只有拥有特权的、受宠的和特别有能力的儿童才能享受到上学的机会。在许多社会中，雇用童工是一个十分严重的问题，相比之下，上学和为成年期做准备才是儿童的"工作"。

家庭情况的差异

许多社会的正常假定是，学龄期儿童仍然应当受父母照料，而不是照料父母。然而，生活并非总呈理想状态。在许多家庭中，父母之间存在矛盾，这就形成了焦虑、紧张的家庭背景。此外，孩子进入学龄期后，父母还会指望他们变得更像成人一些，所以不肯接受孩子要脾气、使性子或哭闹。在这个阶段，我们可以发现各种人际关系模式。

如果父母需要孩子提供的帮助过多，那么这样的家庭会形成三种人际关系模式。一些孩子会承担起照料父母的角色（A 型策略）；如果父母一方患有身心疾病、吸毒、工作过于繁重等，那么这种三角模式就更为常见。如果父母未有意识地关注孩子的重要需求，那么孩子有时会变成小大人，因此没有享受到童年该享受的东西。

相比之下，另一些孩子会形成 C 型策略，他们会忘记、抵触或拒绝成人提出的要求。这类孩子使用的策略可能会越来越不正常，越来越具有欺骗性，从而逃避权威、面质权威或哄骗权威。这类孩子似乎不够成熟，但实际上，欺骗他人需要个体具备高度精细的整合性功能。此外，这类孩子还失去了许多在学龄期发展的优势。

还有一种人际关系模式，即孩子被迫与父母形成三角关系。因为孩子需要父母的情感支撑，而且孩子的思维方式是绝对化的，所以孩子难以认识到这个过程，当然，其父母也难以认识到这个过程。如果所有的信息来源都局限在家庭内部，那么只有当孩子入学后，家庭成员才能发现这一问题，而这时，家庭成员会认为，出问题的是孩子。

出现问题时

在下文中，我们将着重探讨两个严重的失功能案例，这两个案例都与父亲不在孩子身边有关。一个案例涉及表演式行为，另一个案例涉及心理躯体问题。在这两个案例中，治疗师做出 DMM 概念化后，临床问题的管控方法又多了一些选择。

拒绝

格雷姆是儿童遭受拒绝后母子均遭受影响的案例。格雷姆的父母离异，他与母亲生活在一起。由于父母双方的敌意持续存在，格雷姆无法与父亲相见（见图6-2）。五岁时，格雷姆在学校违抗教师指令，对同伴表现出攻击性，而且控制欲很强，因此学校为他安排了精神评估。其母亲原以为他会被诊断为 ADHD，但治疗师为其母亲提供了父母支持。

此外，格雷姆及其母亲还参加了一个研究项目，接受了一系列评估，包括焦虑评估、抑郁评估、生活事件评估和依恋评估（包含学前期儿童依恋评估和学龄期儿童依恋评估）。当然，评估者不了解他们的家庭史。

格雷姆的依恋策略。格雷姆五岁大时，接受了学前期儿童依恋评估，评估结果为：他对母亲采用强迫性照护策略（A3 型策略）。六个月后，他又接受了学龄期儿童依恋评估，评估结果似乎没有变化，仍然是强迫性A型策略。后来，访谈者通过一种言语型评估工具发现了更细微的信息，了解到这项策略的功能效果如何，以及当这项策略不奏效时，他又会怎样做。

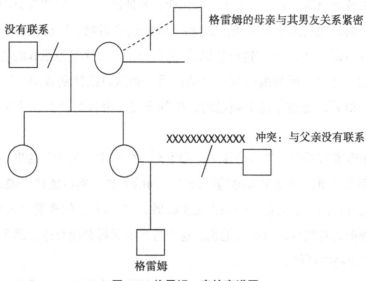

图 6-2　格雷姆一家的家谱图

　　评估开始时，格雷姆不想回答自己的名字和年龄；他说自己的家里人包括"我妈、我爸和我奶奶"。他曾两次说道："不，我没有什么好友。"还说自己喜欢独自玩电子游戏。

　　访谈者请格雷姆为 1 号图卡中"独自外出的男孩"讲一个故事；他说他讲不出，理由为他**一直**是独自外出的。不仅如此，他还拒绝回忆自己独自外出的经历。治疗师问他，图中的男孩在做什么，他说："他走了。"当被问为什么时，他回答："他和人吵架了？"他的回答是一个疑问句，仿佛他的回答需要访谈者来批准。对"这个男孩的感受如何"的问题，他的回答是："他很恼怒。"当访谈人员问"他的母亲感受如何"时，他回答："嗯，疯子。""什么？"访谈人员澄清道。"喜怒无常。"他补充说。对格雷姆而言，争吵似乎意味着有人必须离开，而且母亲似乎不可预测。他把疯子和喜怒无常联系到一起，这令我们感到不安。

　　关于 2 号图卡，他说，男孩的好友不愿让他与那群孩子一起玩，他给出的理由是："因为上次他们在一起玩时，这个男孩没有带他们玩。"这个男孩被拒绝是他自己的过错！这时，格雷姆把图卡翻来翻去，以嘲弄的方式模仿那些害怕被拒绝的"老土"孩子。当访谈者要他回忆，他的朋友有没有不带他玩的时候，他把图卡放在头上，问："你能这样做吗？"访谈者要他集中精力回答问题，而他说："这没意思。"可以看出，被同伴拒绝真的使他产生情绪唤起，他想尽可能地抑制自己的感受，否认自己感到害怕，以逃避这个想法，最后，他描述这个问题时，措辞不当，否认其使自己产生了情绪唤起。

关于搬家的图画，格雷姆认为，搬家是一件非常"愚蠢"的事。他没有为这幅图讲故事，而是讲起虚构和现实之间的差异。然后他轻声说道："他们不让他和他们一起搬走……因为他很骄傲。"开始时，他逃避这张搬家图，想要尽快把它打发掉，但最后他说，这个男孩的父母会抛弃他，因为他对自身价值有很高的评价。

看到有关欺凌的图，格雷姆坐不住了，他把图卡扔回给访谈者。他想要换下一张图，而且听上去有些恼怒，所以访谈者拿出了父亲离开家庭的图。

起初，格雷姆想要逃避这张图，他说这不是五号图卡，随即又主动说："也许这个男孩的妈妈一直对爸爸大吼大叫……现在，他的爸爸就走了。"这个男孩只是"比较生气"，可他的爸爸"真的非常生气"。治疗师问他，他的父亲离开家的情况，他说："嗯……更严重。"同时手里摆弄着麦克风，然后又补充说："我妈妈和她的男朋友吵架了，他把屋门给撞开了。"这时，我们才发现，他的父亲已经离开他们了，这与格雷姆起初所说的情况不符。起初他向我们介绍的，似乎是他理想中家的样子，这个家包括妈妈、爸爸和奶奶。治疗师问他的感受时，他说："我妈妈哭了。"摆弄了一会儿麦克风后，他开始不耐烦地翻看图卡，随后说道："我们能不能不说这件事了？"

接下来，治疗师拿出了男孩逃跑的图。"也许这是因为他的妈妈把他的爸爸赶走了……他就逃跑了。"他不愿谈自己的情况，而是对着麦克风说了一些不知所谓的话。逃跑这个话题似乎令格雷姆非常痛苦。

最后一张图是男孩的母亲住院了。"也许早晨这个男孩逃跑后，她找不到他，非常担心他，感到恐慌。她死了……因为她犯心脏病了。"这时，格雷姆突然转移话题，开始详细讨论心脏病的医学问题。治疗师提醒他继续讨论这幅图片时，他说这个男孩很"开心""爸爸不喜欢妈妈，而且他非常、非常开心"。当访谈者问到关于父亲的情况时，格雷姆咄咄逼人地叫道："我刚刚说了呀！"访谈者问，早晨这个男孩为什么要逃跑。"是晚上！你为什么不认真听！""我记得你说的是早晨。""不对，我说，早晨他的妈妈在寻找他。""这个男孩为什么要逃跑？""因为他恨他的妈妈。""你遇到过这样的事吗？""没有！你听清了吗？"用 DMM 的措辞来讲，这是受抑负面情感突然爆发的情况。

访谈者告诉格雷姆，所有图卡都做完了，并问他，对于他的家庭而言，什么样的图是开心的。他沉默了一会儿，说道："我过生日。"接着又补充说："你非要谈这件事吗？"访谈者说不是，然后对他说，做这些图卡难为他了。格雷姆认同这一点。

这次学龄期儿童依恋评估具有几个重要特征。第一，七张图的初衷是探究学龄期较为突出的各类威胁，但对于格雷姆而言，所有威胁的根源都是拒绝。这又表明第二点：如果一个孩子感到自己被父母拒绝，那么这种感受会充斥其生活各个方面。第三点是，格雷姆的一些行为（例如，不耐烦地翻看图卡，来回走动，摆弄录音设备而不回答问题，等等）可能是精神障碍的症状，或者是 C 型策略的一部分。从 DMM 视角看，我们应当关注格雷姆的行为的功能如何运作。

如果我们认真阅读这次学龄期儿童依恋评估的结果，就会发现，格雷姆对危险的感知突出表现为烦乱；同时，他对评估话题心不在焉，反映出他不想表现出负面情感，而当负面情感最终表现出来时，他又不想受这些负面情感支配并表现出攻击性行为。此外，他故意漏掉自己，尽量减少自己的感受并将负面感受置换给"那个男孩"及其父亲，想要以此来调节自身感受，这表明他使用A型策略。当心理策略未能帮助他调节心中升起的愤怒和绝望时，他在烦乱中更加想要回避"拒绝"这个话题，于是，他不耐烦地翻看图卡，摆弄麦克风。随后他听从访谈者的引导，继续讨论这个话题，直至无法控制自己的情绪。对于揭露自己弱点的访谈者，他表现得咄咄逼人，并使用成人般的语言。他是如何习得这类咄咄逼人的攻击性语言的呢？因为他的策略是抑制愤怒或者将注意力置换到其他话题上，所以他攻击访谈者的行为被视为"受抑负面情感发生爆发"（见第三章哈基姆的案例、第四章丹妮斯的案例和第五章亚瑟的案例）。

格雷姆的母亲的依恋策略。在一次成人依恋访谈中，格雷姆的母亲讲述了其成长史。我们可以从她讲述的依恋经历及其讲述的话语中理解格雷姆感受到的深深的被拒绝感。

关于自己的家庭，她开场的第一句话是，家里有一个姐姐、妈妈和爸爸，她九岁时，爸妈分居了。访谈者问到她父亲的原生家庭时，她回答说："他和他们没有什么来往。"在接下来的几次回答中，这句话重复了五次，说他的父亲，还有她自己、她母亲和她姐姐（我们）都和祖父家没有来往。当访谈者问她，还和谁的关系较好时，她说："哦……哦……没有什么了，只有我妈……像……挺长一段时间里，我妈无依无靠，后来，她认……认识了一个男人，我和这个人的关系一直挺好，但后来他们分手了；再……再后来，她认识了别人，就是她现在的丈夫。"她提到这些"关系挺好"的人时，话语似乎不流畅。例如，其母亲和第一个"男人"分手后，这个男人离开她们时，以及其拒绝这个男人的接替者——她的继父（"别人"），这一点值得注意。

在这次成人依恋访谈的其余时间里，她描绘了一幅严母形象，她的父亲被赶出家门后，和她及她的母亲之间形成了持续的三角关系，在这一关系中，她把母亲理想化并支持母亲。当然，格雷姆的母亲没有看到，自己把母亲理想化了，也没有看到，一直到成年期，她还在拒绝自己的父亲，这反映出她在捍卫自己的母亲；她更没有看到，多年前导致其父母分居的斗争，现在由她延续着。她在回忆过去的情景时，长久地抱怨那时父亲逼她吃不爱吃的菜。这些情景恰恰证明，保护并安抚她的，不是她的母亲，而是她的父亲。事实上，当访谈者问她童年经历对她成年后的人格有什么影响时，她几乎可以肯定，她的父亲给她的支持很大：

我觉得，我……我不觉（得），我爸对我很严，我觉得他是为我好……这好像有些矛盾……真的……这矛盾死了，因为我特别讨厌他这么做，可是，哦，就是我，我从没有做过坏事，我从没有走错路。

然而，尽管她知道父亲对她严厉是为她好，但她说她不会像父母教养她一样教养格雷姆。

学校提供的信息。校长说，有一段时间，格雷姆能够定期见到父亲，在这段时间里，他的行为较为安稳，但后来，其父母间再次出现矛盾时，他的行为又不安稳了。

对功能进行概念化处理。从现有情况看来，格雷姆的母亲卷入其父母间的矛盾之中，且站在其母亲一边，直至成年后仍然保持这个立场，即便有人告诉她，她的母亲并未站在她一边，她仍然没有放弃这个立场。这样一来，她无法依靠父亲，虽然对她而言，父亲比母亲对她的帮助更大，而且时至今日，父亲依然在帮助她；同时，她也无法依靠父亲的家庭。她曾接纳母亲的第一任男友并爱戴他，但她的母亲把他赶走了，就像当初赶走她的生父一样。格雷姆降生后，其在不自知的情况下，继承了其母亲对男性的态度，开始不信任男性。她拒绝了格雷姆的父亲，使格雷姆失去了第二个依恋对象。当然，她并没有看出，她母亲的行为影响了她与男性之间的关系，这种影响可能在其童年就已经存在，她与男孩之间的关系可能也受过影响。同时，她也没有看出，格雷姆感受到的拒绝有多么严重。格雷姆的母亲面对的关键危险似乎是其与母亲之间的关系破裂；为了防范发生这种情况，她积极地拒绝男性，包括其母亲的伴侣及其自身的伴侣，对不同的对象不加以区分，这表明其存在未解决的创伤。格雷姆面对的关键危险似乎是相同的：与其母亲的关系破裂。他所采用的强迫性照护策略的效能，在其母亲自身的自我保护策略下受到了制约。这样一来，母亲与孩子各自面对的关键危险似乎是互相矛盾的。

故事的结尾。五年后，格雷姆10岁大，在学校依旧表现出行为障碍，继续接受心理治疗。其父亲向法院申请探视权，但格雷姆说，他感到愤怒，不想见父亲。格雷姆的教师明白，他发脾气的行为与父母间的矛盾有关。

格雷姆 12 岁时，行为问题更加严重，当他感到压力过大，无法应对时（他说他感到自己要爆炸了），就会用力抓挠自己，对自己造成伤害，但他能清晰表述这个问题，也可以和他人谈论这个问题。社会工作者开始监督这个家庭。格雷姆在学校反复发脾气，并为此受到学校惩罚，他自己对此也感觉很懊丧；他想和人再谈谈自己的生活和内心的挣扎，不幸的是，没有人能够联系到其父母双方。格雷姆就要上高中了，大家都为他担心，不知道他能否摆脱困境。

格雷姆的母亲接受心理咨询后，认识到自己在童年时期与父母形成了三角关系，自己将母亲理想化，父母间存在矛盾；她还认识到，其母亲仍然指望其帮助她对抗父亲。其咨询师得到其成人依恋访谈的结果反馈后，得以专注这个问题而不被其他小问题分散注意力。最后，格雷姆及其母亲与外祖父之间的关系略有改善，但其母亲仍然不愿意考虑其父亲的问题，并坚决不让咨询师再联系其父亲。

格雷姆一方面想让母亲开心些，但另一方面又无法让自己不发脾气，所以他内心十分挣扎。后来，他的治疗师不再从事心理治疗工作了，格雷姆的情况彻底失控了。他几次离家出走，最后来到了其父亲家。其父亲和女友收留了他，从那之后，他安稳下来了，不再伤害自己；同时，他开始接受另一位治疗师的治疗，治疗颇具成效。这位治疗师非常支持格雷姆的父亲，同时，在讲到其母亲的问题时，似乎怀有怒气，而他从未见过其母亲。因为格雷姆的母亲认为，是格雷姆造成了她的痛苦，所以格雷姆不经常去看望她。然而，他做了一件令人意想不到的事情，他从父亲家又跑回了母亲家，抱怨父亲对他不好；而后，又从母亲家回到了父亲家，说母亲对他不好；这样来来回回，每次离开父母一方时，都说这方对他不好。专业工作者们非常不满，称计划不是这样的。

可那是谁制订的计划？那不是格雷姆自己制订的计划！此外，各专业工作者出现两极分化：他们要么站在父亲一方，要么站在母亲一方。格雷姆身处于这些"绝对化的"思维方式和三角关系互动过程中，危机四伏。同时，各专业工作者与格雷姆及其父母形成的关系，与这些工作者自身的成长史和依恋策略之间存在较大关联。这些专业工作者中有一位关键人物，她与格雷姆形成的关系中，需要格雷姆让她感到开心，并且想让格雷姆认为，是她挽救了格雷姆，使其免受母亲的伤害。这种情况一旦形成，很难改变，因为这位专业工作者投入了大量个人情感而且不自知。于是，问题不仅仅是格雷姆的父母将彼此妖魔化，专业工作者也由于自身原因而陷入这个问题之中。

综上所述，我们认为，个体在童年的依恋问题具有深远影响，甚至会影响个体成年后如何选择配偶，如何与子女互动，有时甚至成了专业工作者从事这项工作的背后原因。在本案例中，格雷姆的母亲误解了其母亲与男性之间的成人关系，并将其泛化，这不但造成自身婚姻关系破裂，而且也是她坚决不让格雷姆联系其父亲的原因。关于格雷姆的父亲的依恋关系信息，我们一无所知。最令人遗憾的是，各治疗师不是站在父亲一边，就是站在母亲一边，这很有可能是格雷姆持续感到强烈痛苦，无法及时自我调节的原因。

本书付印时，专业工作者提出了一种基于家庭的视角，计划对父亲进行评估，并安排家庭成员与专业工作者进行各种组合形式的小组会谈，其目的是更充分地理解格雷姆的父母双方及他们与格雷姆之间的关系，包括父母双方能够给予格雷姆什么及其局限性，同时，引导格雷姆的父母互相尊重，互相配合，解决问题，促进格雷姆的个体发展。这样，尽管父母的童年问题还在影响他们今天的夫妻关系，但是专业工作者现在聚焦的不再是这些问题，也不再是这对夫妻，而是如何引导这对夫妻为了孩子，假装彼此配合。专业工作者正在努力，希望实事求是地、细致地了解父母双方，以便化解双方的三角关系互动过程。我们要指出，如果专业工作者能够早些与父亲会谈，对他进行评估并让父亲参与进来，那么事态也许不会发展到今天这个地步。

心理痛苦和人际关系痛苦的躯体症状

约瑟夫的个人成长史和治疗史

约瑟夫 10 岁大，表现出多种医学上无法解释的躯体症状，包括头痛、晕厥、非癫痫性发作和瘫痪。他是家中的独生子，童年家庭环境较差：其父亲酗酒，且父母双方频繁吵架。约瑟夫九岁大时，父母分居。随后，其父亲极其抑郁，一次酒后和约瑟夫提到自杀的念头。后来，约瑟夫的母亲与他人约会，其父亲非常恼火。约瑟夫眼见父母之间的矛盾逐渐深化而无法应对，于是他开始出现复发性头痛，最终其母亲带其来接受治疗（见图6-3）。

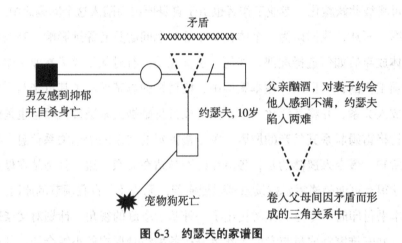

图 6-3　约瑟夫的家谱图

　　几个月后，母亲的男友抑郁过度，自杀身亡。约瑟夫开始担心父亲的安全，那时，其父亲酗酒严重，驾照也被吊销了。父亲会不会也自杀呢？他需要如何照料父亲？他需要如何照料母亲？在这个时期，他的母亲也开始抑郁，他变得更加焦虑，以至于心中产生恐惧，感到有人会绑架他。他开始做噩梦，梦见吓人的妖怪。他的父亲担心，他的母亲选择的伴侣会伤害到他。

　　一次，约瑟夫住在父亲家时，15岁大的宠物狗莫莉奄奄一息，他恳求父亲带莫莉去宠物医院，但父亲拒绝了他，最终莫莉死在了约瑟夫的怀里。此后，无论在学校还是在家中，约瑟夫都频繁出现晕厥，双腿感到持续疼痛；同时，他开始出现恐慌，害怕人群和露天空间。虽然晕厥的病因可能是恐惧或其他强烈的负面情感，但在本案例中，专业工作者并不认可这个病因。

　　几个月后，约瑟夫的晕厥症状开始变为长时间的非癫痫性发作，并伴有定向障碍和幻视，他看到很多蜜蜂围着他的头飞舞，还看到腿上趴着蜘蛛。母亲带他去过几次医院。一个月后，约瑟夫出现瘫痪，双腿失去知觉。因为所有检查结果正常，所以医院将他们转介给儿童精神病治疗师。

约瑟夫及其母亲在讲述家庭经历的过程中感到十分伤痛，哭了又哭。访谈中，心理工作者了解并确认了约瑟夫使用 A 型自我保护策略（强迫性照护和自我依赖型的初期）及其丧失宠物狗的未解决的痛苦和父母之间矛盾造成的创伤。我们还可以看出，其策略没有奏效：父母双方过于痛苦，无法让他感到安全和舒适。

约瑟夫住院三周，期间极其顺从，遵守治疗方案的各个方面。他接受理疗，希望能够重新走路。他按时吃药，缓解自己的情绪唤起，希望晚上能够正常入睡并控制自己的焦虑症状。他与治疗师进行多次会谈，试着谈论过去发生的事情并探究自己不明不白的情感，以及这些情感与躯体症状之间的关联。约瑟夫感到，自己难以谈论家中的负面事件和自己的负面感受。为了让大家保持正面心态，他自我封闭，想要自己控制心中的伤痛和忧虑。他还习得了各种缓解情绪唤起的策略，如调节呼吸，尽可能通过迷走神经控制心跳；感到自己过于忧虑时，分散自己的注意力；情绪波动时，和母亲谈心，接受母亲的拥抱和安抚。这些策略都能发挥一定的效果，但当约瑟夫的情绪波动很大时，就无法使用这些策略了，而只要父母间出现矛盾的迹象，他的情绪波动就会很大。这时，他就会晕厥或者出现非癫痫性发作。

约瑟夫的父亲只与医院的治疗团队见过一次面。在这唯一的一次见面中，他没有承认自己是造成约瑟夫的痛苦的因素之一。他没有在约定时间探望约瑟夫，也不接电话。每次约瑟夫因为父亲不在身边而感到沮丧时，要么双腿不那么听使唤，要么出现晕厥，要么出现非癫痫性发作。各次家庭治疗中的一个重要课题，就是帮助约瑟夫讲出母亲、父亲及其自己面对的情况多么复杂，多么令人悲伤。在这些会谈中，约瑟夫能够承认，父母吵架时及父亲醉酒时，他会感到害怕和不安全。

慢慢地，约瑟夫开始更清晰地知觉到个人状态和人际关系状态，包括愤怒，并能用言语表达出来。当其母亲听到其通过语言表达的内心伤害、痛苦和愤怒，并认识到其身体症状是由这些负面情感造成的时候，她表现出了"顿悟"的反应。因为她感到十分痛苦，而且又理解了儿子的躯体症状的原因（整合的情感和认知），所以她受到激励，决定治疗自己的抑郁症，更好地履行母亲的功能，安抚约瑟夫，并与丈夫完成财产分割，保证家庭稳定。

约瑟夫出院后，治疗团队继续与他及其母亲进行治疗会谈。虽然大部分时间里治疗效果良好，但当约瑟夫与父亲见面后，其症状复发了：如果其父亲醉酒或发脾气，那么约瑟夫的症状就有可能会复发。约瑟夫及其母亲感到，自己处于无法化解的困境中：约瑟夫爱其父亲，当父亲没有喝醉时，他想与父亲待在一起，但父亲无法保证清醒，也无法保证安全，于是，约瑟夫与父亲见面后，躯体症状就复发了。

一次，约瑟夫来到父亲家后，其父亲喝得酩酊大醉，一塌糊涂，约瑟夫受到极大惊吓，躯体症状复杂并且十分严重：双腿间歇性瘫痪，非癫痫性发作反复出现，这些症状持续了六周之久。治疗团队非常忧虑，于是通知了儿童保护机构并考虑再次安排约瑟夫住院治疗。这期间，约瑟夫公开表达其对父亲的愤怒，拒绝与父亲见面，也不接听父亲电话。他对治疗团队说，他爱父亲，也想要父亲陪伴自己，但他认为，父亲醉酒时，自己不能与父亲见面，也不想和父亲通电话，这意味着，约瑟夫再也不会与父亲见面，并再也不会接父亲的电话。

约瑟夫与治疗团队谈论上述决定时，毫不掩饰地哭泣起来。对于约瑟夫的问题，治疗团队感到心有余而力不足，同时，他们也因未能让其父亲参与到治疗过程中而感到灰心；另外，对于其父亲未能改变自身行为，从而继续对约瑟夫造成伤害，他们也感到愤怒。在这一治疗僵局下，治疗团队支持约瑟夫的母亲在短期内接受其决定，并向法院提起离婚诉讼，以安全问题为基础协商抚养权。

各方逐渐开始认识到，约瑟夫面对的关键危险来自父亲。对于这一概念化，起先最矛盾的是约瑟夫，但后来毫不遮掩地予以清晰表述的也是约瑟夫。其母亲最先和丈夫提出分居，现在又得到了其认可，此外，她还有临床团队的支持，所以她一鼓作气，完成了分居所涉及的其他方面。到这时，大家都还不清楚，约瑟夫的父亲的动机是什么，以及约瑟夫的母亲当初为什么会选择一个酗酒的伴侣，后来为什么又会选择一个有自杀倾向的男友，换句话说，"背景故事"并不完整。

治疗干预进行到这里，专业工作者为约瑟夫做了学龄期儿童依恋评估，进而制订治疗计划——那时，专业工作者为了获得多方支持，正在考虑把这个案例转介给外部治疗师。这期间，我们选中了这个案例，要把它收录在本章中。

学龄期儿童依恋评估与分类。几个月后，约瑟夫的学龄期儿童依恋评估（盲评）的结果出炉了，这时，我们正在为本书编纂这个案例。约瑟夫的访谈逐字稿的分类表明他具有以下问题：不完全的抑郁；因父母矛盾造成的未解决的创伤，而对这一创伤他有时思虑过重，有时没有认真对待；宠物狗死亡后的抑郁；预料会丧失父亲；使用混合型的自我保护策略，包括强迫性照护、强迫性自立、对母亲妄想型理想化（即 A^+ 型），以及与父母形成胁迫性的三角关系（即 C^+ 型）。

也就是说，约瑟夫在一定程度上认为，其处境是无望的，并因为父母之间持续存在矛盾和宠物狗死去而受到创伤。此外，他还担心父亲会死于酗酒。一方面，他对母亲采用强迫性照护策略，并不切实际地把她理想化；但另一方面，他又不想依赖母亲及他人，似乎他认定，即便自己帮助母亲，母亲也无法摆脱困境。最后，他对父母双方都十分愤怒，怨恨他们让自己卷入他们的矛盾之中，但他只能借图中的"那个男孩"来表达这种情感，而不能对回忆起来的个人经历表达这种情感。

很明显，约瑟夫使用 A 型策略。虽然他习惯封闭所有负面情感，但可以看出，他非常需要父亲，非常担心母亲的健康，也非常害怕他们都不能履行各自的父母功能。此外，他感到，家中问题是自己造成的，这种感觉似乎隐含在他描述自己出生的话语中（7 号图片，母亲去医院），他说："那时，医生必须要用……把我剖出来，我卡住了。"我们认为，这个回答是对其生活困境的总结，原因有四：第一，这个回答对应的图片内容是最让人担心的；第二，这个回答是自发的；第三，在这个回答里，他的话没有说完（医生如何把他剖出来的）；第四，这个回答具有冷酷的意象特征（剖出来、卡住）。出生时被卡住和非癫痫性发作及瘫痪之间似乎存在类似之处，三者都是动弹不得的状态；这些都表明，约瑟夫觉得家中问题是自己造成的，自己面临生死困境，需要外人帮助。

约瑟夫是否使用 C 型策略的问题就不那么明显了。在其想象出的"那个男孩"的故事中，存在 C 型策略的语言标识，但在其回忆的自身情景中，却很少出现 C 型策略的语言标识。然而，在其描述最后两张令人极其担忧的图片时，C 型策略的语言标识慢慢"渗透"出来了。在其想象出的故事中：（1）那个男孩对父亲的语言带有愤怒，能够唤起感情："他就是这么刻薄，恼怒着就走了，只是说'那好！我不在这里住了'，然后就摔门出去了"；（2）那个男孩让父亲难堪的同时捍卫了母亲（三角关系）；（3）那个男孩通过魔法搭救了他人；（4）自夸，把自己表现为英雄；（5）想象出的两个故事中，父亲都因为抽烟和喝酒过度而患上癌症（惩罚），而那个男孩长大后，拒绝与父亲见面，因为父亲曾对他不好。

约瑟夫为"父亲离开"这幅图所想象的故事揭露了真相。故事说，男孩的父亲因为喝酒和抽烟过多而患上癌症住进医院。评估者将这个情节解读为，因为父亲的行为让约瑟夫及其母亲生气，所以约瑟夫要惩罚父亲。访谈者曾询问约瑟夫，对男孩的父亲不在身边这事，其母亲是如何想的，约瑟夫"借用男孩的口"说："她在想，男孩会不会烦恼，会不会……如果没有人帮她，她会不会疯掉。"约瑟夫的话没有说完，这表明其逐渐知觉到（但还没有意识到），他的烦恼通过非癫痫性发作表现出来了；然而，如果事实确实是这样，那么约瑟夫不但把自己的知觉置换给男孩，而且把它封闭起来而不是把它表达出来。另一方面，约瑟夫明白，如果那个男孩感到烦恼，他的母亲就得需要外人帮助才不会"疯掉"。这番话表明，个体通过不同方式认识环境，内隐性的躯体认识就是其中之一。八个月治疗的一个效果，就是缩短躯体认识和言语化的语义认识之间的距离。

带有 C 型策略特征的这番话表明，约瑟夫的预置表征正在发生变化。转介的那个时期，他的自我保护策略是漏掉所有负面信息，现在，他充满了愤怒，同时极其想念父亲。他似乎认为，家中出现问题，父亲的责任比母亲的责任更大，同时，他既害怕父亲死去又想以死亡惩罚父亲。

概念化，考虑过去经历的因素。如果父母具有精神障碍且双方之间存在矛盾，那么父母双方都可能会离开孩子，孩子会感到自己要从父母双方中选择一方，约瑟夫也是这样。他与大多数儿童一样，选择了直接抚养他的一方，而这一方除非愿意看着自己的孩子被儿童保护机构接管，否则无法拒绝参加治疗过程。一个 10 岁大的孩子要做这个决定，就要歪曲自己的预置表征，从而简化局面的复杂程度。约瑟夫站在母亲一边，理想化母亲的同时贬低父亲。因为约瑟夫对父亲的清醒和醉酒状态缺少契合的回应，所以其行为是歪曲的，此外，因为临床团队支持其母亲，所以其歪曲的行为又被加剧了。

长期变化。约瑟夫害怕与父亲见面，这让其父亲十分痛苦，于是其父亲同意与治疗团队见面。尽管治疗团队承认，父子关系十分重要，但他们表示，只有在父子关系能确保安全的前提下，他们才能在向法庭提交的函件中支持他们的父子关系。约瑟夫的父亲不能理解，其孩子看到其拿出一罐啤酒就会感到烦恼。治疗团队说，如果他需要戒酒，他们可以帮助他。这次见面之后，约瑟夫的母亲及其律师与丈夫谈妥，可以给予他短暂的两小时探视权，条件是他要保证不醉酒。在接下来的三个月里，约瑟夫每两周与父亲见面一次，没有再出现任何问题。在过去两年中，这是其首次在较长时间内没有表现出任何症状。

约瑟夫的父亲与类似情景下的大多数父亲一样，不是每天都能看到孩子，也不会因为拒绝接受外部干预而承担直接后果。起初，他与约瑟夫的母亲一样，认为孩子出现的是身体疾病，而不是人际关系问题。然而，当约瑟夫做出决定，给他带来了影响时，他立即采取行动，重新与前妻谈判，维护自己探视孩子的权力。如果采用关键原因的措辞来讲，他只有在面对再次失去家人（先是妻子，后是儿子）的情况下才采取行动。治疗团队帮助他进行决策，将形势简单明了地告诉他，使他能够做出有意义的决定并采取行动。

约瑟夫的决定与照护策略匹配（即其母亲本应当做这个决定），该决定的效果是区别其与父母双方的关系。然而，值得注意的是，如果没有治疗团队的支持，约瑟夫就无法做到这一点。

教益

我们将格雷姆的案例和约瑟夫的案例收录在本章中出于不同的目的：一个是为了阐述拒绝，另一个是为了探究人际关系问题的躯体表征。巧合的是，两者的核心都是父母间存在矛盾，且父母与孩子形成三角关系，孩子虽然体验到父母间的矛盾，但并不理解也无法控制。此外，这两个孩子都歪曲了自己的预置表征，通过这种简单化的办法，绕过父母之间的僵局。另外，父亲离开家后，虽然这两个孩子都想要父亲的陪伴，但他们都开始照料脆弱的母亲并拒绝父亲，这表明父亲的重要性及父亲与母亲之间关系的重要性。最后，专业工作者成了家庭功能的活跃参与者；当孩子面对严重威胁而且问题既复杂又无法解决时，我们必须当机立断，使问题简单化。

▍专业工作者的预置表征中的偷懒做法

为什么专业工作者做出的概念化不如 DMM 评估提示的概念化复杂呢？对于格雷姆的案例，我们要问，为什么只诊断孩子，而不探究其父母的成长和交往史及其当前功能？专业工作者可能会说，这类深入的评估会消耗大量的时间、人力和物力，孩子行为那么"明目张胆"，而父母的因素那么隐匿。回顾案例的发展经过，五年来，问题愈发严重，如果专业工作者在早期进行家庭评估，那么总体成本似乎较小。也许，如果专业工作者能够早一些想到三角关系模式和拒绝模式，那么其他类似病例就可以早一些得到彻底的家庭层面评估。

在约瑟夫的案例中，专业工作者没能让父亲参与进来，对此，可以解释为父亲不配合，母亲很配合，甚至可以把这当成正当的理由。然而，我们认为这些是偷懒的做法，专业工作者忽视了情景的复杂性。一个家庭中更容易缺少父亲而不是母亲，而当孩子面对困难时，没有抚养权的父母一方不容易参与进来。这类情景频繁出现，表明文化价值和惯常做法在产生影响。统计数据表明，如果父亲不在孩子身边，那么就需要另寻他法来解决这个问题。临床医师与这类儿童合作时，要知觉到拥有抚养权的父母一方受到的偏袒，并发挥创造性使没有抚养权的另一方参与进来。

儿童的过渡性预置表征

如果父亲和母亲之间存在矛盾，那么，在理想条件下，他们会积极配合治疗师，尽量不让孩子为难，而在现实条件下，父母不会将问题简单化，那么孩子就必须在心中将问题简单化，如果这样做还不能解决问题，那么孩子的策略就失效了，他们就会崩溃，表现出愤怒、逆反或躯体疾病。格雷姆没有得到治疗，其问题加剧了。约瑟夫得到治疗后，意识到其所处的困境，通过语言将困境表达出来，并做出重大决定保护自己。然而，要做到这一点，他需要治疗团队的支持；同时，即便他得到了治疗团队的支持，也只能做到"完全切断与父亲的联系"这种简单化的办法。也许治疗团队成员的一个角色就是在心中认清这是一种歪曲，并提醒约瑟夫，这只是"现阶段"的最好办法，他长大后，可能要重新考虑这个决定。习得自我保护策略的过渡性和灵活性对每个人都有益处。幸运的是，约瑟夫的母亲和父亲商定安全的探视安排后，就能帮助其修改其决定，与父亲重新建立联系。

联系父亲

许多专业机构在做初期会谈时，不邀请父亲参加，尤其是那些不使用家庭系统框架的专业机构，更是如此。在这种情况下，专业工作者会与母亲保持接触，从而失去中立立场。一旦专业工作者发现，问题牵扯到了父亲，才会请父亲参加治疗，也就是说，表面上邀请父亲配合治疗，实质上已经准备好指责父亲。难怪在这种情况下，父亲会表现得犹犹豫豫，不愿参与。此外，这些专业工作者通常为女性，而她们的工作时间与男性一样。如果在一线服务的专业工作者中有更多的男性而且与父亲会谈的时间能安排在晚上或周末，那么可能更有帮助。总之，尽早通过 DMM 评估找出父亲的功能，再运用灵活多变的方式方法，就能起到作用。

修复隔阂

最后，回顾这些案例的编纂过程，可能不无裨益。格雷姆案例的编纂过程较为轻松，因为研究团队没有切身参与这个家庭的改变过程中。研究团队始终没有进入格雷姆的家庭系统，既没有帮到他们，也没有搅入这个案例中。相比之下，编纂约瑟夫的案例就复杂多了。治疗团队撰写这个案例时，对约瑟夫的父亲余怒未消，而且需要时间把其治疗体验与评估者的盲评视角整合起来。此外，要把约瑟夫的访谈逐字稿中 C 型策略的语言标识与其临床表现对应起来，治疗团队也遇到了很大困难，因为其从未做出威胁性行为。最后，治疗团队认定，不同来源的信息都是有效的，但可能受到歪曲，同时，通过提问题继续进行对话，信任彼此，这才使问题最终得以解决。如果没有信任，专业工作者之间的讨论过程可能会重演这个家庭的三角关系。

我们想强调的是：（1）在所有人类关系中，通过策略解决问题都是至关重要的；（2）专业工作者要治疗患者，就要成为患者家庭互动过程的一部分；这样做会改变一个人的视角，突出一些事情的同时，淡化其他事情。搞研究能使一个人保持中立，但也会使这个人忽视重要的互动过程信息。不同的视角之间的碰撞与对话能让人透彻地理解，如何帮助一个家庭。问题得到解决时，每个人的视角都有其价值，即便是不在场的人的视角也有其价值，而出路就在眼前。

概念和治疗原则总结

概念

1. **童年中期**。这个时期的儿童具备足够的实际能力，能够保证自己安全，同时保证自己的焦虑程度较低，从而能够锻炼具体化的反思功能，调节其自身行为、情绪唤起和身体状态。

2. **信息来源的记忆**。这是一种具有特殊功能的情景式预置表征，它可以记录信息的来源。这种记忆对个体实现整合功能较为重要，因为个体要凭这种记忆评估信息来源是否可靠并选择最佳形式的行为反应。信息来源的记忆还能帮助儿童区分事实与幻想。

3. **自我保护的重要性**。家庭成员面对危险时，大多专注于自我保护，而不是彼此帮助；父母感到危险后，难以帮助孩子习得如何反思。这样，个体可能会表现出不协调甚至互斥的预置表征，或者几个家庭成员会表现出不协调甚至互斥的预置表征。

4. **强迫性乱交策略和强迫性自立策略**（A5 型和 A6 型策略）。如果个体对依恋对象做出的强迫行为未能使个体增加安全感，那么个体可能会形成新的策略。使用强迫性乱交策略（A5 型）的个体会强迫自己接触陌生人，希望从陌生人身上得到保护或安抚，这需要个体抑制对陌生人的恐惧，同时，与陌生人交往会给个体带来风险。强迫性自立策略（A6 型）的基础是，个体认为自我是失败的原因，所以强迫自己自立，以至于面对危险时，隔离自己。尽管儿童可以形成这些概念并想要使用这两项策略，但是，因为这两项策略都需要个体能够独立，所以学龄期儿童无法实现其功能。

5. **惩罚策略和诱惑策略**（C5 型和 C6 型）。惩罚和诱惑策略（C5 型和 C6型）的基础是，儿童把虚假的认知信息添加到 C3 型和 C4 型策略中，不让依恋对象知觉到其计划，使依恋对象难以破坏其计划，从而增强其策略的效果。个体运用 C5 型策略的惩罚部分时，通过欺骗手段树立强悍的外表，这样，个体大多能避免真正发生冲突。个体运用 C6型策略的引诱部分时，通过欺骗手段树立脆弱的外表，由此得到他人的救助，同时避免承担自我保护的责任。

6. **抑郁**。处于这种状态时，个体在认知上知觉到自身的自我保护策略无效；在情感上，感到悲伤；在躯体上，处于较低的情绪唤起状态。每种策略都存在抑郁形式，但 B 型策略出现抑郁形式的可能性最低，A^+型策略出现抑郁形式的可能性最高。

治疗原则

1. 治疗师应当引导患者承认其自身的非言语性预置表征，而后再要求其进行整合并予以帮助。如果在整合过程中，个体忽视了非言语性预置表征（通常更适应早期重要危险），那么其行为和理解可能不完整，从而可能适应不良。在进行语义性和情景／叙述性治疗之前，应当处理前意识预置表征。

2. 基于反思的治疗应当与儿童的个体发展相适应：学龄期儿童能够对特定事例的预置表征进行反思；青少年能够对重复出现的反应模式进行反思；成人能够通过生活叙事进行反思，也能反思其给孩子带来的持续影响，但成人可能难以承认并通过言语将之表达出来。

3. 父母经过治疗，能够帮助孩子形成对危险的整合技能，但前提是父母已经承认并理解其自身的非言语性预置表征。如果父母觉察到其自身对危险的思虑，那么我们就可以提醒他们：他们可以对孩子明确表达其自身的危险经历。父母之间对危险的分歧，无论孩子是否在场，都可以予以明确处理。如果个体对于危险的认识因为某些情况变得"不可名状"，那么首先应当承认并处理这些情况，而后再矫正变形的信息。

4. 当儿童使用的自我保护策略需要歪曲信息，而他们所处的环境无法通过治疗变得更安全时，我们可能无法改变这些儿童的策略，或者这样做是不可取的。在这种情况下，我们要达到两个重要目标：第一，帮助这些儿童认识到，其策略是过渡性的、灵活可变的，是与其环境的特征相匹配的；第二，帮助这些儿童在治疗环境中练习均衡地进行功能运作，识别治疗环境的特征，采用适宜的新策略。例如，如果儿童使用 A 型策略，那么我们可以帮助他们处理受到的拒绝——让他们考虑受到拒绝时所处情景的特定特征，在治疗过程中获得接纳从而化解拒绝的绝对化特征。如果儿童使用 C 型策略，那么可以引导他们对治疗师使用更直接的语言，体验并陈述对于哪个人，哪些方法奏效。

5. "不在家"的家庭成员也应当参与到治疗过程中来；如果这位成员不能参与到治疗过程中来，那么治疗师可以要求其他成员对这位成员的行为进行整合性反思，以此来提高其他成员对这位成员的角色的意识。专业工作者在接触孩子的父亲时，应当更强势，更灵活。

6. 三角关系：如果一个家庭存在三角关系，那么专业工作者可以选择与部分家庭成员结成或明或暗的治疗联盟，"打入家庭系统"，也可以选择不结成这类治疗联盟，"留在家庭系统之外"。对于"受困"的家庭，如果其家庭成员处于危险之中，那么治疗师可能需要进入家庭系统内并引导家庭成员的行为。如果家庭成员都能积极参与到治疗中，那么治疗师应当留在家庭系统之外，这样可以减少偏见而且最为有效。

7. 专业工作者要保持功能上均衡的立场，就要在治疗过程中不断查找不一致的信息。

第七章

成长与疗伤：DMM-FST 整合治疗

本书的价值

本书的一个主要价值在于，它帮助临床医师和其他心理健康工作者细致地理解个体发展过程；同时理解，在面对当前经历的危险时，以及面对过去在个人方面、家庭方面和文化方面经历的危险时，个体都会使用自我保护策略、伴侣保护策略和儿童保护策略。本书还帮助专业工作者细致地理解这些保护策略中个体差异的形成过程。

为了理解个体的心理痛苦和人际失功能，并对个体和家庭形成治疗反应，我们探究了各种过程。这些过程依次包括观察、意义归因、关于行为和意义的人际对话，以及探究如何通过时间上契合的回应、情感调和和躯体意识形成正面的人际情感联结。

此外，因为在当前的认识下，自闭症、ADHD 和非疾病性躯体症状等主要的心理障碍类型并未得到有效治疗，所以我们还回顾了一些文献，对这些心理障碍类型提出了新的系统性概念化。这些新的概念化的最重要特征是其具有系统性。这些概念化不仅考虑了基因、家庭和文化等多层面因素对个体适应环境过程的影响，而且还找出了这些因素之间的相互作用过程。我们希望，治疗师在这些想法的帮助下，能够为遭受上述心理障碍的家庭带来变化。

最后，一些想法贯穿于本书的各个章节和案例中，最核心的便是，无论是家庭还是专业工作者，个体所接触的危险会塑造其大脑结构和预置表征。从家庭成员处理危险（当前与过去的危险，出现概率较大与较小的危险）的方式，可以看出该家庭的适应能力，这个视角十分有用。我们认为，一个家庭功能的概念化应包含以下几个关键成分：（1）该家庭的问题可能由哪些危险构成（这些危险我们称为"关键危险"）；（2）如何高效地帮助该家庭改变其功能运作模式（克里腾登和安斯沃斯称之为改变的"关键动机"）。

贯穿本书各个章节的想法还包括：为了理解个体的行为，不但要考虑其当前所处的背景，还要考虑其过去所处的背景；要调整干预方式，以适应每个个体（包括治疗师自身）的最近发展区；个体的生活中所有过程都应具有持续改变的特征。改变让人望而生畏，患有心理障碍或行为失功能的个体尤其不擅长改变，但是，改变是希望的基础。保持乐观是心理健康的基石，我们所做的一切工作都要为个体带来希望。

几个核心主题

本书一个最为重要的主题是，所有个体都会使用习得的且有条理的自我保护策略，无一例外；这些自我保护策略不仅反映出个体经历对其具有的意义，而且还反映出其对这些经历中的威胁的应对方式，所有人都是这样的。我们的人格不是与生俱来的，而是在我们的一生中，经过基因、生理发育和个体经历三者之间相互作用而逐渐形成的。"学习"塑造你我，这句话虽然简单，但意义重大，因为"学习"为我们疏通了所有发展路径，为改变创造了条件，而改变的根源是普遍的人类发展过程。

心理健康工作者所做的就是修改个体的发展过程。为此，心理健康工作者需要透彻地理解人的发展过程和发展中出现的变异。本书就是按人的发展过程编纂各章内容的，以帮助专业工作者清晰地看到，个体从出生到青春期前各个年龄段会出现哪些可能性。如果不了解这个信息，治疗师就倾向于从自身的发展阶段（即成年期）出发，通过语言和概念，对有同等沟通能力的家庭成员开展治疗性对话，而这就意味着家庭治疗针对的大多是学龄期或青春期儿童的家庭。

我们认为，家庭治疗最有的放矢的时机是个体生命最初的几年，那时，婴儿和幼童的基础性的前意识神经路径正在慢慢形成，这些神经路径将在其一生中承载着其思维和对威胁的反应。因此，我们在前文中强调，在个体生命的早期——婴儿出生的数周、数月之内，非言语性学习十分重要，因为在这个年龄段中，个体会逐渐形成学习模式和反应模式的基础。

对于心理健康工作者而言，这意味着他们要观察婴儿及更大些孩子的非言语沟通，同时，因为婴儿及更大些孩子在家中是活跃的，所以治疗师也应积极地把他们纳入治疗中来。在第一章中，伊恩和凯特这对年轻夫妇无法清晰表述其问题（他们说"她不活泼"，但他们想表达的意思却是"我们害怕出现家庭暴力"。）然而，从他们的宝宝身上，却可以清晰地看到，"你所听到的语言描述并不是我们这个家庭所忍受的问题"。在第四章中，丹妮斯又是一个例子。她使用强迫性照护策略来取悦父母，于是，其他家庭成员都很开心，只有她自己不开心。没有人注意到她的痛苦，但后来她的策略失败了，受抑负面情感突然爆发，同时，她不顾健康危险拒绝接受胰岛素治疗，通过这两种方式表达其痛苦。幸运的是，治疗师很快发现其最初采用的方法并不奏效并立即探究丹妮斯的父亲的"背景故事"，即个体发展对其教养行为的影响。由于新治疗方法围绕着丹妮斯父亲的最近发展区展开，所以他能够在四次会谈内，迅速改变其自身行为。如果他或治疗师死板僵化、一成不变，那么丹妮斯面对的问题可能会非常严重。如果我们要解决一个家庭面对的问题，而这个家庭又无法通过语言清晰表述其问题，那么我们就需要观察家庭成员的行为，包括还不会说话和说话还不流利、不连贯的婴儿和幼童的行为。如果我们不想让个体的痛苦加剧，演变为非常复杂的、我们无法解决的人际关系状态，那么我们就需要对婴儿和幼童的家庭进行家庭干预。

本书的第二个最为重要的主题是，这种学习过程通过人际互动实现。在个体习得的行为中，有些行为是精神疾病的典型症状群。在 DMM 和家庭系统理论中，这类行为都属于个体习得的自我保护策略、伴侣保护策略和儿童保护策略。尽管个体天生会回应他人，但使个体习得如何安全并舒适生存的是其依恋对象的重复回应模式。学习不是某一个时刻的效果，而是个体每时每刻与他人互动累积实现的，尤其是当婴儿或幼童感到痛苦或不安全时与他人的互动累积实现的。在这些时刻，对于前意识知觉到的意象和躯体状态，父母最有可能不顾其语义性价值观和通过言语表达的意图而直接行使前意识惯例。例如，在第二章中，西西莉娅与儿子胡安玩得很开心，但不经意间小胡安突然抬起胳膊，情况就变了。如果这些时刻反映出父母自身童年的危险，那么父母可能无法有效地保护并安抚婴儿，所有家庭关系都会受到影响。

本书的第三个最为重要的主题是，无论是典型的个体发展，还是存在障碍的个体发展，都经历相同的动态过程，即个体基因（G）按生理发育（M）次序，以独特方式（G×M×E）作用于个体经历（E）中。我们祖辈的遗传基因经过世代进化，虽然个体发展的根本性原则相同，但是，由于个体所处的背景和经历不同，所以能产生各种形式的结果。人类能够适应极其广泛的背景，这些背景可以是安全、舒适的，也可以是危险遍布、舒适全无的。令人惊奇的是，与心理失功能关联最紧密的基因，存在于每个人类个体的身上，并且与正常的大脑发育存在关联，而不是异常基因破坏大脑发育。是天性？没有基因一切都无从谈起。是养成？没有环境，基因就没有施展空间。因此，是基因按生理发育次序受到激发，与环境形成动态互动（G×M×E），才产生了广泛适应模式，为个体创造条件，在各类环境下存活下来。我们想说的是，没有所谓的"适应能力较强的正常人"，也没有所谓的"患有障碍的人、患有疾病的人和具有基因缺陷的人"；我们时刻都在动态地调整自己以适应我们生活其中的环境。我们的肉体可能面对巨大的危险而无法存活，如第一章中弗里曼夫人的女儿的案例和第二章中亚历山大的案例；或者我们所处的环境无法给予任何我们期望的体验，我们几乎无法与他人进行情感联结，如第三章中遭受机构剥夺的儿童；即便如此，我们仍然会依恋他人并在这个依恋关系中，尽力发展出最具适应性的策略，也就是说，当生命受到威胁时，依恋是人类各种过程中最不容易垮掉的，因为我们要通过这个过程向他人索取保护并习得保护自己。

然而，环境不是一成不变的。此外，随着个体的生理逐渐发育，其适应环境的能力也会改变。治疗师的工作是要动态地干预个体与其环境之间的互动过程，一点点地使个体发展朝着适应性更强的方向推进。

然而，适应是一个复杂的概念。它没有"对错"之分，例如，它不一定是安全的依恋模式，而是对当前条件最好的应对办法（即短期适应），个体适应当前条件的同时，还可以适应其他条件（即长期适应），这样一来，个体可以保持乐观的心态，相信自己能够适应未来的条件（心理健康）。个体抱有希望，就是心理健康，这种希望的基础是个体在知觉、意义归因、对他人和环境的反应这些方面的改变过程。

"条件"是一个关键词。个体的父母和兄弟姐妹构成其面对的最有利的条件，而家庭以外的条件可以促进家庭成员的力量，也可以限制家庭成员的力量。一些父母在危险中生存的以往经历令人胆寒，一些文化群体在危险中生存的历史同样令人胆寒；每一种文化都能反映出这个文化群体的众多家庭在数十年间（短期）和数世纪中（长期）在危险中生存的历史。一些个体在困难条件的影响下，难以顺利发展；我们从这些事例中可以看到，个体使用的策略应当在短期内具有自我保护功能，否则个体就无长期可言。当然，心理健康是另一个问题：个体、家庭和文化群体已经从短期和长期角度习得了很多知识，那么，家庭成员能否适应当前环境，在教养孩子的过程中，使孩子能够适应未来的环境？

关键的发展过程和治疗过程

信息加工

通过信息转换来适应

一个特定个体，出生在一个特定家庭，在人类可能经历的任何一个环境下成长，要理解该个体能否适应未来的环境，我们就需要理解什么是信息加工。先前各章介绍了个体在发展过程中遇到的困扰，在这些案例中，个体或其他家庭成员所能了解的关于危险的信息大多是不完整的、歪曲的。此外，个体在对这些信息进行意义归因的过程中，又会删除、歪曲、误读、造假、否认并妄想，但请读者不要误解！每个个体都必然会在信息转换的过程中歪曲信息，而且每个个体也是这样做的；如果个体不知道在何种情况下歪曲信息及如何歪曲信息（又回到了"条件"这个问题），那么个体无法保障自身安全。我们应当记得，丹妮斯的治疗师有意错误地解读其行为，从而安抚其继母并使其继母参与到治疗中来。然而，如果个体在转换信息时，在安全的条件下歪曲信息而没有觉察，那么个体的适应过程可能会出现问题，心理健康也会受到影响。

捷径与个体发展

如果个体将改变后的信息应用于未来情境而没有认识到信息已经发生改变，那么个体就采取了心理捷径。例如，一位父亲动手打了孩子后，孩子会采取心理捷径，认为父亲总爱打人，其他孩子的父亲也爱打人，甚至所有男性都爱打人，这样做的后果是，个体形成了一种绝对化的视角，这种视角既包含正确的信息，也包含歪曲的信息。再举一个例子，如果一个孩子被父母抛弃并在儿童福利机构长大，那么他可能会采取心理捷径，认定所有陌生人都是好人，不会伤害他。采取这类心理捷径的个体可能无法与他人形成紧密关系，或者可能遭遇危险后果。

面对复杂情形时，儿童尤其会在信息加工过程中形成心理捷径。因为生活的大部分信息过于复杂，婴儿和幼童无法理解，所以如果婴儿和幼童接触到危险，那么其信息加工模式可能发生改变，其神经路径可能受到影响，进而可能影响其未来的思维、感受和行为方式。

尽管如此，心理捷径是有益的，因为，如果事事都要重新思考，那么我们将寸步难行。然而，有时个体采取心理捷径时，会删除一些信息，而这些信息恰恰是未来需要的。个体的思维大踏步向前迈进，觉得自己已经解决了问题，但实际上，个体没有认真检查自己在采取心理捷径的同时忽略了什么。问题的关键在于，个体采取哪些心理捷径，这些心理捷径在未来条件下是否具有适应性，以及如果出现令人不快的意外结果，与预期之间不一致，那么个体的大脑是否会发出警报并重新思考。

通过反思和意识来改变行为模式

婴儿的人际互动逐渐累积，开始塑造其大脑，而意识慢慢成为改变塑造方式的关键。个体的生理发育为实现各种过程创造了条件，但影响婴儿心理发展的特定过程是由人际互动决定的。一些婴儿完全没有互动，这种条件极其危险，许多婴儿无法存活，除去这些婴儿之外，其他所有人的心理基本都是这样形成的：个体之间通过契合的回应和调和进行互动，产生躯体舒适感或不适感，这样的时刻逐渐累积，遂形成个体心理。个体之间无数次的情感联结塑造彼此的心理，在这种互惠性过程中，回应、情感和躯体状态获得其意义。例如，如果母亲是焦虑的，那么母亲的非契合的、逐渐加剧的负面情绪唤起和躯体不适就会影响婴儿；同时，婴儿的哭闹不停（非契合的回应，即逐渐加剧的负面情感）和僵直的身体（躯体上的不适）也会影响其母亲，但母亲受到的影响相对较小，因为她对婴儿的知觉是通过已有的预置表征实现的，而婴儿正在形成其最初的预置表征。母亲和婴儿在意义归因的过程中联系在一起，共同前进，前方等待他们的是婴儿的"焦虑障碍"和家庭痛苦。

治疗的关键是，延缓个体的整合性运作，直至个体处于适度的情绪唤起状态，掌握相对准确的信息并对这些信息进行反思，这时，再将这些信息整合为新的行为和策略。对于高度变形的信息，如果在矫正前就予以整合，那么不大可能奏效，因为这些高度变形的信息没有准确表征当前的自我、危险或环境。在第四章中，治疗师对丹妮斯的父亲和继母做出概念化过早，就是过早"整合"的一个例子。治疗师提出这个概念化时，还不知道道格的认识基础是错误的信息以及他对因果关系的错误归因，即他认为是丹妮斯造成了家中的问题而没有认识到其自身也是造成问题的因素之一。

家庭过程

男人与将会成为男人的孩子

关于家庭这个话题，可以说很多，但如果要给广大家庭一个忠告，那么我们一定要讲父亲的重要性。通常，母婴二元关系不是孤立的，那么父亲在哪？他到底在哪里呢？！

父亲能改变母婴二元关系的整个过程。父亲可以作为宝宝的第二个依恋对象，为其提供一套完全不同的"互动时刻"——他可以接替妻子，作为宝宝的首要照料者，也可以直接照料妻子，帮她发挥潜能，以不同方式照料宝宝。单亲家庭缺少这类机会，所以单身母亲及其孩子比有伴侣陪伴的母亲更容易患心理失调。全世界 33%~50% 的儿童出生于单亲家庭，50% 的婚姻最终破裂，80% 未成婚的伴侣最终分手，欧洲范围内，8% 已婚夫妇在孩子五岁前离婚，同时，48% 未婚伴侣在孩子五岁前分手，这样算来，大多数孩子的家庭都会在或长或短的一段时间内缺少父亲。如果说我们可以从本书的案例中学到什么，那就是"父亲很重要"。如果一个家庭缺少父亲或者在治疗过程中缺少父亲参与，那么每个人都会深受其害。

我们还要强调男孩的教养模式问题。女权运动已经极大改善了女孩的生存状况，我们无意反其道而行之。然而，男孩们似乎没有受益，相反，男孩的生存状况似乎不如 50 年前。男孩在幼儿期极容易患上自闭症，在学龄期又容易患上 ADHD。研究这些病症后，我们发现，家庭条件是造成这些病症的重要因素，但这一点没有被广泛认可。我们在"批评"这些孩子的母亲之前，应当注意，儿童在成长到青春期末期之前，一直由她们和其他女性（幼儿园和学校教师等等）教养（顺便问一句，男性在哪儿？），同时，她们和其他女性有机会发现意外后果并调整教养方式。也许，男孩当前的经历范围和表达范围不够广，应当继续扩大。这可能意味着，如果男孩的活动量、攻击性和等级性群体行为增加，那么学校等机构不但应当更接纳，而且应当做出更多调整。同时，这还意味着我们应当更接纳男孩的脆弱性，即他们也需要安抚，偶尔会感到害怕。也许，我们不但需要更多的男性帮助教养男孩，而且还需要更宽泛的标准，让男子气概的表达方式更多。如果没有健康、快乐的男孩，就不大可能有坚强、胜任的男人，也就不会有积极、能够支撑家庭的丈夫和父亲。

对于我们这些心理健康工作者，这意味着我们需要更加灵活。如果我们认定，一个孩子需要接受心理健康服务，那么我们应当让父母双方都参与进来。为了接触父亲，我们需要延长我们的工作时间，使他们不至于为了与我们见面而影响白天的正常工作。此外，父亲作为一家之主，需要我们的尊重，我们应当注意这一点。在这些事项中，如果有一点做不到，就会影响我们和母亲、孩子之间的合作。我们欢迎父亲参与治疗，甚至要主动邀请父亲参与治疗。

强迫性策略

儿童使用强迫性策略的目的是取悦强大的成人，如父母和教师。成人被取悦后，就不会为难孩子或者为孩子安排评估和治疗。尽管如此，使用强迫性策略的儿童仍然时常感到痛苦，特别是其策略的适应性不强时，更是如此。如果儿童不能通过强迫性策略保护自己，而成人又容易遗忘家中的问题，那么儿童可能会崩溃并表达其痛苦——受抑负面情感突然爆发并表现出躯体迹象，或者表现出疾病症状。这两者都表明儿童存在严重问题，而且比强迫性行为更容易吸引成人关注。在本书所举的案例中，除第四章中的比利和第五章中的鲁伯特之外，其他所有儿童都使用强迫性策略（A 型）！其中两个孩子使用 A/C 型策略，即安娜（不愿去住在祖母家，第四章）和约瑟夫（表现为伪瘫痪和伪癫痫发作，第六章）。我们认为，心理健康工作者应当学会识别这些策略。电影导演英格玛·伯格曼（Ingmar Bergman）著有一部自传，笔触哀伤，在书中他问道："这世上有没有一种工具，能够测量（我的）正常表象之下隐藏的神经症？"我们认为有，那就是 DMM 各类评估，但要使用这些评估，先要了解这些评估。

未解决的创伤和亲友丧失之痛

大多数策略能在其形成的环境中发挥足够的功能。第二章中的亚历山大和邦尼，以及第四章中的迈娅和安娜，他们使用的策略在其所处的环境中都具有适应性。当个体存在未解决的创伤或未解决的亲友丧失之痛时，其策略最容易失效。这里所说的"未解决"是指个体在加工信息的过程中，使用过多心理捷径，做了过多信息变形，以至于信息和当前环境之间的关联十分微弱，甚至是适应不良的。第一章中的弗里曼夫人，第二章中的西西莉娅，第四章中迈娅的父母、比利的母亲和丹妮斯的整个家庭，第五章中的亚瑟，第六章中的格雷姆和约瑟夫，这些个体都有一个共同的特点，即他们都从过去的创伤经历或亲友丧失之痛中产生了歪曲的想法和强烈的感受，并将这些歪曲的想法和强烈的感受带入当前的条件中，但是，这些歪曲的想法和强烈的感受与当前的条件不但不匹配，而且还产生了新的问题。

三角关系

父亲不是家庭问题的万能药，有时，他们反倒会造成问题。当一对夫妇之间的情感纽带打开，将宝宝接纳进来时，一个家庭应运而生。三角形是一个家庭的基本机构，它联结家庭的三个成员，但是，只要学过几何的人都知道，三角形有很多种形状。

在一些家庭中，父母之间的情感纽带不容易接纳宝宝。如果一个家庭中存在"三角关系"，那么父母之间就存在较量，父母一方或双方将孩子作为其盟友，与伴侣（即孩子的另一方家长）博弈，如第四章中的丹妮斯案例和第六章中的格雷姆案例。在这种情况下，父母双方和孩子都会歪曲信息，将父母各方的性格二分化，即将父母一方理想化，同时贬损另一方，从而采取绝对化观点。如果三角关系互动过程得不到改变，那么问题几乎无法解决。

在另一些家庭中，儿童通过照料父母或向父母表现自己的胜任力来提高父母的功能，如第四章中的邦尼和安娜照料父母的案例，以及第三章中哈基姆顺从父母的案例。当儿童围绕父母的需求来组织其自身行为时，成人难以发现其自身在人际关系上的问题，同时，儿童的症状性行为似乎又无法解释，于是，成人寻求的心理干预大多是给孩子安排的。此外，由于孩子的照料或表现取悦了成人，成人发现孩子抑制情感时，以及发现孩子对他人视角过于关注时，已经较晚；相比之下，如果儿童具有对立性行为、自闭症和ADHD，那么成人能够较早地予以发现，因为对立性行为、自闭症和 ADHD 会让父母或教师感到不适。

最后，在一些案例中，父母双方过于依赖彼此，没有空间来接纳宝宝，也就是，无法形成三角形（第五章中的亚瑟）。父母之间无休止地相互较量或照料，将孩子排除在外。无论是哪种情况，父母都没有注意到孩子的明确交流（B 型策略）、歪曲的负面情感（C 型策略）或强迫性行为（A 型策略）。因为父母完全沉浸在其自身的需求中，所以孩子找不到任何策略，可以让父母保护并安抚自己。拥有这类父母的孩子大多表现出一些症状，但父母和我们这些专业工作者都无法找出这些症状的原因，如第六章中的格雷姆；这类孩子可能会仇恨自己并伤害自己。对人类而言，遭到拒绝是造成伤害最大的经历，它的危害超过了任何形式的虐待的负面结果，而遭到父母的拒绝又是所有形式的拒绝中危害最大的一种，而且它在个体生命中出现得越早，危害越大。

隔代模式

所有父母教养孩子的方式都会受到其个人经历的影响。在教养孩子的过程中，我们总会在一些方面想要和我们的父母当初教养我们的方式相同，同时在另一些方面想要和我们的父母当初教养我们的方式不同。然而，当我们依赖非言语的、无意识的预置表征来引导自身行为时，我们有意识的意图和前意识形成的行为之间就会出现不一致的地方，如果在我们成长的过程中，面对的危险超出我们所在的个体发展阶段的理解能力，那么这种情况出现的概率尤其高。这种不一致会产生两类结果：钟摆式教养模式（通常出现在父母经历过轻度至中度危险时）和基于创伤的教养模式（通常出现在父母经历过重度危险时）。钟摆式教养模式反映出，使用 A 型或 C 型策略的父母实施"矫正性剧本"，但矫枉过正，逾越了中间的平衡点，像钟摆一样摆到了其父母当初所用策略的对立面，产生了歪曲。基于创伤的教养模式反映出，我们不断重复童年经历中产生的有害模式，而没有意识到，这些有害模式与当前条件不协调，它们虽然细小，但强度很高，累积起来后，会影响儿童的大脑发育和心理发展，如第一章中的伊恩和凯特以及第二章中的西西莉娅和胡安。在这类家庭中，仿佛在父母的身后存在着一双手，这双手可以操控父母，使父母的行为与当前条件不协调并且适应不良。

父母的策略

在本书的所有案例中，父母所用的策略都不是 B 型策略。一旦治疗师理解了父母的策略、未解决的创伤和信息变形情况，那么治疗师就能更深入地理解孩子所处的情境。本书的案例中有很多受困扰的儿童，他们的父母都有自己的背景故事，如果治疗师能够了解到这些背景故事，尤其是通过对话形式（如成人依恋访谈）了解到这些背景故事，那么治疗师就有条件真正体恤父母，减少绝对化的思维模式。

一旦所有家庭成员面对的过去和现在的危险得以明示而且被治疗师充分理解，那么在此后治疗的过程中，所有人都会得到体恤，治疗过程也会对所有人富有成效。这个治疗过程不是批评父母，所有父母只是把自己习得的东西应用在孩子身上；在这些习得的东西中，有些有用，有些无用，这里要强调的是，婴儿和幼童的父母通过理解其自身，有能力来实现其对孩子的希望。

生理条件

贯穿本书的一个主题是，当一个家庭成员患有器质性疾病时，如何回应其他家庭成员受损的躯体状态。有时，是父母无法履行其自身角色的各种重要方面，如第一章中弗里曼夫人的女儿和女婿分别患有严重的学习障碍和脑性瘫痪；而有时，是儿童的个体发展受损，如第二章中邦尼患有早期心杂音、亚历山大患有大范围器官功能紊乱，第四章中丹妮斯患有糖尿病。虽然弗里曼夫人的女儿和女婿患有脑性瘫痪和智力缺陷，但他们的基本生存过程——依恋和繁殖——与其他成人无异，这让我们感到既惊奇又欣慰。当然，他们无法养育自己的儿子，但他们的儿子依然来到了这个世上，这就是希望。在邦尼的案例中，危险存在于过去，她对其一无所知；由于母亲长期忧虑，影响到了母女之间的互动，于是邦尼形成了强迫性照护自我保护策略。虽然亚历山大的身体大范围受损，但他通过照护策略，依然得到了母亲的保护。最后，丹妮斯在无意识的情况下，以其自身的慢性病症为媒介，向父母表达其感受到的痛苦。通过这些案例，我们想要强调的是，个体的身心通过多种方式互相配合；同时，依恋功能对个体生存至关重要，即便个体的其他功能几乎全部失效，依恋功能依然奏效。

一个家庭成员的疾病会影响整个家庭，所以我们努力强调，专业工作者应考虑疾病对父母关系和兄弟姐妹关系的影响。如果一个家庭中有一个病人，病人的安危取决于家庭功能是否运转良好，那么即便我们无法满足各家庭成员的欲望，也要满足各家庭成员的基本需求，这个问题至关重要。患病个体的基本需求较为明显、迫切，能够遮蔽其他家庭成员同等重要的基本需求，而家庭资源有限，一旦分配不均，造成的后果可能是父母关系破裂，如亚历山大的父母，或者父母借孩子满足其自身的基本需求，例如，在第四章中，迈娅家中的双胞胎一个夭折，另一个患有严重残障后，迈娅被迫照料其父亲。另一方面，身体痛苦的表象可能会造成误导：第六章中，虽然约瑟夫无法通过语言表达其痛苦，但其腿部"瘫痪"和"非癫痫性发作"已经表现出其面对家中困境和危险而感受到的痛苦，这时，我们就需要通过评估来排除器质性疾病并找出其病症的人际关系根源。

家庭关系的评估

要解决所有这些问题，我们要谈一个老话题——认知、已知信息和认知的过程。如果我们不能完全依赖个体的描述来认识问题，如果同一个症状对于不同个体具有不同意义，那么我们如何知道要治疗什么呢？我们认为，家庭评估可以解决这个问题。

家庭评估

提到依恋关系评估，我们应当认识到，它不能为我们提供解决办法，相反，它只能帮助我们深入理解问题。此外，它与量表、心理问卷和精神疾病诊断不同，它需要个体提供信息，得出对"真相"的近似认识，随着治疗的推进，这个近似认识必然发生变化。然而，依恋关系评估就像地面上的一根标杆，以这根标杆为出发点，我们可以回顾过去并展望可预见的未来，同时，日后我们还可以回到标杆位置，看到治疗的历程，也就是说，如果我们在早期对依恋关系进行评估，那么就能让治疗过程保持专注，并评估治疗效果。

依恋关系评估的突出贡献在于，它关注非言语沟通。这一点非常重要，因为在大多数情况下，内隐的、不为人所知的意义至少在部分上会通过非言语方式表达出来。此外，幼童只具备非言语沟通方式，因此，要与婴儿和幼童家庭有效合作，就要关注非言语意义。

标准化的评估和家庭系统治疗

早期的家庭系统理论家提出，对家庭内部情况的评估应当建立在对家庭内信息加工模式的研究上。具体说来，专业工作者应当探究家庭成员的沟通模式——他们使用的是明示的言语沟通，还是内隐的非言语沟通。一种方法是检查单个案例中的沟通模式，另一种方法是检查多个案例中的沟通模式，确定其是否与不同类型的问题之间存在关联，如情感"受困"的家庭与个体形成心理躯体问题或饮食障碍之间存在关联。然而，这种在不同类型问题之间寻找关联的方式和标准化的评估程序，还未被家庭系统理论家和治疗师接受或者频繁实施。也许这项工作让人望而生畏，而且早期的工具化结果过于简单，或者过于复杂，令人失望。在这一背景下，依恋理论提出了考察人际关系状态的首份标准化评估，需要特别指出的是，安斯沃斯针对母婴关系提出了"陌生情境"评估方法。这种评估方法十分有益，但也有其局限性。

这种评估的益处在于，它从婴儿期开始，所以能够在个体观察和个体发展方面打下良好的基础，随着个体进入不同的年龄段，做出对应评估。很快，依恋关系研究人员针对婴儿期、幼儿期、学前期、学龄期、青春期和成人期等个体发展阶段制定了一系列相应的评估。这些评估都模仿安斯沃斯的评估模式，专注于个体在受到威胁的不确定时刻的功能运作。此外，这些评估都是观察性质的，与个体发展相协调。除评估之外，研究人员还制定了各种指导方针，来帮助我们找出非言语信息（包括言语交流时的内隐信息）的意义并做出意义归因；不仅如此，研究人员还制定了相似人际关系的分类系统。

这种评估的局限性在于，只关注个体和二元关系，分类方法带有简单化的特征，而且评估结果的评分和分类需要大量精力和专业知识。此外，因为这些评估主要用于研究工作，所以显得偏重事实或者说带有决定论的色彩。尽管依恋关系理论家认为，分类是一种检验模式或工作模式，但是，因为家庭治疗师每天都要与众多家庭的独特特征打交道，所以他们依然担心，这些评估过于简单化，带有决定论的色彩。我们的任务是找出一定程度的重复模式，能够有效地分类，同时认识到，每种模式都会出现无限的变异可能。我们对评估的期望应当在其力所能及的范围之内，也就是说，我们可以期望评估有效地引导我们了解个体和家庭的根本过程，而不应当期望评估能够帮助我们彻底理解每一个个体、二元关系和家庭。一项优秀的评估能够帮助我们迅速上路，而不是带我们到达终点。

因为家庭系统治疗缺少标准化的评估，所以可能会带来三个问题。第一个问题是，专业工作者在评价个体适应性时，缺少关注点。在依恋理论中，关注点较为明显：一方面是保护和安抚，以及个体的信息加工以形成保护性策略；另一方面是过去与现在的危险对个体造成威胁，使个体形成自我保护策略。因为 FST 没有这个关注点，所以它的治疗范围更广，但问题是，如果专业工作者的关注点是个体面对的危险以及为制定保护性策略而加工信息的过程，那么专业工作者能否认清需要治疗哪些问题，从而快速完成治疗过程。

在本书的案例中，专业工作者做到了这一点，更确切地说，专业工作者本来可以做到这一点。在第一章中，伊恩和凯特的案例十分清晰地表明，治疗师的关注点应当是个体面对的危险，这样，治疗师就可以保护凯特不受家暴的侵害，保护伊恩，不让他失去家庭和自尊，并保护孩子，不让孩子失去父亲。然而，因为治疗师没有关注个体面对的危险，所以10周的家庭治疗努力付之东流，不但如此，家中情况变得更不稳定，以致治疗结束后很快出现了家庭暴力。如果凯特没有联系治疗师，那么治疗师永远也不会知道出现家暴了！事实上，治疗师的工作过于刻板，他们帮助个体将危险表现出来后，未能帮个体调整自我并适应危险。

治疗师要了解其治疗工作的结果，就一定要做随访评估（见第四章丹妮斯的案例中随访的益处）。我们希望每一位治疗师都在能治疗结束后随访患者；如果不这样做，我们如何从治疗的短期效果和长期效果中汲取经验教训呢？如果不这样做，我们在治疗中犯的错误，又如何被发现并在今后予以避免呢？

其他案例也在一定程度上反映出这一点。一方面，在第三章的案例中，治疗师关注危险后才能理解哈基姆为何使用强迫性顺从策略；在第四章的案例中，同样，治疗师关注危险后才能理解安娜表现羞涩实则反映出她担心母亲的安危。另一方面，在第二章的案例中，治疗师在早期对西西莉娅和胡安的依恋关系进行评估，从而关注危险，即西西莉娅的童年危险和其与入狱伴侣——胡安的父亲间的关系中存在的危险，最终使母子获益；在第四章的案例中，丹妮斯存在行为问题而且不配合胰岛素治疗，对此，治疗师在早期关注其父母面对危险的经历，从而改变了整个治疗过程的方向，较为迅速、圆满地完成了治疗过程。这个案例提醒我们，严重的问题未必需要漫长的疗程，只要治疗师找出个体需要做出改变的关键原因，而且个体也有意愿做出改变，改变就能迅速发生。同样，在第五章的案例中，治疗师与鲁伯特·拉格尔斯合作时，通过家庭评估看到了鲁伯特的 ADHD 症状以外的信息：父母因为其自身童年依恋关系中的问题，对鲁伯特和劳勃采取不可预测的放任型教养模式，鲁伯特和劳勃在这种背景下感受不适。治疗师要求各家庭成员在家庭餐桌旁进行家庭互动表演并实施新策略，在短短几次会谈内就实现了较为均衡的变化。与思考和谈话相比，行动才能产生效果。在第六章中，约瑟夫的案例较为突出，专业工作者从一开始就关注其面对的危险，在这一关注点的帮助下，他们看到的不只是约瑟夫腿部瘫痪和非癫痫性发作这些剧烈的症状及父母双方探视孩子的"探视权"。约瑟夫需要在其各种关系中感到安全，如果他感受不到安全，就会产生危险的症状。在这个案例（其他躯体化的案例未必如此）中，个体症状与个体自我保护策略的目标相悖：家庭的困境（抑制性的 A 型策略）及其给约瑟夫带来的过大压力（唤起性的 C 型策略）。

FST 的第二个问题是，治疗开始时，缺少不偏不倚的方法来描述家庭状态，在这种情况下，治疗师只能依赖家庭成员对其自身问题的描述，但家庭成员大多认识不到其自身的问题，如第一章中的伊恩和凯特，或者家庭成员掌握的信息是难以启齿的，如第四章中迈娅及其母亲，这两种情况可能单独存在，也可能共存。在没有独立评估的情况下，心理健康工作者有时只能处理个体的行为症状，如对鲁伯特的 ADHD 症状采用认知行为疗法，或者为了找出家庭成员难以启齿的问题以便对其进行缓解而浪费了过多时间，例如，在第六章中，格雷姆的案例中花费了 6~7 年的时间。

FST 的第三个问题是，因为没有标准化的治疗前评估和治疗后评估，所以难以展示 FST 的疗效。正因为如此，FST 尚未被广泛使用，认知行为疗法则因为具有上述评估而占据了上风。然而，许多治疗师感到，认知行为疗法及其疗效的测量方法不但带有宣传偏见，而且产生的疗效是短期的，难以持久。因为 FST 中还没有成熟的疗效评估方法，所以其他治疗师可能难以发现"处理家庭危险"这种方法的益处，因此，即便 FST 可能最为有效，他们也不会采取这种疗法。

因此，我们承认，通过标准化的依恋评估来理解家庭功能有其局限性，但我们认为，依恋评估不但能够提供有用的信息，而且能够提供一个模型，让我们继续构建家庭评估，也就是说，如果一个家庭育有多个孩子而且每个孩子年龄不同，那么，要理解这个家庭的复杂性，可能先要对该家庭采取二元关系评估。

在 FST 中采用依恋评估会带来一个尤为重要的益处，即评估过程中对人际关系产生的益处。当治疗师和家庭成员投入评估过程中时，治疗师得以分享家庭成员的内心信息。无论依恋评估打分和分类结果是否已经出炉，甚至能否出炉，只要治疗师和家庭成员之间互相配合，投入评估过程中，就可以提高疗效。其中一个原因是，治疗师掌握家庭成员的个人敏感信息，而家庭成员在分享这些个人敏感信息时，带有个人感受，相比之下，问题检查表和基于个体经历的访谈都做不到这一点。为了揭露隐藏的信息，必须采用与时间无关的、基于环境的方式来唤起个体回忆。分享这个过程，就能在访谈者兼治疗师和发言者之间开始建立纽带。实际上，在一些情况下，接受成人依恋访谈是个体第一次有机会讲出其经历；倾听并接受这些经历的人，或者说，接纳发言者的故事并且接纳发言者本身的人，就成了对其非常重要的人。此外，因为依恋评估能够激发发言者的自我保护策略，所以访谈者兼治疗师不仅能够看出发言者使用的自我保护策略，而且更为重要的是，访谈者兼治疗师还能探究发言者的反应模式，帮助发言者调节其自我保护策略。于是，分享评估经历，就能在治疗师和家庭成员之间确立治疗关系，帮助治疗师快速发现如何更好地与家庭成员进行治疗互动。最后，在避免引导发言者的反应的前提下进行恰当的提问，能够帮助发言者开始思考。实际上，几乎所有接受学龄期依恋评估、青春期依恋评估或成人依恋评估的个体在完成评估数日之后，会持续回忆起过去的危险经历、痛苦经历、安全经历和舒适经历，同时，这些个体大多会自发地反思这些经历对其自身的意义。评估过程中出现的信息，以及评估完成后持续出现的信息，可以被整合到家庭功能的概念化中。

家庭功能的概念化。 随着治疗师开展各项依恋评估并打分，特别是评估的各方面工作完成后，治疗师或治疗师团队进入反思性整合这个过程。在实施各项评估的过程中，治疗师能够"感受"到，每个个体所使用的策略与治疗师自身所使用的策略之间互动的过程。治疗师将这一人际互动过程与其他类似体验进行比较，可以得到重要信息。在给评估结果打分的过程中，治疗师可以发现隐藏的、未外露的问题，而这些问题可能会影响家庭成员；同时，治疗师还可以发现，每个家庭成员在信息变形的过程中采用了哪些模式，以及可能出于哪些目的。最后，治疗师估计出每个家庭成员的自我保护策略并初步找出父母的伴侣保护策略与儿童保护策略。我们应当明白，虽然正式的标准化评估是在某一个时间点完成的，但评估是一个持续的人际互动过程，需要家庭越来越多地投入其中，从而得到最终结论。

在反思性整合这一过程中，治疗师不但要找出各家庭成员评估结果之间一致的地方，而且还要找出这些评估结果之间不一致的地方，尤其是一些解释不清的不一致的地方，这表明，治疗师可能误解了什么，或者可能打分时遗漏了什么，或者存在不为家庭成员所认识的事情，或者存在虽然为家庭成员所认识但隐藏较深的事情（即"难以启齿"的事情）。治疗师完成反思性整合过程后，可以"对家庭功能进行概念化"。家庭功能的概念化反映出治疗师当前对家庭各方面信息的整理结果，这些信息包括家庭成员面对的危险，家庭成员采取的信息变形模式，家庭成员围绕功能紊乱的关键原因所采取的依恋策略，以及更重要的是，家庭中可能会引起改变的关键原因。在各种临床讨论中，我们将家庭成员的策略性功能的来源称为"关键危险"，而这又能引导治疗师找到"改变的关键原因"；"改变的关键原因"又会引导治疗师的行为。

需要再次强调的是，评估、概念化和治疗规划都在不断地发展变化，而非一成不变。然而，将这些过程形成文字并标注日期，是一种系统性的思考方式，可以帮助治疗师回顾治疗经历，制订治疗计划。这不同于另一种治疗过程，即对表面问题简单地实施治疗方案，然后祈祷问题得到解决；在伊恩和凯特的案例中，虽然有两位学校教师担任治疗师，又有学生团队负责反思，但依然逃不过这种治疗过程的不良后果。因为治疗师团队没有专注危险，没有识别出非言语沟通，也没有关注婴儿，所以没有得到反思过程所需的信息。此外，伊恩和凯特的案例还提醒我们，家庭成员大多无法清晰表述其核心问题或者无法面对其核心问题。如果家庭成员无法在治疗过程中感到安全，那么他们对治疗的理解就不可能和治疗师对治疗的理解保持一致，而当家庭成员隐瞒其痛苦的原因时，就不可能感到安全。有时，治疗师认为自己为家庭成员提供了一个"安全基地"，而家庭成员从直觉上认为，治疗师并不真正了解他们，所以无法让他们感到安全，这一点颇具讽刺意味。然而，如果治疗师可以让家庭成员知道，自己希望了解他们，不会急于做出解读，也不会受理论知识的过度束缚，那么治疗师就可以帮助家庭成员形成安全感和互相理解。

此外，正式的评估、概念化和治疗规划也不同于统一印制的治疗手册，因为统一印制的治疗手册是统一实施，不能因人而异，但随着家庭成员和治疗师对双方合作越来越了解，这种方法就不适宜了。

概念化是一个不断发展变化的动态过程，它可以吸纳临床工作不断收集的新信息。我们可以将临床工作视为一项"实验"，这项实验可能会使个体发生变化，也可能不会使个体发生变化，但它一定会为我们提供信息。这与认知心理疗法中的一项深厚的传统一致：无论是贝克将治疗关系视为一种合作性的实证主义，还是将"行为实验"视为治疗工作的关键部分，认知心理疗法的关注点都是如何获取信息并利用信息，从而提高个体的适应性。我们认为，概念化会随着时间的推移而发生变化，而且家庭成员会越来越多地参与治疗规划，并最终重新做主，过上普通的、真实的生活，父母不但独立，而且具备胜任力，能够评估家庭的功能，找出其自身需求和资源并满足孩子的需求。

我们认为，正式的评估可以帮助治疗师更快地理解家庭动态，减少造成伤害的风险并为治疗师提供指南。然而，做正式评估时，需要掌握节奏，而且要与家庭的各种过程和依恋动态相匹配。例如，如果治疗师没有事先向孩子的父母解释清楚并让他们做好心理准备便直接评估他们的童年经历，那么他们可能会认为，治疗师是在暗示，孩子的问题是他们造成的。此外，如果由治疗师实施正式评估，那么治疗师可以更好地了解个体的信息，使个体将治疗师视为一位过渡性的依恋对象。

DMM-FST 整合治疗

有人说过，人生没有彩排，我想，这个人一定不了解心理健康治疗。心理健康治疗既包含个体的希望，也包含个体的反思和刻意练习，是两者的综合。首先，希望为治疗创造了条件。其次，反思过程和练习过程可以改变个体的预置表征、意义和行为，也就是说，这两种过程可以改变个体的生活方式。

心理健康治疗像一部话剧，可以被不断彩排并改写；它不是真实生活的连贯情节或叙述，因为真实生活既无法重演，也无法改变。家庭成员和治疗师在排练这部话剧的过程中，要处理"过去的危险"和"当前的危险"，同时为"未来的危险"做准备。心理健康治疗与真实生活情境不同，在心理健康治疗中，个体可以对过去经历探究新的视角，尝试不同的反应，练习实用的日常做法直至其成为自然而然的行为，而后随情境予以调整。

此外，在心理健康治疗中，每个个体都可以尝试不同的身份，扮演不同的角色。家庭成员可以扮演彼此的角色，借此互相理解。更重要的是，个体有机会尝试成为其希望成为的人。在第六章中，格雷姆的父母不停地吵架并贬损对方，在治疗中让他们习得在格雷姆面前表现得当会对格雷姆有益，同时他们还能习得如何解决问题，但最为急迫的任务是需要让格雷姆看到，其父母的表现变得均衡，而且，为了他，父母可以表面上对彼此友善。

对于治疗师而言，如何选择角色尤为重要，治疗师必须将其自身表现为一个真实的过渡性依恋对象，同时，治疗师还要表现出人为的、身为专业工作者的自我，这个自我考虑更加周全，而没有真实自我的个人负担。当然，没有人会核实治疗师的个人经历和"自我"，但治疗师会有意识地调整其自身的行为方式，尽量降低其自身的有害方面对患者的影响，同时突出其自身特点，尽量满足患者的需求。此外，治疗师在治疗过程中调整自我时，会针对不同的家庭和不同的家庭成员进行，这一点类似于在真实生活中我们与一个人相处，就会根据这个人做出一点改变；同时，我们有意识地将自我的诸多方面留在治疗间外面，仿佛我们在进行表演。心理健康工作者在其日常生活中，与他人一样，有着各种各样的烦恼，但当他们走进治疗间，进入角色，就有权力在治疗过程中扮演一个比其在日常生活中"更好"的人！这个"更好"的人可以称得上是一个可以信赖的权威，但其权威领域不是"如何过好人生",而是"如何挖掘实用信息并锻炼着改变生活方式",这才更可信。心理健康工作者应当引导家庭自身成为权威,决定何种生活方式与其情况最为匹配。

本书提出的想法来自本书所举的案例,而本书所举的案例则选自心理健康工作者在日常公司执业、私人执业和医院执业中接触到的各种普通病例。在我们选择的案例中,治疗取得了进展,但未必有耀眼的成就,因为耀眼的成就不能反映出治疗师的日常工作状况。本书中还收录了几个失败的案例,因为每位治疗师或多或少都会遭遇失败。我们选择了一定范围的表面问题和一系列治疗环境。下文中阐述的各项原则在文献中十分常见,但让我们认同这些原则的真正原因是,它们在我们治疗的案例中得到了印证。

DMM-FST 整合治疗的总体原则

对于不同的家庭和家庭成员,治疗策略会有所差异,在说明这些差异之前,我们要强调基于依恋和家庭系统治疗二者的疗法的几项总体原则,这几项总体治疗原则就是本书引言中所称的 DMM-FST 整合治疗的基本原则。

1. **危险与安全**。首先,DMM 的关注点是危险(包括过去的危险、当前的危险和未来的危险)。我们认为,个体的行为(包括外显行为和心理上的信息加工)即便不安全,也是"适应性的",因为它能促进个体的自我、个体的伴侣和个体的后代的安全感和舒适感。也许有人会说,处理个体的安全问题算不上心理治疗,但我们认为,如果个体的自我、伴侣和后代在当下和短期内没有安全感,可能就谈不上长期的"心理"适应了。此外,如果他们没有安全感,可能无法专注于任何事,在这种情况下,"治疗"就无从谈起了。对于一个家庭而言,获得安全感,包括个体在急性威胁下稳定的躯体状态,是至关重要的第一步。由于安全感极其重要,所以心理健康工作者应当在早期认真评估个体的躯体信号。无论心理健康工作者属于哪个门类,承担哪种角色,都应当从每个家庭成员的视角来理解危险的性质,这是一个急迫且应持续进行的过程。舒适是另一个问题，它不那么急迫，而且也无法在初期实现。

2. **治疗师作为过渡性依恋对象**。如果治疗师作为个体的过渡性依恋对象发挥功能，帮助个体消除对当前条件的可怕知觉并准确地理解当前条件，那么治疗便能够发挥最大的效力（个体对严重且真实的危险做出反应时，不是心理问题；参考第一点）。治疗师为了帮助个体消除错误知觉并认识现实，应当在均衡理解当前整体情境的同时，体现出对每位家庭成员经历的理解。由于 DMM 与成人依恋访谈、青春期依恋访谈和学龄期依恋评估（见附录）能够穿透个体的表层问题和程序性防御机制，揭露个体的内心自我，所以尤其适用于建立治疗关系。治疗师要成为个体的过渡性依恋对象，就一定要接受个体这个脆弱的、不完美的内心自我。当然，如果一个家庭的若干成员之间存在矛盾，那么这项工作将较为复杂，但是，只有向该家庭的父母展示如何处理这项复杂的工作，才能引导他们效仿。

3. **调节情绪唤起**。当个体存在修饰性症状（modifier），如抑郁、受抑情感爆发、定向障碍和躯体症状时，应尽早予以解决，这样，个体才有充足的动力和稳定的情绪唤起来继续接受治疗。如果个体的身体状况不稳定，如情绪唤起过低和过高，或者出现极端波动，那么个体无法充分进行有意识的心理活动，因此无法从治疗中充分获益。有时，药物可以帮助个体稳定下来，完成任务，这样，个体不但能够认识到，威胁没有其想象的那么严重或急迫，而且能够习得如何进行自我调节。然而，如果威胁真实存在，药物就无济于事了。此外，如果将药物视为解决问题的良方，而不对威胁进行准确的评估，也不学习如何调节情绪唤起，那么药物只能掩盖问题，甚至带来更多的问题。

4. **减缓个体对当前条件的创伤反应**。其次，如果个体存在未解决的创伤和亲友丧失之痛，那么治疗师应当对之充分探究，使这些未解决的创伤和亲友丧失之痛得以外显，便于对之进行讨论；这样，个体在当前感官刺激下，情绪唤起出现陡升或陡降的概率较低。需要再次指出的是，DMM 与成人依恋访谈、青春期依恋访谈和学龄期依恋评估能够找出未解决的创伤和亲友丧失之痛，同时，不会因个体犹豫不决和缺少回忆而等待过久，也不会因为个体提供过多信息，埋没关键事件。我们应当注意，个体存在未解决的创伤和亲友丧失之痛时，其最具破坏性的形式包括：个体不重视创伤和亲友丧失之痛，如第五章中亚瑟的案例；个体否认创伤和亲友丧失之痛，如第一章中伊恩和凯特的案例；个体将创伤和亲友丧失之痛置换给其他家庭成员，如第四章中丹妮斯被视为"家庭问题的根源"；对此，治疗师应给予特别关注。

当个体的情绪唤起基本得到控制时，个体先前的策略又能正常发挥功能了，我们可以将这种状态称为"修复"了。一方面，这是良好的进展，因为个体的策略能够正常、有效地发挥功能了，所有人都感到更安全了；另一方面，如果个体满足于修复状态，那么当环境需要个体采用新策略时，个体的策略又会"失效"，也就是说，仅仅帮助个体解决创伤和亲友丧失之痛，对于修复个体的当前策略而言是不够的。一种可能是，如果每位家庭成员与治疗师之间都存在舒适的依恋关系，那么他们就更容易接受缓解症状以外的治疗；另一种可能是，在这个治疗阶段，个体感到相对的舒适后，可能会误认为，其治疗可以结束了，在这种情况下，治疗师应当说明，治疗已经达到了哪些效果，而且如果资源和成本 / 收益比允许，未来还可以达到哪些效果，也就是说，治疗师应当让家庭做出知情抉择，如果日后该家庭再次面对问题时，不会产生不必要的挫败感。

5. **帮助家庭成员掌握更多的保护性策略**。许多家庭成员掌握的童年的保护性策略不能很好地适应当前环境，所以仍然需要习得更多的保护性策略。对于一些家庭而言，一旦其问题通过治疗得到解决，就可以自行习得更多的保护性策略，而另一些家庭则需要与心理健康工作者继续配合，完成改变的过程。这个治疗阶段的效果包括：（1）环境的感官信息与个体的情绪唤起之间建立了新联系，个体没有面对当前危险时，其情绪唤起处于舒适状态；（2）新程序取代了个体的过时的习惯性反映。大多数个体达到这些效果后，症状已经消失，有能力应对生活中的大部分情境，包括工作、婚姻及养育孩子。然而，如果个体没有完成最后的整合阶段，而且一旦环境以其未经历过的方式急剧恶化，那么个体的问题仍然会复发。

6. **获得连贯性和复原力**。最后一步是信息的反思与整合。许多家庭在这一步之前就终止了治疗，要么因为这些家庭满足于当下的舒适感，要么因为最急迫的问题得到解决后，无法继续承担治疗费用。当然，个体无须治疗师的帮助就可以锻炼其整合功能，但是，对话对于个体锻炼整合功能很有帮助，而治疗中的反思性方法就包含对话。如果个体能够处理好整合功能，那么就能获得很大的回报并在最大范围的家庭环境下营造最大程度的安全感。整合是个体持续进行的一个过程，在个体面对新问题时，能够使个体产生复原力，使所有家庭成员更有可能感到安全、舒适和幸福。因为要实现整合功能，就需要个体的大脑皮层进行复杂的信息加工，所以个体无法在青春期末期前实现完整的整合功能。

所谓整合，是指个体从多个视角重新考虑其过去和现在的经历并理解这些经历，理解其如何从这些经历中形成自我保护策略，理解自我的改变（包括成熟）和环境的改变如何影响其策略的适应性，并逐渐能够调节其在未来的个体发展过程。随着个体整合过程的不断进行，个体更加灵活多变，更加满足于其个体发展上的进步，更加理解并体恤重要他人如父母的局限性，且更加相信未来面对新的困境时仍然能够保护自己和所爱的人。怀有希望并感到舒适是个体保持持久心理健康的关键，而怀有希望并感到舒适的最佳办法就是持续终生的反思和整合过程。

这个按先后顺序编排的清单（谈话、行动、谈论行动）的作用是协助治疗师规划一个家庭的治疗进展。我们应当认识到，这些"阶段"不是线性递进的，更确切地说，这些任务不是线性递进的，它们会彼此重叠，有时治疗师要带着新视角回到这些任务上，而且治疗过程时常在这些任务全部完成前就已经终止了。不管出于何种原因，许多家庭和个体随着时间推移，按先后次序来完成这些任务，并时常和不同的治疗师合作。也许有人会说，这些家庭和个体想要在进行下一项任务前，留出一些时间，对新近治疗中取得的进展进行信息整合。我们希望，治疗师能够牢牢记住这些任务，让家庭成员做好准备，持续地了解其自身，持续地学习如何接纳自己和彼此。此外，我们希望，一个家庭来接受治疗时，治疗师能够考虑该家庭已经完成了哪些任务，现在还需要完成哪些任务。这样，对于家庭重新接受治疗，我们就可以换一种方式理解：这不是先前治疗的失败，而是该家庭现在准备好，可以接受下一步治疗，变得适应性更强。

如何调整 DMM-FST 整合治疗的原则以适应特定家庭的案例

处理具体家庭案例时的操作

总体原则所讲的道理很透彻，逻辑很清晰，但每个家庭的情况都是独特的，那么，心理健康工作者如何判定在某一特定条件下应用这些原则的方法呢？这个问题的答案在前文中已经揭晓了。首先，治疗师让家庭成员投入治疗的同时要对他们进行评估；男性与无症状的兄弟姐妹也应加入治疗中。然后，治疗师要按先后顺序完成前文所述的各个过程，同时不但要关注家庭成员报告的重要问题（即其欲望），而且要深入理解家庭成员的基本需求。欲望与基本需求之间的区别非常重要：在治疗师看来是家庭成员的欲望的，在家庭成员自身看来可能是其基本需求，这反映出家庭成员在面对关键危险时，想要保护自己，而治疗师未能看到这个关键危险（或者这个关键危险在客观现实中不复存在，而只存在于某些家庭成员的心中）。这能让家庭成员对全局有一定程度的把控："此时此刻我们可以做这件事，但要做甲事和乙事，你可能还要再等一段时间，甚至找其他服务机构。"由于儿童还不成熟，其个体成熟度仍在不断变化，所以随着儿童成长，可能会需要其他类型的帮助。治疗师可以帮助家庭做好心理准备，将生活和治疗（即生活的彩排）视为不断发展变化的过程。如果家庭成员理解，没有人的一生是一成不变的，那么他们就能较好地关注其他家庭成员在跌宕人生中的个体发展。

综上，在 DMM-FST 记录中要注意以下几点：

1. 不要过于关注表面问题或表面症状；
2. 要思考真正的、知觉到的危险；
3. 在每个家庭成员的最近发展区内进行治疗工作；
4. 要牢记，一个家庭的成员仿佛一条船上的乘客，他们要么一起存活，要么一起死亡。

治疗师需要均衡地帮助"所有"家庭成员（包括已经离开家庭的父亲），这样，这条船才不至于倾覆，进而让所有家庭成员活下来。

如何选择治疗方法

在治疗过程中，治疗师无论使用哪种方法，只要能够达到治疗目标，就是好方法，也就是说，称职的治疗师不会受学科门派的束缚，而会选择在个体所处条件下最有效的方法，这里的"条件"包括个体面对的问题、家庭成员和治疗师。这些方法包括挖掘问题、探究信息和鼓励锻炼。

治疗师和家庭成员之间的对话是最灵活、最有力的治疗方法。成人依恋访谈、青春期依恋访谈和学龄期儿童依恋评估中的话语分析可以揭露文字中没有显露的意义。同样，在治疗过程中，治疗师与家庭成员对话时，不但可以关注表现出的外显意义，还可以关注措辞中的深层意义、疏漏中的深层意义、转换话题中的深层意义、非言语伴随行为的深层意义，等等。对话的对象应包括婴儿和幼童，同时，治疗师应当具备观察非言语行为的能力。最后，治疗师的部分角色是决定哪些问题要立即处理，哪些问题可以稍后处理，以及哪些问题可以忽略。

治疗师还要决定，治疗中各项任务的各部分应当由哪些家庭成员参与。虽然与整个家庭一起参与会谈至关重要，但始终让整个家庭一起参与会谈也是有害的。在一些家庭系统中，父母子系统需要坚强有力，那么与父母单独会谈能做到这一点，而且讨论问题时可以避免让孩子听到。夫妻之间存在矛盾时，尤其是存在两性方面的矛盾时，不应当让孩子参与解决过程；每家每户的卧室都配有卧室门，就是因为父母需要隐私。同样，孩子的个人生活也存在隐私，当父母和孩子的兄弟姐妹在场时，孩子不能畅谈自己的隐私。治疗师与家庭成员会谈时处理信任问题的情形，与一个家庭中父母在各种家庭关系内处理信任问题的情形相似。

当然，治疗是实时的，治疗师无法知觉到各个方面，更不可能在每次说话和行动前都有意识地做好决定，这就带来了两个问题。第一个，治疗师的现场发挥十分重要，因为这出"戏"不能事先写好。每个人都会扮演一个角色，但这个角色都是临时形成的。治疗师时常凭直觉进行功能运作，毕竟所有个体的大多数行为都受其内隐性功能的调节。如果治疗师有时间反思自己的工作，让直觉外显出来并评估其结果，那么治疗效果最佳。当然，治疗师没有充裕的时间来思考，因为下一位患者已经在排队等候。毫无疑问，个体能够通过反思把思路梳理清晰并重新调整前进方向，而通过直觉则无法真正做到这两点。然而，治疗师自身的经历可以起到调节作用。治疗师在早期训练过程和接受督导过程中所做的反思越多，那么转化为其程序的反思就越多，由此产生的程序也就运作得越快，供治疗师做出知情性直觉反应的基础便越广泛。这个广泛的基础就是治疗师能够越来越好地辨别各种模式：治疗师能够快速辨别个体的人际互动模式的更多信息，能够辨别不同模式之间的细微差别，还能够通过有意识地关注来辨别不一致的地方。这与辨别野花有些相似：有些人对野花十分熟悉，看一眼就能说出野花的正式名称，而有些人要掏出一本《植物分类大全》，从季节、颜色、叶子形状和花瓣数量等信息按图索骥，才能说出野花的正式名称。治疗患者也是同理：做得越多，就做得越快、越好，毕竟熟能生巧（又说到学习问题，这也是习得的）。

综上所述，我们的追求目标是适度，而非完美，因为我们知道，追求完美只能给家庭和临床工作者带来失败的体验。适度足矣！

第二个问题是专业工作者之间对话的价值。专业工作者之间的对话形式多种多样：可以是一位督导治疗师通过音频和视频所记录的治疗过程进行督导，从而实现对话；可以是观察团队参与治疗过程进行反思，实现对话；也可以是安排另一位治疗师共同参与治疗过程并探讨近期会谈。专业工作者之间对话的目的在于，需要不同的视角和独立的信息来源。缺少音频或视频记录的治疗督导是最无效的对话形式，因为如果治疗师的回忆出现错误或歪曲，那么督导治疗师无法轻易识别并予以处理。

讲到这里，我们需要谈一谈治疗计划。如前文所述，治疗师应当制订计划，但不应当刻板地执行这个计划。计划仿佛一份地图，显示旅行者的始点和终点；如果不知道这些信息，那么旅行者就会迷路。然而，旅行者上路后，遇到的地形地貌是出发时所不知道的，也许会有高山挡住去路，那么避开高山，穿越峡谷就可以减少困难并节省时间，那又何乐而不为呢？旅行者应当根据这些地形地貌修改行进路线。此外，生活的脚步是不断向前的，即便在治疗期间，它也不会停歇，各种可能都会发生，那么计划就要随之调整。因此，要制订计划，同时也要懂得变通。

我们的疗法是否有效

我们希望，DMM-FST 整合治疗能够让读者感到振奋。也许读者会问，这个疗法会奏效吗？我们要从三个方面回答这个关键问题。

首先，我们要定义如何确定一种疗法是否有效。这是一个方法论上的问题。一直以来，"随机临床试验"一直被奉为"金科玉律"，主要为认知行为疗法的研究人员所采用，直至最近，这种情况才有所改观，因为最近的研究发现，只有很少数随机临床试验所用的评估工具不依赖于患者、治疗师或待检方法的开发者，完成长期随访的更是寥寥无几。尽管越来越多的证据表明，心理健康治疗可以产生负面效果，但对有害结果进行研究的项目少之又少，这一点让人吃惊。此外，长期随访工作是必要的，而且随访时，不应只关注个体的初期行为症状是否得到解决，还应关注接受治疗的个体是否出现替代性症状，以及其他家庭成员是否出现替代性症状。此外，评估的对象不应仅限于个体，而应当包括人际关系是否出现变化。例如，一个家庭成员表现出的问题可能是所有家庭成员共有的，或者，在治疗一个家庭成员表现出的问题时，可能会将该家庭成员的痛苦转移给其他家庭成员。

认知行为疗法与其他形式的疗法相比，有更多的证据支持。然而，认知行为疗法的绝大部分研究工作都存在研究方法问题，即开展这些研究工作的研究人员与治疗能否成功之间存在利益关系，同时，这些研究工作使用自述量表，而不是双盲形式，而且缺少长期随访数据。此外，认知行为疗法存在局限性，具体说来，认知行为疗法没有处理非意识功能，过多依赖规范性语义学习，过于专注个体，缺乏考虑系统过程，没有考虑个体面对的问题在个体发展上的原因，而且治疗师普遍十分忠诚于认知行为疗法。最后一点限制了治疗师作为过渡性依恋对象的功能运作，使治疗师难以调整治疗方式，无法适应个体差别。另一方面，认知行为疗法确实为患有不同精神障碍的人群提供一揽子治疗方案。

同样，精神分析疗法和短期心理动力学疗法也贡献了大量关于治疗结果的研究成果。使用长期精神分析疗法进行治疗后，近期症状缓解情况较好，而且个体可能会发生长期人格变化，尽管这种情况并不普遍。这些研究工作与认知行为疗法的研究工作类似，也存在研究方法问题，同时，这些研究工作大多缺少对照组，存在研究缺陷。心理动力学疗法因为疗程过长，案例之间无法复制，以及没有解决精神病诊断分类问题而为人诟病。此外，这些研究工作仅关注那些顺利完成治疗的个体，因此也存在研究缺陷。

宏观上讲，不同疗法之间，例如认知行为疗法和心理动力学疗法之间，在效力上几乎没有差别。更关键的是，大多数的效力研究工作可能与普通的心理治疗无关。大多数的效力研究工作的研究对象局限于顺利完成治疗的个体，考虑到接受治疗的个体中，有40%中途退出治疗，所以，大多数效力研究工作的知识基础中，数据歪曲情况较为严重。此外，研究人员对没有效果的研究项目怀有偏见，不愿意提交并发表这类研究项目。最后，大多数普通治疗病例没有包含在任何研究工作中，只有少数治疗病例包含在研究工作中，而这些治疗病例大多来自高等院校，其资金充裕。综上所述，大多数针对治疗结果的研究工作都存在研究方法问题，而且很少发表负面研究结果，此外，效力研究只包含特定的人口群体，而这个特定的人口群体不大可能是普通心理治疗师常见的病例。最后，某一群体的数据合并后，难以表现出个体在接受治疗时的个体反应差别。

其次，我们要决定在哪些情况下才有必要按照标准的研究方法，进行全面的研究工作。如果我们要按照标准的研究方法来开展研究工作，那么需要进行双盲而且独立的评估，可以是观察型评估，也可以是功能性评估；同时，研究人员要注意是否存在症状替代或患者替代的情况，并随访一年以上的时间，这类研究工作的成本是非常高昂的。如果研究人员认为，研究结果将是负面的，那么他们便不会开展这类研究。

我们建议，研究人员依次采取以下检查过程：（1）临床试验和临床观察；（2）描述可能存在哪些模式（既包含保护性策略的模式，也包含个体随时间变化的模式）；（3）从理论上解释个体的各类过程和因果关系（包括维持个体行为的家庭内、外部条件）；（4）研究临床案例，予以详细阐述并发表；（5）进行一系列的案例研究或临床试验，探究各案例的关键信息；（6）发表实验性质的对比研究；（7）按照标准的研究方法，针对结果或过程进行大规模研究，处理问题出现的原因、结果和带来变化的积极因素。因为治疗过程可能因人而异，所以，治疗师需要设计治疗过程，从而检查治疗结果。

如果治疗师对个体进行依恋评估，那么在设计治疗过程时，就会获益匪浅，因为评估工具中包含完整的评估方法，可以评估个体的言语沟通和非言语沟通。治疗师在观看治疗会谈的音频 / 视频记录时，可以较为轻松地使用这些评估方法。先前没有实施过依恋评估的治疗师可能在一段时间内感到不适，但这在母婴治疗中是标准做法。依恋评估能产生询证，同时，如果治疗师按周检查，那么还能从依恋评估中得到会谈现场得不到的反馈，并找出能够带来变化的积极因素。

最后，我们提出的整合式治疗方法已经满足部分上述标准并可以接受进一步的检验。在本书和其他著作中，我们已经发表了针对自闭症、ADHD、躯体性障碍、产后抑郁症、进食障碍和儿童性虐待等病症的概念化，所有这些概念化都建立在同一套理论上协调的概念。此外，越来越多的案例研究工作在 DMM 的框架下使用同一系列的研究方法。针对 FST 的研究工作都选择了这些标准的一些方面，例如，这些研究工作包含了有关家庭成员的治疗体验的案例研究证据，分析了家庭总体功能中的变化和家庭成员个体功能中的变化，对家庭沟通动态进行了观察式研究，并且探究了变化过程。此外，目前已经存在较大数量的基于 DMM 概念的对比性研究，例如，个体接触危险在其形成保护性策略并做出变化的过程中起到的作用和模式。

最后，有一点尤为重要，即"DMM-FST 整合治疗"是开放式的，只要能够满足家庭功能概念化中体现的需求，它可以采用任何干预形式，所以，概念化中可以包含家庭疗法和基于个体的疗法。我们要说，本书提出的框架可以帮助说明，如何最有效地整合各种治疗方法。这是一个动态过程，本书提出的模型强调发展／成熟，从而鼓励治疗师随着治疗推进，根据治疗反馈采取灵活多变的治疗方式。

选择治疗形式

尽管人们时常默认为只有一种治疗方法最好，但是这种观念正在发生改变。历史上，专业工作者曾经思考过，治疗方法是否应当因人而异。今天，一些人尝试着整合不同的治疗形式，他们采取了一种新方式。针对前文中的批评，认知行为疗法做了一些改变，现在更加注重个体的人际关系，也更类似于其他更动态的、人际型的疗法。辩证行为疗法（dialectical behaviour treatment，DBT）就是一个例子：这是一种疗程较长的，针对个体的疗法，它依赖个体与治疗师之间的关系，处理个体情感和非意识过程（但缺乏长期益处）。其他的"第三浪潮"认知疗法，如图式疗法、接纳承诺疗法、正念认知疗法和元认知疗法，解决了其他方面的缺点。另外，其他治疗方式采纳了心理动力学疗法，如认知分析疗法、完形疗法、人际沟通分析疗法、系统心理疗法和正念疗法；值得注意的是，这些疗法中，有一些也具有认知根源或行为根源。

无论其叫法是什么，好的疗法可能都会包含一些重要的过程。我们认为，这些重要过程包括：患者与治疗师保持紧密关系，把治疗师视为过渡性依恋对象；既关注个体认知，也关注个体感受，还要关注时间上契合的回应和情绪唤起，同时，在大多数情况下，关注无意识的功能运作。在此基础之上，DMM-FST整合治疗还关注个体面对的危险、个体发展状态、个体面对危险时的反应、个体面对危险给家庭带来的系统性影响；在这些信息的帮助下，治疗师不但可以理解个体现在的行为，而且还可以解释个体当前的功能紊乱的原因，将当前的功能紊乱与早先适应性之间建立因果关系。

我们想要强调的是，正式命名的治疗方法已经开始吸纳不同学派的疗法中的概念，这是好现象，但一直存在的局限性并未改变，治疗师仍然要忠实于某一种特定的疗法。我们认为，现在应当承认，所有治疗形式，至少绝大多数治疗形式都有其值得借鉴的地方，经验丰富的治疗师对这一点秘而不宣并时常受益。特定治疗师为特定患者安排的治疗中，特定阶段应当使用哪些工具，取决于该阶段的情况。

讲到这里，我们要再次思考治疗的目标。在DMM-FST整合治疗中，治疗师关注个体接触危险时，如何形成个体的信息加工模式，如何形成个体的多种预置表征，以及这些预置表征如何塑造个体的自我保护行为、伴侣保护行为和儿童保护行为。治疗师可以通过一份良好的评估制订治疗计划，矫正与当前环境不匹配的预置表征。实施治疗计划时，治疗师可以针对治疗过程的不同部分选择治疗最为适宜的策略，治疗过程可以分为：调节个体的情绪唤起；减缓个体的创伤反应；修复保护性策略；认识个体自身的保护性策略和家庭成员的保护性策略；获得新的适应环境的保护性策略；反思个体自身的功能运转和家庭成员的功能运转。

要做到这一点，治疗师要能够运用一切能够运用的治疗工具并掌握应用这些工具的根据。我们希望，DMM-FST整合治疗，通过关注个体保护、信息加工模式、保护性行为和人际互动过程等信息，可以搭建一个合理且实用的框架，帮助心理健康工作者在最有效的时机和条件下，尽可能多地运用心理治疗工具。治疗师通过过程分析可以比较快速地判断其选择的治疗工具是否有效，从而根据特定个体的直接证据，探究其他方法并对所选的治疗工具进行精细化。当然，具有适应性的个体在日常生活中都会这样做，但接受心理治疗的个体却不知道如何做这件事，因为这类个体的生活存在威胁。因此，治疗师不是服务经理，他不能为来访者安排专业服务，同时，治疗师也不是技师，他无法选择治疗方法；治疗师最为关键的角色是，充当家庭成员的过渡性依恋对象，引导并陪伴他们远离威胁和痛苦，最终感到安全和舒适。

治疗的目的是在个体面对危险时，给个体以希望，个体面对的危险既包含治疗以外的危险，也包含治疗本身的危险。治疗初期不会宁静，缺少沉思和反思，也无法为患者赋予活力。然而，如果幸运，家庭成员会重新过上正常的生活，重获出生时的潜能，并实现这些潜能，但家庭成员从治疗本身的体验中感受不到这样的未来，就像产妇从分娩的体验中感受不到婴儿降生后的喜悦。

本书以一首抒情诗歌开篇，揭开婴儿降生后的第一幕，进而讲述婴儿在童年时期的个体发展经历，包括一幕幕的痛苦以及治疗的重演与彩排。现在，随着个体的童年结束，在短暂的幕间休息中本书也将收尾，静候个体人生的第二幕：性、爱情与繁衍。

专业工作者能够通过标准化的评估理解家庭的复杂状态。下文讲述的DMM 的各种评估与个体发展阶段相协调，注重准确地观察个体行为（并予以记录以便保存其结构），并在人际关系背景下解读个体行为的功能。

婴儿关爱指数评估

婴儿关爱指数评估（C-I）是治疗师通过观察亲子自由游戏过程所做的评估。自由游戏过程通常持续 3~5 分钟，期间，治疗师会要求成人"与孩子按平常的方式做游戏"，游戏过程将被录成视频。游戏过程能够突出亲子行为之间的关联，但是由于这个程序不包含任何威胁，所以游戏过程可以让父母表现出最佳状态。此外，因为父母对孩子所做的行为是其认为正确的行为，所以治疗师可以评估父母在压力较低时最佳的互动能力。虽然这项评估的结果不是个体的依恋模式，但通过这项评估，治疗师可以在婴儿 12~18 个月大时预测其依恋模式。

婴儿关爱指数评估的独特之处在于，它适用于 0~15 个月大的所有婴儿（这个年龄段之后要使用幼儿版关爱指数评估），而且参与成人 / 儿童游戏过程的，也可以是婴儿父母以外的成人。自由游戏过程可以在多种场合开展，如家庭、办公室和实验室。游戏过程的视频由专业的评分者进行盲评，也就是说，评分者不了解病例的具体情况。

婴儿关爱指数评估对成人的评估标准包括敏感度、控制力和无响应程度，对儿童的评估标准包括配合度、强迫性、困难度和消极性。评估结果包括对成人/儿童二元关系的同步性评分，同步性评分高低与儿童未来的个体发展风险有关。治疗师应当把关爱指数评估作为一项筛查工具，参考其结论时应借鉴其他证据。

许多出版文献都证明关爱指数评估是有效的，其中一些文献还证明，在婴儿被虐待以及母亲患有精神障碍的情况下，关爱指数评估同样有效。

幼儿关爱指数评估

幼儿关爱指数评估（TC-I）的程序与婴儿关爱指数评估基本相同，只是在三分钟的自由游戏之后，成人还要完成一个任务：成人先要让孩子感到沮丧而后再予以化解。幼儿关爱指数评估的评分系统与婴儿关爱指数评估不同，它会考虑个体发展变化，此外，它的评估结果不但包含婴儿关爱指数评估的各个方面，而且包含幼儿的依恋模式，即 DMM 的 A 型、B 型、C 型和 A/C 型依恋模式。由于在幼儿关爱指数评估中，儿童不会面对危险，所以治疗师不能将其作为正式的依恋模式评估，但是，成人使儿童感到沮丧并予以化解的过程可以激发儿童应对矛盾及化解矛盾的策略，使治疗师可以更深入地理解其依恋策略。然而，因为幼儿关爱指数评估比"陌生情境程序"简单得多，因此，治疗师可以将其作为一项筛查工具。目前，只有两个研究项目证明幼儿关爱指数评估是有效的，但是，能够证明婴儿关爱指数评估有效性的研究项目则要多得多，而幼儿关爱指数评估是在婴儿关爱指数评估的基础上开发的。

"陌生情境"程序

"陌生情境"是一项经典的针对依恋模式的评估工具，其他所有针对依恋模式的评估工具都是在其基础之上开发并受其验证的。陌生情境程序包含八个三分钟的片段。起初，母婴待在一间房间里，这间房间里有两张椅子和一些玩具。三分钟后，一个不为母婴所熟悉的人，即"陌生人"走进房间，与婴儿的母亲攀谈起来，大约一分钟后，陌生人尝试与婴儿做游戏。稍后，一声敲门声响起，母亲走出房间，陌生人与婴儿独处，同时，房间外的婴儿母亲通过一面单向镜观察房间中的婴儿。三分钟后，婴儿母亲回到房间里，母婴调整状态，三分钟后，第二声敲门声响起，母亲再次走出房间，把婴儿独立留在房间里。三分钟后（或者婴儿哭得很厉害时），陌生人回到房间里，必要时安抚婴儿，然后坐下。三分钟后（或者婴儿持续哭泣），母亲回到房间里，与婴儿团聚三分钟。治疗师可以通过这最后三分钟的母婴团聚时间确定婴儿的依恋策略。

婴儿在与母亲两次团聚过程中的反应十分重要，这可以帮助治疗师了解其依恋模式。使用 B 型自我保护策略的大多数婴儿都会在与母亲团聚时感到快乐。使用 A 型策略的婴儿在母亲回来时不会表现出任何反应。使用 C 型策略的婴儿在母亲回来时大多会做出抗议的表现。

1983 年，克里腾登和安思沃斯修订了后者制定的评分方法，DMM 评分方法又在此基础上进行了扩充，对高风险环境中依恋行为的微小差别尤为敏感。

学前期儿童依恋评估

学前期儿童依恋评估（the Preschool Assessment of Attachment, PAA）是在"陌生情境程序"的基础上，针对学前期儿童能够行走、说话和开门等特征，对其修改而得来的，可以评估学前期儿童在依恋关系中的自我保护策略，表明以下两点：（1）儿童将父母视为危险来源还是保护来源，还是二者兼具；（2）儿童使用哪种自我保护策略。

学前期儿童依恋评估可以识别安思沃斯制定的所有依恋模式（A1-2 型、B 型、C1-2 型），此外，它还可以识别 A3 型、A4 型、C3 型、C4 型和 A/

C 型依恋模式，以及抑郁与受抑负面情感爆发等修饰因素。它可以评估学前期儿童是否受过虐待、其母亲的敏感程度、个体发展商数及其母亲的依恋策略，这已经得到验证。已发表的研究成果证明，学前期儿童依恋评估是目前针对 2~5 岁儿童依恋模式的最好的评估，有证据表明，它可以区分受虐待的儿童、存在情感困扰的儿童，以及母亲存在困扰的儿童这三者与个体发展较为正常的儿童之间的差别。尽管在陌生情境评估下，治疗师还可以通过另一种分类方法——卡西迪 - 马尔文方法（Cassidy-Marvin）来评估学前期儿童，但评估结果中无法解释的变异更多，而且这种方法对儿童未来个体发展的预测，不如学前期儿童依恋评估准确。

学龄期儿童依恋评估

学龄期儿童依恋评估是半结构式访谈，其评估对象是 6~13 岁的学龄期儿童。治疗师将访谈过程录成视频，而后将对话整理为文字，然而通过 DMM 的话语分析方法予以评分并通过 DMM 的依恋模型予以分类。它可以识别安思沃斯制定的所有依恋模式及 A3-4 型、C3-6 型与 A/C 型依恋模式、未解决的创伤和亲友丧失之痛以及修饰因素。大多数访谈过程持续 30~45 分钟。

在学龄期儿童依恋评估过程中，访谈者使用七张印有图画的图卡，每张图卡上的图画内容都表现出不同程度的危险，七张图画的危险逐级递增。访谈者要求儿童先按照图画内容讲一个故事，然后再讲述其生活中的一个类似经历。儿童讲出故事后，无论这个故事是在幻想中存在的还是真实经历，访谈者都会探究儿童如何理解其自身感受和动机，以及儿童如何理解他人的视角，尤其是其依恋对象的视角。

这是一项新的评估程序，因此关于它的已出版的实证性研究少之又少。案例研究中有采用这项评估的文章。

青春期依恋评估

青春期依恋评估（the Transition to Adulthood Attachment Interview，TAAI）可以评估青春期末期和成年期初期个体的自我保护策略。这项评估是在"成人依恋访谈"（AAI）和 DMM 与成人依恋访谈的基础上，针对青春期末期个体在向成年期过渡期间（16~25 岁）的胜任力等显著问题修改而成的。

青春期依恋评估与成人依恋访谈一样，访谈者通过一系列问题请受访者回顾童年经历并思考童年经历对其当前思想和行为的影响。值得注意的是，青春期依恋评估通过多种方式探究同一信息，这样，治疗师可以探究个体身上相互矛盾的想法和行为。此外，青春期依恋评估还可以探究个体过去是否存在创伤，以及这些创伤是否会造成极端行为。

青春期依恋评估中，访谈者将访谈过程录成音频，而后将对话整理为文字。访谈者会关注个体的话语及个体与访谈者之间的关系并从中收集信息，只是通过 DMM 的话语分析方法予以分析。在分析过程中，访谈者更注重受访者作为成人如何认识其童年，相比之下，访谈内容或访谈经过并不重要。青春期依恋评估能够识别的依恋模式和修饰因素与学龄期儿童依恋评估基本一样，但多了 A5-6 型自我保护策略。

成人依恋访谈：DMM 方法

在成人依恋访谈（the Adult Attachment Interview，AAI）和 DMM-AAI 中，访谈者通过一系列问题请受访者回顾童年经历并思考童年经历对其当前思想和行为的影响，特别要思考童年经历对其当前身为人父人母的思想和行为的影响。成人依恋访谈与青春期依恋评估一样，通过多种方式探究同一信息，访谈话题从中性逐渐过渡为危险。大多数访谈过程需要 60~90 分钟。

在成人依恋访谈中，访谈者将访谈过程录成音频，而后将对话整理为文字。访谈者通过 DMM 的话语分析方法分析 DMM-AAI，在分析过程中，访谈者更注重受访者作为成人如何认识其童年，相比之下，访谈内容或访谈经过并不重要。访谈者会关注个体的话语及个体与访谈者之间的关系并从中收集信息，然而对 DMM-AAI 结果进行分类，确定受访者的自我保护策略（可能是 DMM 的任何一种策略或者多种策略的组合），未解决的危险事件（因为各种各样的原因而未解决的亲友丧失之痛或创伤）和基本策略的修饰因素（抑郁、定向障碍、重组、受抑负面情感突然爆发以及表现出躯体症状）。

DMM-AAI 已经在众多实证性研究项目中得到检验，这些研究项目的课题包括功能性磁共振成像的关联、婴儿陌生情境程序的关联、正常抽样中的跨代际模式以及各种临床问题。

父母访谈

父母访谈（the Parents Interview, PI）是一种半结构式访谈，访谈过程需要一个小时，受访者是孩子父母的一方或双方，访谈时孩子在场。访谈开始前，访谈者会要求孩子的父母看好孩子，一旦出现问题，及时处理。在访谈期间，访谈者将安排孩子的父母同时应对多重紧张情境，其目的是模拟现实中产生教养问题的实际环境。

在父母访谈中，访谈者通过一系列问题请孩子的父母就以下情况进行思考：（1）其自身童年经历；（2）父母双方共同发挥自身功能的情况；（3）父母双方相互配合教养孩子的情况。访谈者通过多种方式探究同一信息，这样可以探究父母身上相互矛盾的想法和行为。如果孩子的父母对自身的想法和感受整合不够，那么他们在回答同一问题时答案不一致而且互相矛盾，这类父母的行为更难以预测，有时会适应不良；相比之下，如果孩子的父母能够较为清晰地认识到过去经历对当前行为的影响方式，那么这类父母的行为较为容易预测。父母访谈中，访谈者会考察父母双方在回答问题时如何相互配合，从而探究他们在夫妻关系中如何相互配合。

父母访谈中，访谈者将访谈过程录成音频，而后将对话整理为文字。访谈者会关注孩子父母各方的话语、他们的夫妻关系以及他们与访谈者之间的关系并从中收集信息。访谈者会使用 DMM-AAI 的话语分析方法来分析父母访谈过程，在分析过程中，访谈者更注重受访者作为成人如何看待其童年，以及受访者如何与伴侣及访谈者互动，相比之下，访谈内容并不重要。目前，在已发表的研究项目中，只有一份采用了父母访谈工具，该项目表明，父母访谈工具可以区分四类父母：虐待型、忽视型、轻微虐待型和合格型。

父母访谈的结论包括：（1）依恋策略的粗略估计；（2）依恋策略是否存在重大歪曲因素，如抑郁；（3）每位受访者简短的个体发展史；（4）父母逻辑水平，即父母对有关照料孩子的决策过程的认识。父母逻辑水平的范围从表述不清的人际决策逻辑、简单化的人际决策逻辑到复杂的人际决策逻辑。父母逻辑水平可以表明父母解读并回应孩子行为时的灵活程度和敏感程度。父母访谈工具不能解决个体的创伤或亲友丧失之痛这两个问题。